Klaus-Dieter Thill

Marketing in der Arztpraxis

Analyse, Strategie, Instrumente

University of Applied Sciences
APOLLON
University Press

Klaus-Dieter Thill

Marketing in der Arztpraxis

Analyse, Strategie, Instrumente

University of Applied Sciences
APOLLON
University Press

Herausgegeben vom Präsidium der APOLLON Hochschule der Gesundheitswirtschaft

3., aktualisierte Auflage 2020

Bibliografische Information der Deutschen Nationalbibliothek
Die Deutsche Nationalbibliothek verzeichnet diese Publikation in der Deutschen Nationalbibliografie. Detaillierte bibliografische Daten sind abrufbar unter:
http://dnb.d-nb.de

Projektmanagement und Lektorat: Corinna Dreyer und Lara Behrens, Bremen
Korrektorat: Claudia Maas, Garrel, und Ruven Karr, Saarbrücken
Umschlaggestaltung: Ilka Lange, Hückelhoven, und Elisabeth Drimmel, Bremen
Layout: Ilka Lange, Hückelhoven
Satz: abavo GmbH, Buchloe
Druck und Bindung: Books on Demand GmbH, Norderstedt
Printed in Germany
ISBN: 978-3-943001-52-5

www.apollon-hochschulverlag.de

Die verwendeten Personenbezeichnungen schließen ausdrücklich alle Geschlechtsidentitäten ein. Wir distanzieren uns ausdrücklich von jeglicher Diskriminierung hinsichtlich der geschlechtlichen Identität.

Inhaltsverzeichnis

Einleitung

Der Begriff „Praxismarketing“ wird im Kontext von Fachartikeln, Büchern und Seminaren meist in Verbindung mit Tipps und Tricks behandelt. Diese Darstellung verdeckt jedoch das eigentliche Wesen des Praxismarketings als ganzheitlichen Ansatz der Praxisführung, der auf die Bedürfnisse von Patienten und – bei spezialisierten Praxen – zuweisenden niedergelassenen Ärzten ausgerichtet ist.

Natürlich konkretisiert sich die Anwendung des Managementprinzips „Marketing“ in Instrumenten, deren Gestaltung den erwähnten Tipps und Tricks folgt; doch ihre Umsetzung führt noch lange nicht zu den damit eigentlich beabsichtigten Erfolgen.

An erster Stelle steht die Marketinganalyse, auf die dieser Ratgeber intensiv eingeht. Je detaillierter sie umgesetzt wird, desto einfacher und treffender können die Marketinginstrumente ausgewählt und eingesetzt werden. Da Praxismarketing als Managementprinzip vor allem in einer Verhaltensänderung des Praxisteams besteht, werden durch eine professionelle Marketinganalyse oftmals schon die entscheidenden Schritte identifiziert und eingeleitet, die dazu beitragen, das Ziel der Marketingarbeit – mehr Erfolg durch eine gezielte Patientenbindung und -gewinnung – zu erreichen.

Die Instrumente dienen dann der Manifestierung des Managementprinzips „Marketing“ im Arbeitsalltag. Hierzu bietet das Buch eine Vielzahl von Marketinghilfen, die beispielhaft zeigen, wie Marketinginstrumente entwickelt, gestaltet und umgesetzt werden können. Alle Hilfen lassen sich dem individuellen Bedarf anpassen und befinden sich auch im Downloadbereich der Website der APOLLON University Press unter http://www.aon.media/rh3ndz, den Sie auch über folgenden QR-Code erreichen.

Der Code funktioniert wie ein Link. Fotografieren Sie ihn per Handykamera ab und Sie werden direkt zum Downloadbereich geführt.

Als Ordnungsprinzip werden hierbei die Schritte verwendet, die ein Patient von der Auswahl einer Praxis über den Empfang, das Warten und den Arztkontakt bis zur Verabschiedung durchläuft. Auf die Erklärung theoretischer Marketinggrundlagen wird dabei zugunsten einer schnellen Anwendbarkeit der dargestellten Handlungsprinzipien verzichtet.

Dem Ratgeber vorangestellt ist ein Marketing-Selbsttest, der in einem Vergleich zwischen der eigenen Praxis und marketingaktiven Arztpraxen die Möglichkeit bietet, den Status quo der eigenen Marketingaktivitäten zu bestimmen.

1 Marketing in der Arztpraxis im Spiegel der Meinungen

Auch wenn dieser Ratgeber praktisch ausgerichtet ist, kann ich Ihnen eine kurze definitorische Einleitung nicht ersparen. Landläufig werden mit dem Begriff „Praxismarketing" all jene Maßnahmen bezeichnet, die auf Patienten ausgerichtet sind. Die Marketingarbeit einer Arztpraxis bietet jedoch einen weit größeren Handlungsspielraum (vgl. Abb. 1.1).

Neben den Patienten richtet sie sich auch an die Öffentlichkeit, also an die Zielgruppe der potenziellen Patienten. Das können zum einen Familienangehörige von Stammpatienten sein, aber auch Verwandte, Bekannte, Freunde und Arbeitskollegen. Hinzu kommen alle Personen des Praxiseinzugsgebietes, für die Ihre Praxis entsprechende Angebote bietet. Ein weiterer Bereich, auf den die Marketingarbeit anwendbar ist, sind zuweisende Ärzte und sonstige Kooperationspartner (Sportstudio, Apotheke, Physiotherapeuten, Labore etc.).

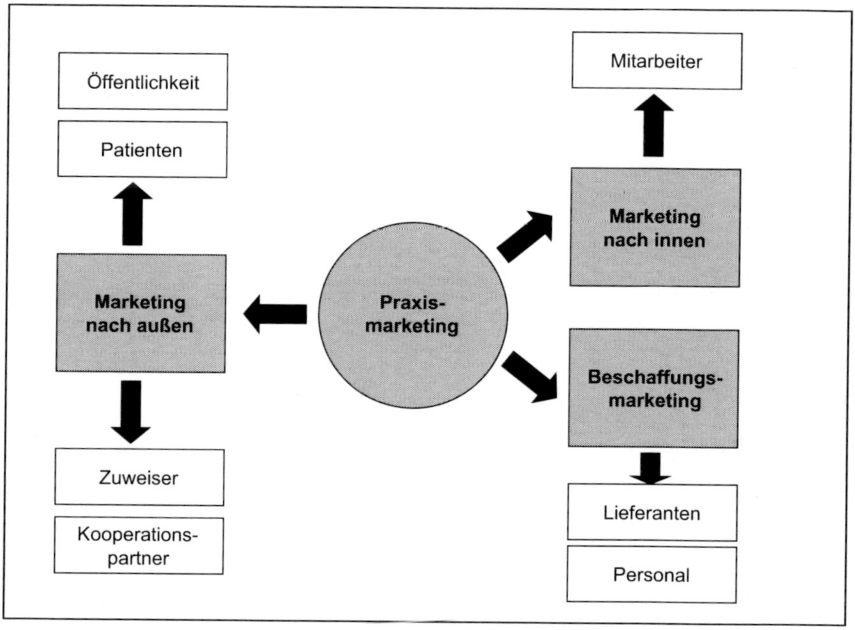

Abb. 1.1: Die Aktionsbereiche des Praxismarketings

Der zweite große Bereich ist das Marketing nach innen, also Marketing gegenüber den Mitarbeitern. Führung, Fortbildung und Arbeitsbedingungen sind Marketinginstrumente, die – richtig eingesetzt – zum einen sicherstellen, dass Ihre Belegschaft zielgerichtet und engagiert Marketing nach außen betreibt. Das Marketing nach innen ist hierfür die Voraussetzung. Zum anderen aktivieren Sie mit einem sachgerechten Marketing nach innen Ihre Belegschaft als positive Multiplikatoren für Ihre Praxis.

Das Beschaffungsmarketing bildet den dritten Aktionsbereich. Es richtet sich zum einen an Ihre Lieferanten für Verbrauchs-, Hilfs- und Büromaterial, an die Unternehmen, die für die Wartung Ihrer Geräte Sorge tragen, und natürlich auch an die Vertreter von pharmazeutischen und medizin-technischen Anbietern. Die marketingorientierte Pflege dieser Beziehungen verhilft Ihnen zu günstigen Einkaufskonditionen, prompter Hilfe bei Notfällen und bedarfsorientierten Serviceleistungen. Zum anderen – und dies ist noch wichtiger – fallen hier die Entscheidungen über Ihr Personalmanagement: wie Sie die richtigen Mitarbeiter für Ihr Team finden und die Art der Informationsbeschaffung, z. B. in Form von Fortbildungen.

1.1 Praxismarketing – nein, danke!

Praxismarketing, im Sinne des Marketings nach außen gegenüber Patienten, ist eine Form der Praxisführung, die sich an den Anforderungen und Wünschen der Patienten orientiert, um Stammpatienten zu binden und Neupatienten zu gewinnen. Oder marketingtheoretisch formuliert: die darauf basiert, das Praxisleistungsangebot bewusst, zielgerichtet und geplant mit den Patientenanforderungen in Übereinstimmung zu bringen, um auf diese Weise die Praxisziele schneller und einfacher zu erreichen. Die Verhaltensweisen und Hilfsmittel, mit denen Praxismarketing umgesetzt wird, werden als Marketinginstrumente bezeichnet. Die Bezeichnung umfasst also sowohl immaterielle Aspekte, z. B. die Art der Patientenansprache, als auch materielle, wie die Praxisbroschüre.

Den besten Einblick in das Wesen und die Möglichkeiten des Praxismarketings erhält man, indem man sich mit den Einwänden beschäftigt, die gegen den Einsatz dieses Praxisführungsprinzips vorgebracht werden:

Einwand 1: Wir haben ein Qualitätsmanagementsystem!
Aus der gesetzlich verankerten Einführung eines für alle Arztpraxen verbindlichen Qualitätsmanagements resultiert, wie Praxisinhaber berichten, für das einzelne Praxisunternehmen eine Vielzahl von Nutzenaspekten. Vor allem führen die Strukturierung und Objektivierung der Praxisarbeit zu Effizienzsteigerungen und zu Verbesserungen in der Patientenversorgung. Um wirtschaftlichen Erfolg zu erzielen, muss eine Praxis jedoch auch wettbewerbs- und zukunftsfähig sein, d. h., Strukturen, Prozesse, Maßnahmen und Verhaltensweisen müssen sich am Markt orientieren und zumindest dem Fachgruppendurchschnitt entsprechen, um die eigene Unternehmensposition zu stabilisieren (Haltestrategie). Ist ein Wachstum angestrebt, muss das Fachgruppenniveau übertroffen werden.

Eines der Argumente gegen das Praxismarketing basiert auf den Vorteilen des Qualitätsmanagements und besagt, dass die Qualitätsmanagementarbeit jegliches Marketing weitgehend überflüssig macht. Hierbei ist jedoch zu beachten: Da die Verwendung von Qualitätsmanagementsystemen für alle Praxen vorgeschrieben ist, entsteht lediglich ein neuer Markt-Mindeststandard (vgl. Abb. 1.2). Eine Arztpraxis ist unter dieser Prämisse perspektivisch nur dann wirtschaftlich erfolgreich, wenn sie als „Plus-Praxis" geführt wird. Das bedeutet, dass das Qualitätsmanagement mit seiner Starterfunktion für Praxisveränderungen genutzt und durch eine unternehmerische Praxisführung vor allem im Bereich Marketing ausgebaut wird.

Einwand 2: Praxismarketing benötigt umfangreiches Fachwissen!
Praxismarketing ist ein pragmatisches Managementprinzip. Für seinen Einsatz benötigt man natürlich ein bestimmtes Basiswissen (das in diesem Buch vermittelt wird), im Kern geht es jedoch um die möglichst umfassende Berücksichtigung einfacher Reiz-Reaktions-Zusammenhänge (Kundenorientierung): der frische Blumenstrauß am Empfang, der in Einklang mit anderen Faktoren, z. B. der Freundlichkeit der Mitarbeiter oder der Einrichtung, eine positive Willkommensatmosphäre schafft. Oder die freundliche Stimme der Helferin bei der telefonischen Terminvereinbarung, die das Gefühl der individuellen und guten Betreuung vermittelt. Praxismarketing ist also keine Wissenschaft – auch wenn es auf einer wissenschaftlichen Basis gründet –, sondern die

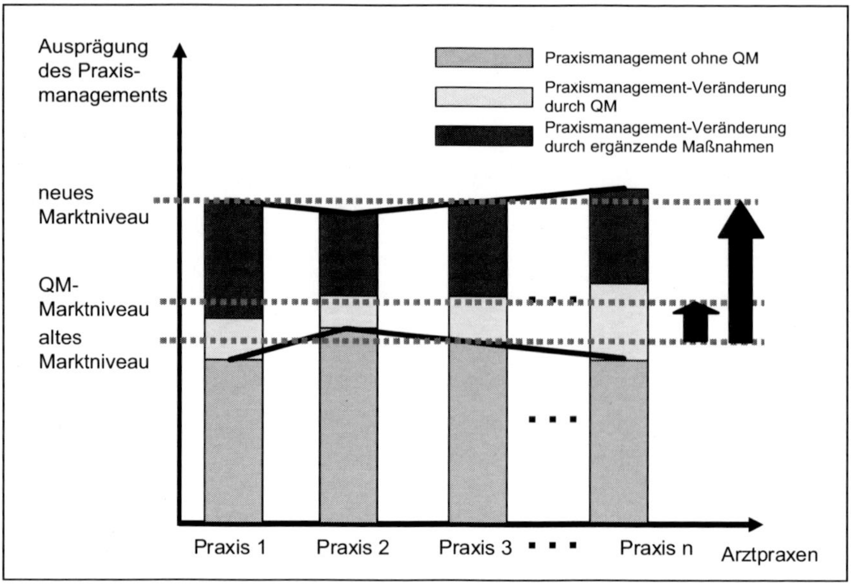

Abb. 1.2: Parallelverschiebung des Marktniveaus

konsequente Umsetzung bekannter, auf Dritte positiv wirkender Kommunikationsformen.

Einwand 3: Für Praxismarketing muss man ein besonderes Talent besitzen!
Weil Praxismarketing empfängerbezogene, positive Kommunikation ist, stellt sich weniger die Frage nach dem Talent, sondern nach der Bereitschaft, die eigene Sicht der Dinge und natürlich auch das eigene (Kommunikations-) Verhalten zu verändern. Diese Frage müssen sich – soll die Marketingarbeit erfolgreich sein – alle Mitglieder eines Praxisteams stellen. Was das konkret bedeutet, mögen die folgenden Beispiele verdeutlichen. Sobald z. B. die Neuausstattung des Wartezimmers mit Stühlen ansteht, wird sich ein nicht marketingorientierter Praxisinhaber die Frage stellen, wie er diese zum niedrigsten Preis bekommt. Diese Frage ist legitim und betriebswirtschaftlich sinnvoll, der marketingaktive Arzt wird sie jedoch so umformulieren, dass er zwar nach den kostengünstigsten Stühlen sucht, die aber gleichzeitig die Bedürfnisse seiner Patienten am besten erfüllen (Armlehnen, passende Sitzhöhe, Polsterung etc.). Das Beispiel verdeutlicht, wie sich durch die erweiterte Sichtweise

des Marketings auch der Bedingungsrahmen anderer Bereiche – hier des Einkaufsverhaltens – verändert. Die Modifikation des eigenen Kommunikationsverhaltens (verbal und nonverbal) zeigt sich meist nicht in grundlegenden Veränderungen, sondern setzt sich aus einer Vielzahl kleiner Dinge zusammen, die zusammengenommen den Praxisalltag dennoch gravierend verändern. Zu diesen kleinen Dingen gehört beispielsweise, dass Mitarbeiter bei einem nicht zu erfüllenden Wunschtermin eines Patienten nicht kategorisch sagen „Das geht nicht!“, sondern die Unmöglichkeit einfach netter verpacken: „An diesem Tag ist der Kalender leider schon voll, ich kann Ihnen aber den … anbieten.“

Einwand 4: Praxismarketing ist teuer und erhöht die Kosten!

Das Beispiel des Wartezimmerstuhl-Einkaufs könnte dieses Gegenargument auf den ersten Blick untermauern: Je umfangreicher der Anforderungskatalog für den patientengerechten Stuhl, desto teurer wird er sein. Aber: Bei der Erfolgsbeurteilung der Praxismarketingarbeit kommt es nicht allein auf die Kosten, sondern auf das Ergebnis an. Was können die besseren, patientengerechten Stühle bewirken? Die Patienten werden sich wohler fühlen, sodass die Wartezeit, auch wenn es einmal länger dauert, nicht gleich zur Qual wird. Das Resultat der marketingbasierten Stuhlinvestition ist tendenziell mehr Ruhe der Patienten, mehr Geduld und eine höhere Zufriedenheit. Das führt gleichzeitig zu weniger Stress beim Praxisteam und einem geringeren Betreuungsaufwand. In diesem Fall zahlen sich die etwas teureren Stühle nicht gleich in Euro, sondern zunächst in Zufriedenheit und Stressreduktion aus. Im Hinblick auf die Mitarbeiter bedeutet das aber auch, dass ihre Energie, sich den Patienten zuzuwenden, deutlich länger anhält. Über diese beiden Mechanismen kommt man direkt zur Einnahmeseite der Praxisarbeit, z. B. indem sich die gute Betreuung herumspricht und neue Patienten anzieht oder das Angebot von individuellen Gesundheitsleistungen (IGeL) detaillierter dargestellt werden kann.

Einwand 5: Patienten wollen keine billige Reklame!

Unter Reklame versteht man eine Form des Massenmarketings, bei der Werbematerial und -informationen den Empfängern meist unaufgefordert zugestellt oder vermittelt werden. Dass Praxismarketing nichts mit Reklame zu tun hat, verdeutlichen die vorhergehenden Ausführungen. Ziel ist die Herstellung einer passenden Kommunikationsbasis zwischen Praxisteam und Patienten. Die Ausrichtung und Gestaltung muss sich dabei an den veränderten Anforderungen der Patienten an der Leistungsqualität einer Praxis orientieren. Neben den Grundanforderungen nach umfassender und kompetenter medizinischer Hilfe hat sich inzwischen eine Art Zusatzbedarf entwickelt. Hierbei stehen Zuwendung und Information im Vordergrund, ergänzt um den Wunsch nach Service, z. B. in Form eines angenehmen Wartekomforts oder telefonischen Rückrufen. Wer als Arzt seine Praxis marketingorientiert führt, drängt sich also nicht auf, wie es Reklame tut, sondern wird grundlegenden Patientenanforderungen gerecht.

Einwand 6: Praxismarketing ist zeitaufwendig!

Gegner des Praxismarketings lehnen eine Umsetzung häufig aus Zeitgründen ab. Sie sehen Marketing als eine Zusatzarbeit und damit als zusätzliche Belastung, die im Rahmen ihres ohnehin überfüllten Arbeitstages keinen Platz hat. Doch das Argument greift nur partiell. Natürlich ist die Entwicklung und Einführung eines Praxismarketingkonzeptes mit einem gewissen Zeitaufwand verbunden, doch die Umsetzung ist es nicht, denn es handelt sich – wie oben bereits angeführt – in der Hauptsache um eine Verhaltensänderung, die in ihren Effekten sogar zu einer deutlichen Arbeitsentlastung führen kann. Das Hindernis „Zeitaufwand" wandelt sich mit zunehmendem Übergang in eine marketingorientierte Praxisführung in sein Gegenteil bzw. lohnt sich durch die weiteren, positiven Effekte auf das Praxisgeschehen.

Einwand 7: Praxismarketing ist nicht erlaubt!

Dieser Hinweis ist das letzte Gegenargument, sozusagen die *Ultima Ratio*, wenn kein anderes mehr hilft. Genau das Gegenteil ist der Fall: Praxismarketing ist erlaubt und wird in seinem Gestaltungsrahmen durch drei Regelwerke bestimmt:

- die Musterberufsordnung (MBO) sowie die hierauf basierende Berufsordnung für Ihren Ärztekammerbezirk, im einzelnen sind dies die §§ 17, 18, 27 und 28,
- das Heilmittelwerbegesetz (HWG) in den §§ 3, 10, 11 und 12,

- das Gesetz über den unlauteren Wettbewerb (UWG) in den §§ 1 und 3 sowie,
- sofern Sie über einen Praxis-Internetauftritt verfügen, § 6 des Teledienstgesetzes (TDG), das die Informationspflichten des Auftrittbetreibers regelt.

Auf die einzelnen Regelungen soll an dieser Stelle nicht explizit eingegangen werden; die relevanten gesetzlichen Bestimmungen befinden sich auf der Website der APOLLON University Press unter http://www.aon.media/rh3ndz zum Nachlesen.

Im Kern geht es allen drei Regelwerken darum, dass Praxismarketing seriös bleibt und den besonderen Anforderungen, die sich aus dem Vertrauensverhältnis zwischen Arzt, Mitarbeitern und Patient ergeben, gerecht wird. Grundsätzlich verboten ist alles,

- was anpreisend und/oder
- fehlinformierend ist und
- womit sich eine Praxis auf Kosten anderer Praxen einen Vorteil verschafft.

Erlaubt ist somit das Gegenteil, also alles, was der sachlichen und korrekten Information der Patienten über die Praxis und ihr Leistungsangebot dient.

1.2 Praxismarketing – ja, bitte!

Um den Nutzen und die Möglichkeiten einer gezielten Praxismarketingarbeit empirisch zu beschreiben und zu belegen, sind die Ergebnisse einer Untersuchung hilfreich, die im Vorfeld der Entstehung dieses Buches vom Autor durchgeführt wurde. Im Rahmen einer Meta-Analyse wurde die Marketingarbeit in 1450 Arztpraxen untersucht. Das Untersuchungsdesign orientierte sich an den Patient-Praxis-Kontaktphasen (vgl. Abb. 1.3) und analysierte den Instrumenteneinsatz in den einzelnen Phasen. Ein zentrales Ergebnis ist, dass im Durchschnitt das Betriebsergebnis der Praxen, die aktiv Marketing betreiben, um 25 % höher liegt als das vergleichbarer Praxen ohne Marketingkonzept. Aber auch die durchschnittlich ermittelten qualitativen Erfolgsparameter sind deutlich besser (vgl. Abb. 1.4). Jedoch betrifft dies nur 15 % der untersuchten Praxen!

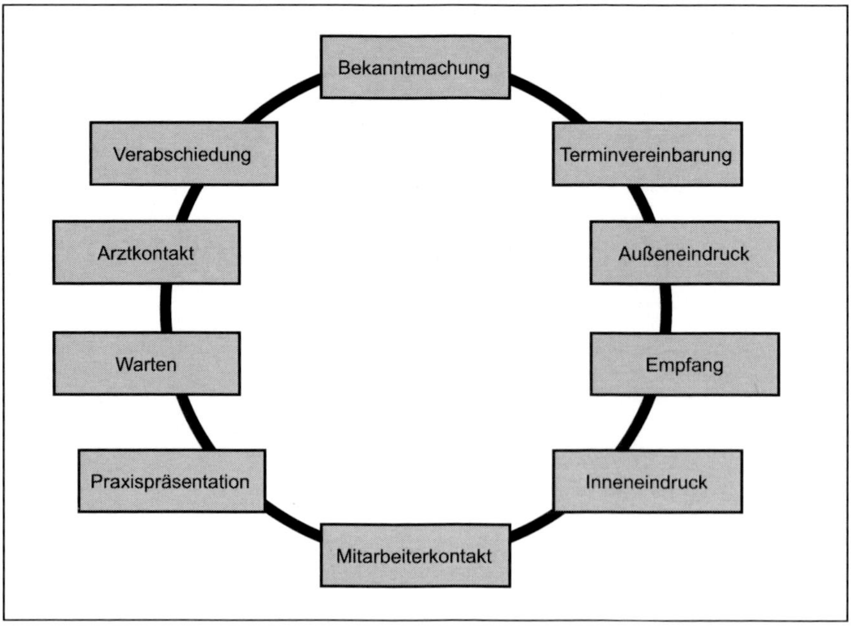

Abb. 1.3: Die Patient-Praxis-Kontaktphasen

Worauf beruhen diese Unterschiede und wie kann vor allem das in den anderen Nicht-Marketing-Praxen brachliegende Potenzial aktiviert werden?

Die Marketingerfolgreichen verstehen unter Marketing ein Arbeitskonzept, das alle Bereiche der Praxisarbeit – von der Organisation über Führung und Raumausstattung bis zur Patientenbetreuung – umfasst. In den übrigen Praxen der Stichprobe ist der Begriff „Marketing" identisch mit Angeboten wie Praxisbroschüren, einem Getränkeservice im Wartezimmer, Recall-Angeboten oder speziellen Sprechstundenzeiten. Doch was hilft der positive Effekt einer Praxisbroschüre, wenn andere Marketingparameter, z. B. die Freundlichkeit der Mitarbeiter oder der Wartekomfort für die Patienten, ihm entgegenwirken, ja, ihn vielleicht sogar zunichte machen? Erst wenn alle Maßnahmen wie Zahnräder ineinandergreifen, entsteht der Erfolgsfaktor des Marketings, die sogenannte Synergie. Sie beschreibt einen Zustand, bei dem die systematische Kombination von Marketinginstrumenten durch das Zusammenwirken der Effekte jedes einzelnen Instruments höher ist als bei einer

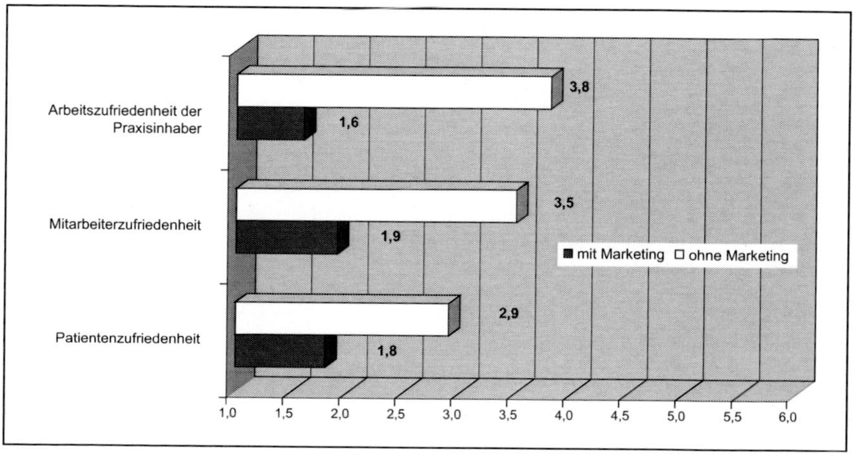

Abb. 1.4: Qualitative Erfolgsparameter im Vergleich
(Schulnotenskalierung von „1" = „sehr zufrieden" bis „6" = „vollkommen unzufrieden")

isolierten Verwendung. Welche Instrumente hauptsächlich Verwendung finden, zeigt die folgende Übersicht der Studienergebnisse:

Tabelle 1.1: Studienergebnisse „Planung"

Planung	
Aus den unternehmerischen Zielen habe ich Marketingziele entwickelt.	16 %
Es existiert eine Marketingstrategie.	12 %
Ich kontrolliere regelmäßig den Zielerreichungsgrad der Marketingarbeit und passe die Strategie kontinuierlich an.	8 %
Es existiert eine eindeutige Praxispositionierung (Identität der Praxis mit den hervorstechenden, zu Mitanbietern abgrenzenden Leistungsmerkmalen).	39 %
Es ist klar festgelegt, welche Zielgruppen im Rahmen der Marketingstrategie angesprochen werden sollen.	41 %
Fazit: Die Marketingarbeit wird nur in den wenigsten Praxen durchgehend systematisch vorbereitet.	

Tabelle 1.2: Studienergebnisse „Praxisbekanntmachung "

Praxisbekanntmachung	
Einträge in Telefon- und Branchenbüchern	87 %
eigene Website mit E-Mail-Kontakt und Patienteninformationen	16 %
Anzeigenschaltung	6 %
Pressearbeit durch Vorträge	8 %
Patientenseminare in der eigenen Praxis	4 %
Kooperation mit Apotheken, Sportstudios etc.	11 %
Mitgliedschaft in Clubs und Vereinen	16 %
systematische Kontaktpflege zu Geschäften und Unternehmen des Einzugsgebietes	9 %
Fazit: Praxisinhaber setzen auf die klassischen, passiv wirkenden Medien der unpersönlichen Kommunikation und verschenken damit die Option zur aktiven Selbstdarstellung.	

Tabelle 1.3: Studienergebnisse „Terminvereinbarung"

Terminvereinbarung	
Der Umgang der Mitarbeiter mit dem Telefon ist professionell.	38 %
Die Helfer sind im Umgang mit dem Telefon geschult.	16 %
Das Telefon ist als eigenständiger Arbeitsplatz mit ISDN-Anschluss eingerichtet.	41 %
Es gibt eine klare Struktur für die Begrüßung von Anrufern.	32 %
Ein Anruf wird spätestens nach dreimaligem Klingeln angenommen.	28 %
Fremde Namen (z. B. Neupatienten) werden immer mit Vornamen erfragt.	18 %
Der Name des Anrufers wird im Laufe des Gesprächs mehrfach wiederholt.	16 %
Wartende Patienten können Telefonate nicht mithören.	23 %
Fazit: Der Telefonkontakt wird nur in geringem Maß zur Kundenbindung und -gewinnung genutzt.	

Tabelle 1.4: Studienergebnisse „Außeneindruck der Praxis"

Außeneindruck der Praxis	
Praxisschild mit aktuellen Angaben (nicht überklebt)	48 %
Gebäude, in dem sich die Praxis befindet, ist in einem sehr guten Zustand.	63 %
sauberer, gut ausgeleuchteter Eingangsbereich zur Praxis	72 %
gute Erreichbarkeit mit öffentlichen Verkehrsmitteln	67 %
ausreichende Parkplätze in Praxisnähe	54 %
deutliche Ausschilderung der Praxis im Haus	81 %
Praxiseingangstür ohne Beschädigung und Gebrauchsspuren	61 %
Fazit: Das Praxisschild als direkt beeinflussbares Element des Außeneindrucks wird in seiner Funktion als Visitenkarte noch zu wenig beachtet.	

Tabelle 1.5: Studienergebnisse „Empfang"

Empfang	
Der Boden ist sauber (keine Gebrauchsspuren auf dem Teppichboden oder Parkett).	67 %
Der Empfangsbereich ist gekennzeichnet durch	
• eine ruhige Atmosphäre (keine lauten Geräusche)	34 %
• ein helles Ambiente (Tageslicht, ausreichend helles Kunstlicht)	27 %
• ein Arbeitsklima ohne Hektik	28 %
Die Rezeption ist stets sauber und aufgeräumt.	37 %
Der Empfangsbereich ist so gestaltet, dass der Patient sich als gleichberechtigter Gesprächspartner fühlt (kein abwehrender „Behördentresen").	32 %
An der Rezeption steht immer ein frischer Blumenstrauß oder ähnlicher Schmuck.	14 %
Der Empfang in der Praxis durch die Mitarbeiter ist freundlich und zuvorkommend.	52 %
Auf eintretende Patienten wird aufmerksam reagiert (keine Abfertigung nebenher).	42 %
Kein Patient wartet am Empfang, ohne zumindest begrüßt worden zu sein.	23 %
Treten mehrere Patienten auf einmal ein, werden sie begrüßt und diejenigen, die warten müssen, werden um etwas Geduld gebeten.	12 %
Die Mitarbeiter halten Augenkontakt mit ihren Gesprächspartnern.	31 %
Am Empfang werden Patienten nicht nach ihren Beschwerden gefragt, wenn andere Patienten dort stehen oder die Tür zum Wartezimmer offen ist.	17 %
Neue Patienten werden mit einer persönlichen Vorstellung der sie empfangenden Mitarbeiter begrüßt.	8 %
Die Wartezeit am Empfang ist angemessen.	56 %
Soweit Computer am Empfang stehen, können Patienten die Bildschirme nicht einsehen.	39 %
Alle Mitarbeiter tragen Namensschilder.	26 %
Fazit: Praxisinhaber zweifeln selbst an einem den Patientenanforderungen entsprechenden Empfang, werden aber nicht aktiv, um dies zu ändern.	

Tabelle 1.6: Studienergebnisse „Praxis-Inneneindruck"

Praxis-Inneneindruck	
Die Orientierung in der Praxis ist durch eine klare und eindeutige Ausschilderung gewährleistet.	57 %
Die Praxis ist in einem sehr guten Zustand (keine Renovierungsnotwendigkeit).	49 %
Die Praxis ist freundlich ausgestattet mit	
• Pflanzen	61 %
• Bildern	64 %
Alle Räume	
• sind stets aufgeräumt	59 %
• sind sauber	83 %
• sind mit einem hellen, aber warmen Licht ausgeleuchtet	47 %
• haben saubere Fenster	64 %
• haben gereinigte Gardinen und/oder Jalousien	53 %
• sind jahreszeitlich passend temperiert	47 %
• sind frei von Gebrauchsspuren (Tapeten, Türen, Mobiliar)	43 %
Der Zustand der Praxisräume inklusive Toilette wird regelmäßig kontrolliert.	36 %
Fazit: Der Reinigungs- und Klimatisierungsaufwand wird in der Hälfte der Praxen allein unter dem Kostenaspekt, jedoch nicht unter dem Marketingaspekt gesehen.	

Tabelle 1.7: Studienergebnisse „Mitarbeiterkontakt"

Mitarbeiterkontakt	
Die Mitarbeiter	
• zeigen ein vorbildliches Serviceverhalten	67 %
• verwenden eine positive Sprache (Vermeidung negativer Redewendungen etc.)	42 %
• setzen Mimik und Gestik zielgerichtet ein	38 %
• besitzen gute Umgangsformen und sind freundlich	52 %
• führen keine Privatgespräche, wenn Patienten in Hörweite sind	27 %
• können der Körpersprache der Patienten Unsicherheit, Angst, Unverständnis und Aggression entnehmen und entsprechend reagieren	71 %
• gehen von sich aus auf Patienten zu	42 %
• sind höflich	63 %
• sind gut gelaunt	25 %
• sind kompetent	49 %
• vermitteln jedem Patient das Gefühl, im Mittelpunkt zu stehen	27 %

• nehmen den Patienten mit seinen Bedürfnissen und Problemen stets ernst	32 %
• versuchen, den Patienten mögliche Ängste zu nehmen	41 %
• behandeln Patientenbeschwerden sachlich und kundenorientiert	22 %
• berücksichtigen den Wunsch der Patienten nach Diskretion (keine Untersuchungen im Beisein Dritter etc.)	39 %
Fazit: Der in Patientenzufriedenheitsbefragungen immer wieder kritisierte Bereich der Betreuung durch die Mitarbeiter wird auch aus Arztsicht skeptisch betrachtet. Allerdings werden auch keine Gegenmaßnahmen unternommen, denn nur in 17 % der untersuchten Praxen finden regelmäßig Fort- und Weiterbildungen zur Patientenorientierung statt.	

Tabelle 1.8: Studienergebnisse „Medien der Praxispräsentation"

Medien der Praxispräsentation	
Es ist/sind vorhanden:	
• Praxisbroschüre	38 %
• Arzt-Visitenkarten	89 %
• Mitarbeiter-Visitenkarten	47 %
• individualisierte Patienteninformationsblätter zu einzelnen Krankheitsbildern	51 %
• Merkblätter zum Verhalten vor und nach bestimmten Untersuchungen und/oder Therapien	49 %
• Merkblätter zu einzelnen Angeboten unserer Praxisleistung	41 %
• Indikationsbroschüren	45 %
• Aufklärungshilfen z. B. Schaubilder	32 %
• Praxiszeitschrift	17 %
• Fotowand an einem zentralen Ort, auf der alle Mitarbeiter mit Fotos, Namen und Funktionsbeschreibungen aufgeführt sind	26 %
• Informationen zu IGeL-Leistungen	49 %
• Aushänge von Fortbildungszertifikaten	22 %
• Aufkleber mit Praxisadresse und -telefonnummer zur Abgabe an die Patienten	16 %
• Praxislogo	14 %
• farbiges Gestaltungssystem für die Praxis	37 %
• gestaltetes Briefpapier/gestaltete Briefumschläge	25 %
• Standards für den Schriftverkehr	16 %
Fazit: Bislang ist das Potenzial zur Praxispräsentation nur gut zu einem Drittel ausgeschöpft. Damit werden die Optionen einer klaren Differenzierung zu konkurrierenden Praxen und einer intensiven Patienteninformation verschenkt.	

Tabelle 1.9: Studienergebnisse „Warten"

Warten	
Das Wartezimmer ist	
• hell	41 %
• großzügig	24 %
• sauber (Fußboden, Möbel)	83 %
• aufgeräumt	52 %
• zur Jahreszeit passend klimatisiert	41 %
• immer gut gelüftet	39 %
• von Außen- (Straße) und Innenlärm (Praxis) abgeschirmt	37 %
Es sind genügend Ablagemöglichkeiten (Schirme, Garderobe) vorhanden.	78 %
Die Stühle	
• sind auch bei größerem Patientenaufkommen ausreichend	59 %
• sind körpergerecht geformt	11 %
• sind bequem	27 %
• sind nicht zu eng gestellt	31 %
• haben Armlehnen	43 %
Es gibt ein breites Zeitschriftenangebot („für jeden etwas"), das auf die betreuten Patientenzielgruppen abgestimmt ist.	38 %
Die Zeitschriften sind stets aktuell.	27 %
Zerlesene Hefte werden aussortiert.	21 %
Die Zeitschriften werden mehrmals am Tag geordnet.	12 %
Es gibt ein schwarzes Brett mit regelmäßig erneuerten Informationen.	37 %
Die Wartezimmertür ist immer geschlossen (Diskretion).	41 %
Die Wartezeit ist angemessen.	12 %
Die Patienten werden bei Terminverschiebungen unter Angabe des Grundes umgehend informiert.	8 %
Eine leise Hintergrundmusik sorgt für Entspannung.	16 %
Es gibt ein Getränkeangebot (Wasserspender, Kaffeeautomat).	23 %
Die Patienten werden persönlich mit Namensnennung abgeholt (kein Aufruf über eine Sprechanlage).	38 %
Soweit Broschüren angeboten werden, befinden diese sich in Ständern.	15 %
Fazit: Der Wartekomfort zeigt ein großes Maß an bislang ungenutzten Optimierungsmöglichkeiten.	

Tabelle 1.10: Studienergebnisse „Arztkontakt"

Arztkontakt	
Zwischen mir und dem Patienten existieren keine gesprächshemmenden Barrieren (Unterlagenstapel, hoher Schreibtisch, PC-Bildschirm).	62 %
Vor jedem Patientenkontakt weiß ich i. d. R., um welches Anliegen es geht und welcher Zeitbedarf kalkuliert ist, weil dies meine Mitarbeiter bei der Anmeldung schon ermittelt haben.	51 %
Alle Vorinformationen über die letzte Konsultation sind präsent und werden nicht erst in der Gegenwart des Patienten ermittelt.	42 %
Ich habe in meinen Gesprächen – soweit nötig – genügend Zeit, um	
• die Lebensumstände des Patienten zu ermitteln	84 %
• mich nach Befinden und Beschwerden zu erkundigen	82 %
• auf die geschilderten Beschwerden und Probleme der Patienten einzugehen	77 %
• Bedenken, Unsicherheiten und Ängste zu nehmen	58 %
• zu erklären, was ich tue und weshalb	49 %
• über die Vor- und Nachteile verschiedener Behandlungsmöglichkeiten und Therapien zu informieren	36 %
• auf mögliche Nebenwirkungen und Risiken von Medikamenten hinzuweisen	51 %
Meine Patientengespräche sind als Dialoge angelegt.	48 %
Die optimale Lösung für die Behandlung der Patienten wird im Gespräch erarbeitet.	31 %
Die Patientenaufklärung erfolgt ohne die Verwendung von Fachbegriffen bzw. stets in Verbindung mit einer patientengerechten Erklärung.	59 %
Ich unterbreche die Konsultation und Behandlung nur in Ausnahmefällen.	28 %
Ich vermeide Fragen, die den Patienten in einen Erklärungs-, Beweis- oder Rechtfertigungsnotstand bringen könnten.	72 %
Fazit: Auch im Patientengespräch liegen noch Marketing-Steigerungspotenziale. Voraussetzung sind jedoch eine optimierte Ablauforganisation und ein angepasstes ärztliches Zeitmanagement, die es ermöglichen, Patientengespräche noch marketingbasierter zu führen.	

Tabelle 1.11: Studienergebnisse „Verabschiedung/Nachbearbeitung"

Verabschiedung/Nachbearbeitung	
Kein Patient verlässt die Praxis, ohne persönlich verabschiedet zu werden.	58 %
Für Folgekontakte erhalten die Patienten Terminzettel, die das Logo der Praxis tragen.	12 %
Alle von den Patienten u. U. noch benötigten Unterlagen stehen ohne lange Wartezeit bereit.	21 %
Wir verfügen über ein Recall-System (schriftliche/telefonische Erinnerung an Untersuchungen und Behandlungen) für unsere Patienten.	26 %
Zur Patientenbindung außerhalb der Praxiskontakte setzen wir folgende Maßnahmen ein:	
• Geburtstagskarten	7 %
• telefonische Geburtstagswünsche	5 %
• schriftliche Genesungswünsche für Krankenhauspatienten	12 %
Wir verfügen über ein Beschwerdemanagement.	0 %
Fazit: Im Anschluss an den Arztkontakt wird an Marketing und Patientenbindung nur noch wenig gedacht.	

Aus dieser Situation erklärt sich übrigens auch die große Skepsis der Ärzte im Hinblick auf die Effizienz ihrer (vermeintlichen) Marketingarbeit. Die Zufriedenheit mit der Wirkung der von ihnen eingesetzten Instrumente liegt bei einem durchschnittlichen Wert von 4,6 (Basis: Schulnotenskalierung von „1" = „sehr zufrieden" bis „6" = „vollkommen unzufrieden"). Als Begründung wird angegeben, dass man keine wirklich deutlichen Unterschiede zur Situation ohne Marketingeinsatz sehe. Weitere Meinungen (Mehrfachnennungen) sind die bereits bekannten Argumente: zu hoher personeller bzw. finanzieller Aufwand (67 %), Ablehnung durch die Patienten (58 %), fehlende Zeit (49 %) sowie Ablehnung durch die Mitarbeiter (45 %).

Bei der Betrachtung des Marketingnutzens ist es auch hilfreich, einen Blick auf die Patientenseite zu werfen. Zufriedene Patienten sind die Basis sowohl medizinisch als auch wirtschaftlich erfolgreicher Praxistätigkeit. So verwundert es nicht, dass die Diskussion über die Patientenorientierung für alle Aktionsbereiche der Praxisführung – vom Qualitätsmanagement bis zum Marketing – tendenziell zunimmt. Doch Zufriedenheitsanalysen zeigen immer wieder, dass Patienten die Leistung von Arztpraxen eher negativ beurteilen, obwohl die Praxisteams bemüht sind, die Praxisarbeit so gut wie möglich auf die Belange ihrer Patienten auszurichten.

Als subjektiv-emotional basierte Größe ist die Patientenzufriedenheit nicht nur individuell-persönlichen Einschätzungen unterworfen, sondern auch Trends und gesellschaftlichen Veränderungen. Eine Untersuchung des Autors aus dem Jahr 2011 ging der Frage nach, wie sich die Patientenzufriedenheit in den letzten zehn Jahren verändert hat und auf welche Anforderungen sich Praxisinhaber heute einstellen müssen. Verglichen wurden hierfür Resultate von jeweils 100 fragebogengestützten Patientenbefragungen in allgemeinmedizinisch tätigen Praxen in den Jahren 2000 und 2010, in die Analyse gingen für beide Jahre jeweils insgesamt knapp 10 000 Patientenbögen ein. Neben einer Beurteilung der konkreten Zufriedenheit mit 21 Praxisleistungsmerkmalen in sechs Aktionsbereichen wurden die Patienten auch gebeten, die Wichtigkeit zu klassifizieren, die die Merkmale für ihre Beurteilung von Arztpraxen generell haben. Untersuchte Praxisleistungsmerkmale waren:

- **Empfang:** Freundlichkeit, Diskretion am Empfang
- **Praxiswirkung:** Praxisatmosphäre, Ausstattung des Wartezimmers, Gestaltung der Praxisräume
- **Organisation:** Länge der Wartezeit, Kurzfristigkeit der Terminvergabe, telefonische Erreichbarkeit
- **Betreuung:** Zuwendung des Praxisteams, Zuwendung des Arztes, Offenheit der Atmosphäre des Arztbesuchs, individuelle und diskrete Behandlung
- **Information:** Information über den Praxisablauf, Aufklärung über ihre Erkrankung, Information zu Untersuchungen/Therapien, Aufklärung über Risiken/Komplikationen, Informationen zum Verhalten im Alltag, Information über verordnete Medikamente
- **Praxisleistung:** Qualität der Betreuung durch die Mitarbeiter, Qualität der ärztlichen Leistung, Länge des Arztkontaktes

Der Vergleich der Ergebnisse aus den Jahren 2000 und 2010 ergab signifikante Veränderungen (vgl. Abb. 1.5). Blieben die Beurteilungspositionen der Zufriedenheitsbereiche 4 (Betreuung) und 6 (Praxisleistung) nahezu unverändert, haben sich die Wichtigkeitsbeurteilungen der übrigen Werte deut-

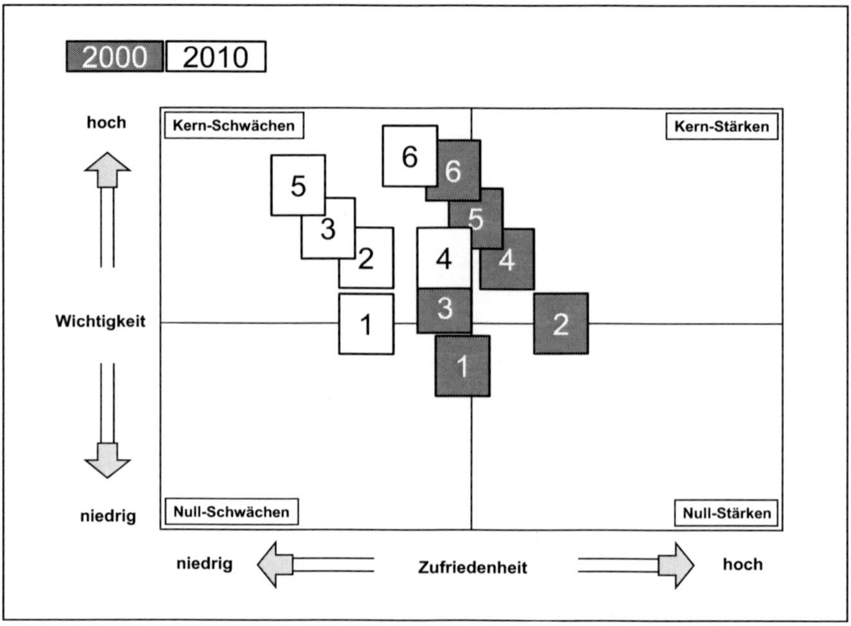

Abb. 1.5: Wichtigkeit- und Zufriedenheitspositionen 2000/2010

lich erhöht und gleichzeitig die Zufriedenheitswerte verschlechtert. Hieraus wird ersichtlich, in welchem Ausmaß Leistungen wie eine gute Organisation oder eine ansprechende Raumgestaltung die Patientenzufriedenheit inzwischen beeinflussen, ergänzt durch ein deutlich angestiegenes Informationsbedürfnis.

Die Patienten wurden ergänzend gefragt, was ihnen bei ihrem Aufenthalt in der jeweiligen Praxis besonders gut gefallen hat, worüber sie sich unter Umständen geärgert haben und ob es aus ihrer Sicht konkrete Verbesserungsvorschläge gibt.

Auch die Anmerkungen und Kommentare der Patienten gehen in Richtung einer deutlich verstärkten Serviceorientierung (vgl. Kap. 3.1). Zudem konnten acht Begriffe identifiziert werden, die in den Fragebögen des Jahres 2000 gar nicht und im Jahr 2010 in mehr als der Hälfte der Bögen verwendet wurden:

- Ambiente
- Bedienung
- Beratung
- Professionalität
- Komfort
- Kompetenz
- Kundenfreundlichkeit
- Service

Die Verwendung dieser Begriffe unterstreicht die neue Sichtweise von Arztpraxen als Dienstleistungsunternehmen und eine damit unmittelbar verbundene Forderung nach Marketing. Die Untersuchung zeigt einen deutlichen Wandel der Patientensicht in Bezug auf Arztpraxen: Eine „gute Praxis" muss sowohl medizinisch kompetent als auch serviceorientiert sein. Arztpraxen werden damit nicht erst zu Dienstleistungsunternehmen, sondern sind es für viele Patienten bereits. Das bedeutet:

- Praxisinhaber müssen sich folglich in zunehmendem Umfang auf den Patienten als Kunden einstellen: Patienten verstehen Ärzte nicht mehr als medizinische Autorität, sondern als Berater. Diese Sichtweise beinhaltet, dass Patienten eine Mitsprachemöglichkeit bei ihrer Behandlung wünschen und auch erwarten, dass Ärzte auf ihre Fragen eingehen sowie ihre Vorinformationen berücksichtigen.
- Die Rolle des Arztes wandelt sich von einer Instanz zum Partner „auf Augenhöhe": Wie Praxisanalysen immer wieder zeigen, sind Begriffe wie „Service" oder „Kunde" für viele Ärzte in Zusammenhang mit ihren Praxisbetrieben nicht akzeptabel. Ebenso ist das Praxismanagement in vielen Bereichen noch weit davon entfernt, als „patientenorientierte Dienstleistung" bezeichnet zu werden.
- Patienten sehen sich als Kunden: Unabhängig davon, wie Praxisinhaber sich selbst und ihre Arbeit verstehen, Patienten betrachten sich selbst in zunehmendem Maß als Kunden und messen die Leistung „ihrer" Praxis an der gebotenen Kundenorientierung. Damit wird die Qualität der Umsetzung des Dienstleistungsgedankens durch gezielte Marketingarbeit zu einem zentralen Erfolgsfaktor der Praxisarbeit.

Nah am Puls des Marktes und konkret in der Planung

Praxismarketing als markt- und patientenorientiertes Praxisführungskonzept basiert auf dem Einsatz einer Reihe von Bausteinen: Ausgehend von den Informationen, die durch die Verwendung der Analysewerkzeuge (Markt- und Konkurrenzforschung, Patientenzufriedenheitsbefragungen) erhoben werden, erfolgt idealerweise die Entwicklung von Marketingzielen (qualitativ und quantitativ) sowie einer zugehörigen Strategie (Praxispositionierung und Zielgruppen). Der Weg, um die Ziele zu erreichen und die Strategie umzusetzen, wird mithilfe eines Marketingkonzeptes beschrieben. Es beinhaltet die Vorgaben für die inhaltliche und zeitliche Umsetzung der Marketinginstrumente. Die Kontrolle dient dazu, den Zielerreichungsgrad zu bestimmen und ggf. notwendige Korrekturen vorzunehmen.

Vor allem die Marktnähe fehlt bei der Marketingarbeit der meisten Praxen. Lediglich 22 % der untersuchten Praxen haben schon einmal eine professionelle Patientenzufriedenheitsbefragung durchgeführt. Sie ermöglicht, qualitative Informationen über Wünsche und Anforderungen der Kunden und vor allem zum Fremdbild der Patienten über die Leistungskomponenten von Arztpraxen detailliert zu ermitteln. Im Praxisalltag wird aber überwiegend mit Vermutungen und Schätzungen gearbeitet. Der Einsatz von Praxismarketingmaßnahmen orientiert sich folglich nicht an dem, was notwendig und vor allem wirkungsvoll wäre, sondern an den eigenen Ansichten darüber, was am besten passen könnte. Das Problem liegt hierbei darin, dass das Eigenbild (also die eigenen Ansichten) vom Fremdbild (den Patientenanforderungen) deutlich abweicht. Tendenziell überschätzen Ärzte und Mitarbeiter die Wirkung ihrer Arbeit auf die Patienten (vgl. Abb. 1.6: Bereich „0“ bis „+2“ = „Zufriedenheit“; Bereich „0“ bis „–2“ = „Unzufriedenheit“; „1 bis 26“ = „zu bewertende Praxisleistungsmerkmale“). Die Folge: Defizite werden, da sie gar nicht erkannt werden, auch nicht beseitigt und Wünsche oder Anregungen finden keine besondere Beachtung. Marketing kann also überhaupt nicht oder nur sehr eingegrenzt erfolgreich sein.

Konkretisierung der Angaben bei Planung und Umsetzung

In 42 % der untersuchten Praxen existiert eine Marketingstrategie, die aus der grundsätzlichen Praxisstrategie abgeleitet wurde, aber nur 18 % der

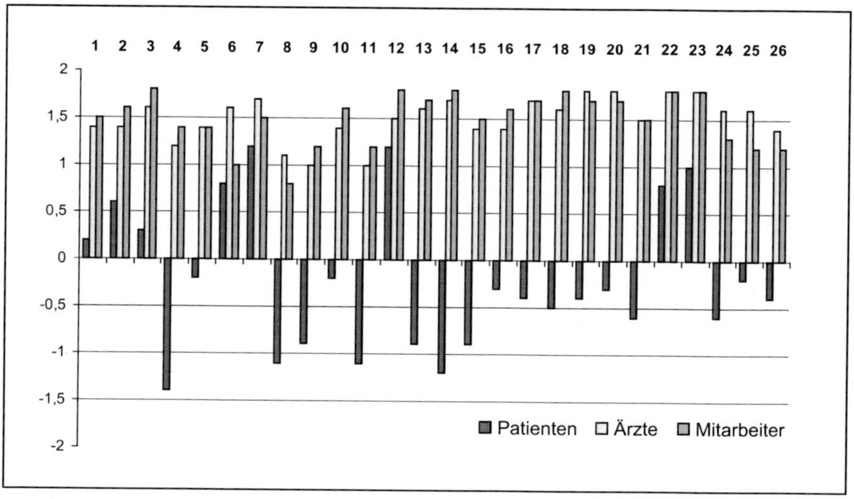

Abb. 1.6: Fremdbild-Eigenbild-Vergleich

Praxisinhaber entwickelten ergänzend einen Marketingplan, der den Einsatz der Instrumente und Maßnahmen für den Zeitraum eines Jahres detailliert konkretisiert. So bleiben die Formulierungen der Strategie (z. B. mehr Privatpatienten gewinnen, Angebotsleistungen spezialisieren) in ihrer Konsequenz inhaltsleer, da zwar das „Was", aber nicht das „Wie" beschrieben wird.

Veränderung der Denk- und Verhaltensweisen

„Im Übrigen haben wir für Marketing keine Zeit!", „Wann sollen wir das alles denn noch machen?". Viele der qualitativen Kommentare der Befragungspersonen spiegeln diese Ansicht wider und klassifizieren Marketingarbeit als Zusatzbelastung, für die man keine Zeit hat. Doch die Dienstleistung „Arztpraxis" ist personendominiert, also praktiziert jeder Mitarbeiter durch seine tägliche Arbeit aktives Marketing. Auftreten und Kommunikation mit den Patienten, generelles Verhalten und Freundlichkeit sind Marketinginstrumente, die durch Hilfsmittel (Broschüren, Servicemittel) nur ergänzt werden. Dies macht deutlich, dass Praxismarketing gar keine Zusatzbelastung sein kann und worin das eigentliche Erfolgsrezept der marketingaktiven Ärzte besteht: eine Veränderung der Denk- und Verhaltensweisen des gesamten Teams. Eben hieran scheitert in vielen Praxen die Umsetzung, denn lieb gewonnene

Verhaltensweisen müssen aufgegeben, eingefahrene Routinen verlassen werden. Das erfordert natürlich initial bei der Einführung eines Marketingkonzeptes einen hohen Veränderungsaufwand, der nur bewältigt werden kann, wenn die arbeitstechnischen Grundlagen vorhanden sind – vor allem eine passende Führungsstruktur mit Stellenbeschreibungen, Zielvereinbarungen, Mitarbeitergesprächen und meinungsoffenen Praxisbesprechungen.

Einbeziehung der Mitarbeiter

In den weniger marketingerfolgreichen Praxen ist Marketing Chefsache. Der oder die Praxisinhaber denken sich Marketingaktionen aus, entwickeln die zugehörigen Instrumente und übergeben sie kurz erklärt ihren Mitarbeitern. Doch diese sind sich über die Möglichkeiten und vielleicht auch den Einsatzrahmen gar nicht so genau im Klaren und können sich aus diesem Grund sehr häufig nicht mit den Dingen identifizieren oder lehnen sie sogar ab. So verwundert es nicht, dass z. B. so manche IGeL-Broschüre gar nicht die Zielpersonen erreicht, sondern still und heimlich unter dem Empfangstresen verschwindet, oder Patientenbefragungen aufgrund einer zu hohen Verweigerungsquote, die aber im Kern auf der Ablehnung der Mitarbeiter beruht, abgebrochen werden müssen. Die Marketingerfolgreichen gehen einen anderen Weg: Sie entwickeln alle Schritte der Marketingarbeit gemeinsam mit ihren Mitarbeitern. Dieses Vorgehen steigert nicht nur die Motivation, sondern nutzt auch das Marketingpotenzial der Mitarbeiter, die selbst Ideen in die Arbeit einbringen. Von einer „echten" Zusatzbelastung kann nur in den Fällen gesprochen werden (etwa 32 % der betrachteten Praxen), in denen die Praxisinhaber den Zwang verspüren, Marketing praktizieren zu müssen, z. B. weil die Nachbarpraxis auf diesem Gebiet aktiv ist, es aber eigentlich gar nicht wollen. Da die Patienten dies sofort bemerken, ist der Effekt gleich null.

Vermeidung einer „Top-Medizin in Lumpen"

„Maximaler Erfolg zu niedrigsten Kosten": Viele Marketingaktionen in Arztpraxen folgen diesem Leitsatz. Allerdings bleibt es im Resultat bei den niedrigsten Kosten, denn einen wirklichen Erfolg können „handgestrickte", schlecht kopierte Praxisbroschüren oder per PC-Drucker erstellte Visitenkarten kaum produzieren. Patienten – vor allem, wenn sie neu in einer Praxis sind – nutzen formale Aspekte als Qualitätsindikatoren für die medizinische Leistung. Nicht renovierte Praxisräume, abgerissene Tapeten oder verschmutzte Teppiche können hier einen fast nicht wiedergutzumachenden Schaden anrichten (die durchschnittlich seit der letzten Praxisrenovierung vergangene Zeit liegt im untersuchten Kollektiv übrigens bei 4,3 Jahren!). Auch das beliebte Recyceln von Umschlägen durch Überkleben hilft sicherlich, den einen oder anderen Cent zu sparen, der hierdurch entstehende Gesamteindruck („Top-Medizin in Lumpen") ist jedoch für das Praxisimage vernichtend. Insgesamt gesehen zeigen die Ergebnisse, dass die Praxismarketingarbeit in Arztpraxen bis auf wenige Ausnahmen immer noch in den Kinderschuhen steckt. Damit besteht jedoch gleichzeitig ein erhebliches ungenutztes Leistungspotenzial, das es Ärzten bei Aktivierung ermöglichen würde, ihre Praxis deutlich von anderen abzugrenzen und vor allem ihren Erfolg materiell und immateriell zu steigern. Zusammenfassend kann also festgehalten werden: Praxismarketing ist

- eine spezielle Form der Praxisführung, die sich an den Anforderungen und Wünschen der Patienten orientiert, um so Stammpatienten zu binden und Neupatienten zu gewinnen;
- ein Eingehen auf existierende Patientenwünsche, kein unerwünschtes Aufdrängen;
- eine möglichst umfassende Berücksichtigung einfacher Reiz-Reaktions-Zusammenhänge der Kundenorientierung;
- keine Frage des Talents, sondern der Bereitschaft, die eigene Sicht der Dinge und natürlich auch das eigene (Kommunikations-)Verhalten zu verändern;
- qualitativ und quantitativ lohnend;
- legal.

Tipp: Lassen Sie sich im Hinblick auf Ihre Meinung zum Thema möglichst wenig durch negative oder auch positive Meinungen von Kollegen oder der Fachpresse beeinflussen, sondern prüfen Sie den Nutzen der Marketingarbeit zunächst für sich selbst.

2 Marketingcheck: Testen Sie Ihr Marketingpotenzial

Mithilfe des folgenden Selbsttests können Sie bestimmen, wie ausgeprägt Ihre Marketingarbeit bereits ist. Die im Test verwendeten Aussagen spiegeln die Gegebenheiten in marketingaktiven Arztpraxen Deutschlands wider, zu denen Sie ein Benchmarking durchführen. Folgen Sie zur Durchführung den Angaben in den einzelnen Kapiteln.

Tipp: Sie können den Test auch als Möglichkeit nutzen, selektiv auf die Abschnitte dieses Ratgebers zurückzugreifen, in denen Sie unterdurchschnittlich abgeschnitten haben.

2.1 Durchführung des Selbsttests

Der Selbsttest besteht aus jeweils vier Schritten, die Sie bitte für alle Bereiche A bis L nacheinander durchführen.

Schritt 1: Gehen Sie die folgenden Aussagen der einzelnen Bereiche nacheinander durch und kreuzen Sie je Aussage denjenigen Buchstaben an, der am ehesten Ihre persönliche bzw. die Situation Ihrer Praxis beschreibt:

A = trifft auf meine Praxis voll und ganz zu

B = trifft auf meine Praxis mit einigen Abstrichen zu

C = trifft auf meine Praxis eher nicht zu

D = trifft auf meine Praxis überhaupt nicht zu

Schritt 2: Vergeben Sie für die von Ihnen angekreuzten Aussagen Punkte nach folgendem Schema und schreiben Sie die sich je Aussage ergebende Punktzahl an den rechten Rand:

A = 3 Punkte

B = 2 Punkte

C = 1 Punkt

D = 0 Punkte

Schritt 3: Addieren Sie die einzelnen Punktwerte und tragen Sie das Resultat in das jeweilige Feld „Gesamtpunktzahl" ein.

Schritt 4: Übertragen Sie zum Schluss diese Werte in die Marketingcheck-Auswertungsmatrix im Kapitel 2.2, Spalte 1 „Gesamtpunktzahl".

Marketinghilfe 2.1a: Selbsttest „Planung"

A. Planung	A	B	C	D
Ich setze mir für meine unternehmerische Tätigkeit Ziele, die die Praxisarbeit steuern.				
Für alle Ziele sind eindeutige Messgrößen definiert, mit deren Hilfe die beabsichtigten Resultate überprüft werden können.				
Aus den unternehmerischen Zielen habe ich Marketingziele entwickelt.				
Es existiert eine Marketingstrategie.				
Ich kontrolliere regelmäßig den Zielerreichungsgrad der Marketingarbeit und passe die Strategie kontinuierlich an.				
Es existiert eine eindeutige Praxispositionierung (Identität der Praxis mit den hervorstechenden, zu Mitanbietern abgrenzenden Leistungsmerkmalen).				
Es ist klar festgelegt, welche Zielgruppen im Rahmen der Marketingstrategie angesprochen werden sollen.				
Gesamtpunktzahl A				

Marketinghilfe 2.1b: Selbsttest „Praxisbekanntmachung"

B. Praxisbekanntmachung	A	B	C	D
Es existieren folgende Einträge für meine Praxis:				
• Telefonverzeichnis				
• Branchenverzeichnis				
• Telefaxverzeichnis				
• Internet-Adressverzeichnisse				
Meine Praxis verfügt über eine eigene Website mit folgenden Bausteinen:				
• Adressangabe, telefonische Erreichbarkeit, Sprechzeiten				
• Beschreibung meines Leistungsspektrums				
• Vorstellung aller Mitarbeiter (Ausbildung, Funktion, Bild)				
• Bilder der Praxisräume				
• E-Mail-Kontaktmöglichkeiten				
• Downloadmöglichkeit einer Praxisinformation				
Ich betreibe Pressearbeit in Form von:				
• regelmäßigen Beiträgen zu Gesundheitsthemen in der Regionalpresse				
• Anzeigenschaltungen				
– zur Ankündigung des Praxisurlaubs				
– zur Wiedereröffnung nach dem Praxisurlaub				
– zu Praxisjubiläen o. Ä.				

• Rundfunkinterviews im Lokalradio				
Ich halte im Einzugsgebiet meiner Praxis Vorträge für:				
• ärztliche Kollegen				
• Patienten				
• gesundheitsinteressierte Öffentlichkeit				
Ich führe Patientenseminare in meiner Praxis durch.				
Ich unterstütze öffentlich mit meinem medizinischen Rat:				
• Selbsthilfegruppen				
• Vereine				
• karitative Vereinigungen				
Ich kooperiere eng mit folgenden Partnern:				
• Sportstudio				
• Apotheke				
• anderen Arztpraxen				
• Krankenhaus				
Ich bin selbst aktives Mitglied in Clubs und/oder Vereinen.				
Wenn die Praxis geschlossen ist, vermittelt ein Anrufbeantworter Informationen:				
• zu den Öffnungszeiten				
• zum Verhalten in Notfällen				
• zur Stellvertretung				
Die Ansage des Anrufbeantworters ist akustisch sehr gut verständlich.				
Die Ansage ist kurz, informativ und prägnant.				
Meine Mitarbeiter empfehlen unsere Praxis, wann immer es möglich ist, weiter.				
Wir pflegen sehr enge und positive Kontakte zu Geschäften und Unternehmen unserer direkten regionalen Umgebung.				
Gesamtpunktzahl B				

Marketinghilfe 2.1c: Selbsttest „Terminvereinbarung“

C. Terminvereinbarung	**A**	**B**	**C**	**D**
Der Umgang der Mitarbeiter mit dem Telefon ist professionell.				
Es nehmen nur Helfer mit Telefonstimme Anrufe entgegen.				
Das Telefon ist als eigenständiger Arbeitsplatz eingerichtet mit:				
• einer ISDN-Telefonanlage mit mehreren Leitungen				

• einer zuschaltbaren Warteschleife, die mit wechselnder Musik oder Ansagen versehen werden kann				
• einem PC, in den alle relevanten Telefoninformationen unmittelbar eingegeben werden können				
• einem Headset, um beide Hände frei zu haben				
Für Telefonanrufe gibt es eine standardisierte Meldeformel.				
Anrufer können keine Hintergrundgeräusche aus der Praxis hören.				
Ein Anruf wird spätestens nach dreimaligem Klingeln angenommen.				
Es gibt eine klare Struktur für die Begrüßung von Anrufern:				
• Da die ersten Silben eines Telefonats i. d. R. nicht gut verstanden werden, verwendet der Mitarbeiter zuerst eine Grußformel („Guten Morgen", „Guten Tag"), denn ein Gruß wird auf jeden Fall eindeutig erkannt.				
• Danach folgt die Nennung des Namens der Praxis.				
• Anschließend nennt der Mitarbeiter seinen eigenen Namen und Vornamen.				
Fremde Namen (z. B. Neupatienten) werden immer mit Vornamen erfragt.				
Der Name des Anrufers wird im Laufe des Gesprächs mehrfach wiederholt.				
Wartende Patienten können Telefonate nicht mithören.				
Anrufer erhalten nie – auch nicht in hektischen Arbeitsphasen – den Eindruck, lästig zu sein.				
Gesamtpunktzahl C				

Marketinghilfe 2.1d: Selbsttest „Außeneindruck der Praxis"

D. Außeneindruck der Praxis	A	B	C	D
Die Praxis ist mit öffentlichen Verkehrsmitteln erreichbar.				
Die Praxis ist mit dem Pkw gut erreichbar.				
Es sind genügend Parkplätze in Praxisnähe verfügbar.				
Das Praxisschild ist:				
• gut positioniert				
• direkt erkennbar				
• neuwertig				
• sauber				
• aktuell (Sprechzeiten)				
• frei von überklebten oder handschriftlich ergänzten Angaben				

Das Gebäude, in dem sich die Praxis befindet, ist in einem sehr guten Zustand.				
Der Eingangsbereich und/oder das Treppenhaus:				
• sind sauber				
• haben keine störenden Gerüche				
• sind gut ausgeleuchtet				
Der Weg zur Praxis ist eindeutig erkennbar.				
Die Praxis-Eingangstür ist:				
eindeutig beschildert				
sauber (keine Griffspuren)				
ohne Beschädigungen (keine auffälligen Kratzspuren, kein abgeblätterter Lack)				
Gesamtpunktzahl D				

Marketinghilfe 2.1e: Selbsttest „Empfang“

E. Empfang	**A**	**B**	**C**	**D**
Der Eingang ist frei von Hindernissen (keine rutschige Fußmatte, keine Unebenheiten im Fußboden, keine frei liegenden Kabel und Leitungen).				
Der Boden ist sauber (keine Gebrauchsspuren auf dem Teppichboden, Parkett o. Ä.).				
Der Empfangsbereich ist gekennzeichnet durch:				
• eine ruhige Atmosphäre (keine lauten Geräusche)				
• ein helles Ambiente (Tageslicht, ausreichend helles Kunstlicht)				
• ein Arbeitsklima ohne Hektik				
Es riecht frisch.				
Aus anderen Praxiszimmern sind keine Geräusche hörbar.				
Die Rezeption ist stets sauber und aufgeräumt.				
Der Empfangsbereich ist so gestaltet, dass der Patient sich als gleichberechtigter Gesprächspartner fühlt (kein abwehrender „Behörden-Tresen“).				
An der Rezeption steht immer ein frischer Blumenstrauß oder ein ähnlicher Schmuck.				
Der Empfang in der Praxis durch die Mitarbeiter ist freundlich und zuvorkommend.				
Auf eintretende Patienten wird aufmerksam reagiert (keine Abfertigung nebenher).				
Kein Patient wartet am Empfang, ohne zumindest begrüßt worden zu sein.				

Treten mehrere Patienten auf einmal ein, werden sie begrüßt und diejenigen, die warten müssen, werden um etwas Geduld gebeten.				
Die Mitarbeiter halten Augenkontakt mit ihren Gesprächspartnern.				
Am Empfang werden Patienten nicht nach ihren Beschwerden gefragt, wenn andere Patienten dort stehen oder die Tür zum Wartezimmer offen ist.				
Am Empfang stehen zur Selbstbedienung zuckerfreie Bonbons.				
Soweit Computer am Empfang stehen, können Patienten die Bildschirme nicht einsehen.				
Alle Patienten werden stets mit der gleichen Freundlichkeit begrüßt.				
Alle Mitarbeiter tragen Namensschilder.				
Neue Patienten werden mit einer persönlichen Vorstellung des sie empfangenden Mitarbeiters begrüßt.				
Sie erhalten:				
• eine Information mit allen Angaben zur Praxis (Öffnungszeiten, Terminwesen etc.)				
• einen Anamnesebogen				
• ein Schreibbrett mit einem Stift				
Sie werden gefragt – soweit nicht schon bekannt:				
• was sie veranlasst hat, gerade in diese Praxis zu kommen				
• wer diese Praxis, sofern Dritte den Hinweis gegeben haben, empfohlen hat				
Die Wartezeit am Empfang ist angemessen.				
Es entstehen keine Warteschlangen am Empfang.				
Gesamtpunktzahl E				

Marketinghilfe 2.1f: Selbsttest „Inneneindruck der Praxis"

F. Inneneindruck der Praxis	**A**	**B**	**C**	**D**
In allen Bereichen der Praxis herrscht für die Patienten absolute Diskretion (kein Mithören von Arzt-/Mitarbeiter-Patienten-Gesprächen).				
Die Orientierung in der Praxis ist durch eine klare und eindeutige Ausschilderung gewährleistet.				
Die Gestaltung der Praxisräume:				
• folgt einem einheitlichen Gestaltungsprinzip				
• erfolgt in allen Zimmern mit den gleichen Systemmöbeln				
Die Praxis ist in einem sehr guten Zustand (keine Renovierungsnotwendigkeit).				
Die Praxis ist freundlich ausgestattet mit				

• Pflanzen				
• Bildern				
Die Praxis wird regelmäßig gelüftet, es gibt keine störenden Gerüche.				
Die Praxisräume verfügen über eine deutliche Ausschilderung.				
Die Arbeitsatmosphäre ist ruhig und ausgeglichen.				
Alle Räume:				
• sind stets aufgeräumt				
• sind sauber				
• sind mit einem hellen, aber warmen Licht ausgeleuchtet				
• haben saubere Fenster				
• haben gereinigte Gardinen und/oder Jalousien				
• sind passend temperiert				
• sind frei von Gebrauchsspuren (Tapeten, Türen, Mobiliar)				
Gebrauchte Instrumente, z. B. Spritzen, sind nicht sichtbar.				
In den Praxisräumen, die für die Patienten vorgesehen sind, liegen keine persönlichen Dinge der Mitarbeiter.				
Es ist kein Abfall sichtbar.				
Die Praxis ist behindertengeeignet.				
Der Zustand der Praxisräume inklusive Toilette wird regelmäßig kontrolliert.				
Die Toilette ist:				
• einfach zu finden				
• stets offen (kein Schlüssel, der an der Rezeption abgeholt werden muss)				
• stets sauber				
• immer gut gelüftet				
• stets mit genügend Papier, Seife und Tüchern ausgestattet				
Die Praxisräume werden regelmäßig und gründlich gereinigt.				
Gesamtpunktzahl F				

Marketinghilfe 2.1g: Selbsttest „Mitarbeiterkontakt"

G. Mitarbeiterkontakt	A	B	C	D
Die Mitarbeiter tragen eine einheitliche Praxiskleidung.				
Die Kleidung ist stets sauber und korrekt.				
Es gibt feste Grundsätze in Bezug auf das generelle Verhalten und das Auftreten der Mitarbeiter gegenüber den Patienten.				
Es gibt klare Regelungen im Hinblick auf den Umgang mit den Patienten.				
Die Mitarbeiter:				
• zeigen ein vorbildliches Serviceverhalten				
• verwenden eine positives Sprache (Vermeidung negativer Redewendungen etc.)				
• setzen Mimik und Gestik zielgerichtet ein				
• besitzen gute Umgangsformen und sind freundlich				
• führen keine Privatgespräche, wenn Patienten in Hörweite sind				
• können der Körpersprache der Patienten Unsicherheit, Angst, Unverständnis und Aggression entnehmen und entsprechend reagieren				
• gehen von sich aus auf Patienten zu				
• sind höflich				
• sind gut gelaunt				
• sind kompetent				
• vermitteln jedem Patient das Gefühl, im Mittelpunkt zu stehen				
• nehmen den Patienten mit seinen Bedürfnissen und Problemen stets ernst				
• versuchen, den Patienten mögliche Ängste zu nehmen				
• behandeln Patientenbeschwerden sachlich und kundenorientiert				
• berücksichtigen den Wunsch der Patienten nach Diskretion (keine Untersuchungen im Beisein Dritter etc.)				
In Telefonaten der Mitarbeiter:				
• sprechen diese die Gesprächspartner immer wieder mit Namen an				
• bemühen sich diese um eine möglichst deutliche Ausdrucksweise und – vor allem bei älteren Patienten – um häufigere Wiederholungen des Gesagten				
• hören sie den Gesprächspartnern durch Äußerungen wie „ja", „genau", „natürlich", „gern" o. Ä. aktiv zu				
Gesamtpunktzahl G				

Marketinghilfe 2.1h: Selbsttest „Medien der Praxispräsentation"

H. Medien der Praxispräsentation	A	B	C	D
Es existiert eine Dienstleistungsphilosophie, die die Grundsätze für Art und Umsetzung des Praxis-Dienstleistungsangebots beschreibt.				
Diese Philosophie:				
• ist schriftlich fixiert				
• ist für alle Praxismitarbeiter verbindlich				
• wird den Patienten gegenüber kommuniziert (Praxisbroschüre, Aushang etc.)				
Wir verfügen über folgende Praxis-Informationsmedien:				
• Praxisbroschüre				
• Arzt-Visitenkarten				
• Mitarbeiter-Visitenkarten				
• individualisierte Patienteninformationsblätter zu einzelnen Krankheitsbildern				
• Merkblätter zum Verhalten vor und nach bestimmten Untersuchungen und/oder Therapien				
• Merkblätter zu einzelnen Angeboten unserer Praxisleistung				
• Indikationsbroschüren				
• Aufklärungshilfen wie Schaubilder				
• eine Praxiszeitschrift				
• eine Fotowand an einem zentralen Ort, auf der alle Mitarbeiter mit Fotos, Namen und Funktionsbeschreibungen aufgeführt sind				
• Informationen zu IGeL-Leistungen				
• Aushänge von Fortbildungszertifikaten				
• Aufkleber mit unserer Praxisadresse und -telefonnummer zur Abgabe an die Patienten				
Wir verfügen über ein Corporate-Identity-Konzept mit:				
• einem Praxislogo				
• einem farbigen Gestaltungssystem für die Praxis				
• gestaltetem Briefpapier				
• gestalteten Briefumschlägen				
• Standards für den Schriftverkehr				
Gesamtpunktzahl H				

Marketinghilfe 2.1i: Selbsttest „Warten"

I. Warten	A	B	C	D
Das Wartezimmer ist:				
• hell				
• großzügig				
• sauber (Fußboden, Möbel)				
• aufgeräumt				
• zur Jahreszeit passend klimatisiert				
• immer gut gelüftet				
• von Außen- (Straße) und Innenlärm (Praxis) abgeschirmt				
Wände und Tür des Wartezimmers sind frei von Gebrauchsspuren.				
Die Gardinen/Jalousien sind stets sauber.				
Das Wartezimmer wird regelmäßig mit besonderer Sorgfalt gereinigt.				
Es ist eingerichtet mit:				
• Pflanzen				
• optisch ansprechenden Möbeln				
• Bildern				
Es sind genügend Ablagemöglichkeiten (Schirme, Garderobe) vorhanden.				
Die Garderobe ist groß genug, um auch im Winter die Kleidungsstücke aller Patienten unterzubringen.				
Die Stühle:				
• sind auch bei größerem Patientenaufkommen ausreichend				
• sind körpergerecht geformt				
• sind bequem				
• sind nicht zu eng gestellt				
• haben Armlehnen				
Es gibt ein breites Zeitschriftenangebot („für jeden etwas"), das auf die betreuten Patientenzielgruppen abgestimmt ist.				
Die Zeitschriften sind stets aktuell.				
Zerlesene Hefte werden aussortiert.				
Die Zeitschriften werden mehrmals am Tage geordnet.				
Es gibt ein schwarzes Brett mit regelmäßig erneuerten Informationen.				
Die Wartezimmertür ist immer geschlossen (Diskretion).				
Die Wartezeit ist angemessen.				
Die Patienten werden bei Terminverschiebungen unter Angabe der Gründe umgehend informiert.				

Eine leise Hintergrundmusik sorgt für Entspannung.				
Es gibt ein Getränkeangebot (Wasserspender, Kaffeeautomat).				
Im Wartezimmer steht ein Papierkorb.				
Die Patienten werden persönlich mit Namensnennung abgeholt (kein Aufruf über eine Sprechanlage).				
Soweit Broschüren angeboten werden, befinden diese sich in Ständern.				
Gesamtpunktzahl I				

Marketinghilfe 2.1j: Selbsttest „Organisatorische Voraussetzungen der Marketingarbeit"

J. Organisatorische Voraussetzungen der Marketingarbeit	A	B	C	D
Die organisatorischen Abläufe wirken ruhig und abgestimmt.				
Es gibt eine klare Verantwortungszuordnung im Praxisteam, wer für welche Arbeiten zuständig ist.				
Die Praxisarbeit erfolgt ziel- und prioritätenorientiert; jeder weiß, was er zu tun hat.				
Die Organisationsabläufe in der Praxis werden kontinuierlich kontrolliert und optimiert.				
Die Abläufe sind auch bei großer Arbeitsbelastung beständig.				
Gleichartige Untersuchungen werden möglichst zu zeitlichen Blöcken zusammengefasst.				
Basis des Terminwesens ist eine Ermittlung der durchschnittlichen Konsultationszeiten einschließlich des administrativen Zeitbedarfs.				
Die Termine, die vergeben werden, sind gemäß dieser Durchschnittszeiten rhythmisiert.				
Termine werden immer mit Pufferzeiten eingeplant.				
Die Mitarbeiter ermitteln bereits am Telefon, welches Anliegen ein Patient hat und schätzen so den ungefähren Zeitbedarf ab.				
Allen Patienten wird konsequent kommuniziert, dass eine telefonische Voranmeldung notwendig ist, um Wartezeiten zu vermeiden.				
Unangemeldet werden nur Notfälle angenommen.				
Der Arzt weiß genau, wie lange ein Patient gewartet hat, ehe er zu ihm kommt.				
Bei deutlicher Überschreitung der normalen Wartezeiten bietet der entsprechende Mitarbeiter einen Ausweichtermin an oder bestellt den Patienten auf einen späteren Zeitpunkt.				
Alle Arbeitsmittel (Geräte) funktionieren und behindern nicht die Arbeitsabläufe.				
Gesamtpunktzahl J				

Marketinghilfe 2.1k: Selbsttest „Arztkontakt"

K. Arztkontakt	A	B	C	D
Zwischen Arzt und Patient existieren keine gesprächshemmenden Barrieren (Unterlagenstapel, hoher Schreibtisch, PC-Bildschirm).				
Das/die Sprechzimmer ist/sind stets:				
• aufgeräumt				
• zur Jahreszeit passend klimatisiert				
• diskret (Sicht- und Mithörschutz)				
• von den Geräuschen der Praxis abgeschirmt				
• von Außengeräuschen der Straße abgeschirmt				
Die Patienten werden:				
• durch Händeschütteln begrüßt				
• mit Namen angeredet				
Vor jedem Patientenkontakt weiß der Arzt i. d. R., um welches Anliegen es geht und welcher Zeitbedarf kalkuliert ist, weil dies die Mitarbeiter bei der Anmeldung schon ermittelt haben.				
Alle Vorinformationen über die letzte Konsultation sind präsent und werden nicht erst in der Gegenwart des Patienten ermittelt.				
Der Arzt hat in den Gesprächen – soweit nötig – genügend Zeit, um:				
• die Lebensumstände des Patienten zu ermitteln				
• sich nach Befinden und Beschwerden zu erkundigen				
• auf die geschilderten Beschwerden und Probleme der Patienten einzugehen				
• Bedenken, Unsicherheiten und Ängste zu nehmen				
• zu erklären, was er tut und weshalb				
• über die Vor- und Nachteile verschiedener Behandlungsmöglichkeiten und Therapien zu informieren				
• auf mögliche Nebenwirkungen und Risiken von Medikamenten hinzuweisen				
• durch Rückfragen das Verständnis des Patienten zu ermitteln				
Der Arzt ermuntert die Patienten, Fragen zu stellen.				
Die Patientengespräche sind als Dialoge angelegt.				
Die optimale Lösung für die Behandlung der Patienten wird im Gespräch erarbeitet.				
Die Patientenaufklärung erfolgt ohne die Verwendung von Fachbegriffen bzw. stets in Verbindung mit einer patientengerechten Erklärung.				
Der Arzt unterbricht die Konsultation und Behandlung nur in Ausnahmefällen.				

Er vermeidet Fragen, die den Patienten in einen Erklärungs-, Beweis- oder Rechtfertigungsnotstand bringen könnten.				
Der Arzt vermittelt den Patienten den Eindruck von:				
• Ruhe				
• Konzentration				
• Gelassenheit				
• Menschlichkeit				
• Zuwendung				
Der Arzt kritisiert oder wertet nicht die Meinung von Kollegen.				
Der Arzt führt regelmäßig Patientenzufriedenheitsanalysen durch.				
Gesamtpunktzahl K				

Marketinghilfe 2.1l: Selbsttest „Verabschiedung/Nachbearbeitung"

L. Verabschiedung/Nachbearbeitung	A	B	C	D
Kein Patient verlässt die Praxis, ohne persönlich verabschiedet zu werden.				
Für Folgekontakte erhalten die Patienten Terminzettel:				
• die das Logo der Praxis tragen				
• die mit der Praxisadresse versehen sind				
• die keine Firmen-/Produktwerbung aufweisen				
Alle von den Patienten u. U. noch benötigten Unterlagen stehen ohne lange Wartezeit bereit.				
Es gibt ein Recall-System (schriftliche/telefonische Erinnerung an Untersuchungen und Behandlungen) für die Patienten.				
Zur Patientenbindung außerhalb der Praxiskontakte werden folgende Maßnahmen eingesetzt:				
• Geburtstagskarten				
• telefonische Geburtstagswünsche				
• schriftliche Genesungswünsche für Krankenhauspatienten				
Patientenzufriedenheitsbefragungen werden regelmäßig durchgeführt.				
Es existiert ein Beschwerdemanagement.				
Gesamtpunktzahl L				

2.2 Auswertung des Selbsttests

Um Ihren Selbsttest mithilfe von Tabelle 2.1 auszuwerten, gehen Sie wie folgt vor:

1. Summieren Sie zuerst Ihre ermittelten und eingetragenen Werte und notieren Sie das Ergebnis in das Feld „Gesamtpunktzahl".
2. Teilen Sie dann die von Ihnen erreichten Gesamtpunktzahlen der einzelnen Marketingbereiche durch die jeweilige Benchmarking-Punktzahl. Sie resultiert aus der Marketingarbeit, die besonders erfolgreiche Arztpraxen praktizieren. Tragen Sie die sich ergebenden Prozentwerte, Ihr Marketingpotenzial, in die Felder der Spalte „Marketingpotenzial" ein.
3. Bei der Bewertung Ihrer Potenzialwerte kommt es nun darauf an, welche unternehmerische Grundsatzperspektive Sie mit Ihrer Praxis verfolgen: Wachstum, Halten oder Reduktion.
   - Verfolgen Sie eine Wachstumsstrategie, müssen Ihre Marketingpotenzialwerte mindestens 80 % betragen,
   - Bei einer Haltestrategie sollten die Werte zwischen 50 % und 80 % liegen.
   - Bei einer Reduktionsstrategie können sie niedriger als 50 % sein.

Neben dem Vergleich mit besonders erfolgreichen Marketingpraxen können Sie Ihre Marketingarbeit auch zu Praxen Ihrer Fachrichtung in Relation setzen.

1. Wählen Sie dazu zunächst aus der darauffolgenden Aufstellung (vgl. Tab. 2.2) Ihre Fachgruppe aus und übertragen Sie die Werte in Tabelle 2.3 in die Spalte „Fachgruppenpunktzahl".
2. Teilen Sie dann die von Ihnen erreichten Gesamtpunktzahlen der einzelnen Marketingbereiche durch die jeweilige Fachgruppenpunktzahl. Tragen Sie die sich ergebenden Prozentwerte, Ihr Marketingpotenzial, in die Felder der Spalte „Marketingpotenzial der Fachgruppen" ein.

Tabelle 2.1: Marketingcheck-Auswertungsmatrix

	Gesamt-punktzahl	**Bench-marking-punktzahl**	**Marke-ting-potenzial**	**Bewertung der Poten-zialwerte**
A. Planung		210		
B. Praxisbekanntmachung		1020		
C. Terminvereinbarung		480		
D. Außeneindruck der Praxis		510		
E. Empfang		840		
F. Inneneindruck der Praxis		840		Wachstum: ≥ 80 % Halten: > 50 % < 80 % Reduktion: < 50 %
G. Mitarbeiterkontakt		660		
H. Medien der Praxis-präsentation		660		
I. Warten		990		
J. Organisatorische Voraussetzungen der Marketingarbeit		450		
K. Arztkontakt		930		
L. Verabschiedung/ Nachbearbeitung		330		
Gesamt		7920		

3. Bei der Bewertung Ihrer Potenzialwerte kommt es nun darauf an, welche unternehmerische Grundsatzperspektive Sie mit Ihrer Praxis verfolgen: Wachstum, Halten oder Reduktion.
   - Verfolgen Sie eine Wachstumsstrategie, müssen Ihre Marketingpotenzialwerte größer als 100 % sein.
   - Bei einer Haltestrategie sollten die Werte zwischen 50 % und 100 % liegen.
   - Bei einer Reduktionsstrategie können sie niedriger als 50 % sein.

Tabelle 2.2: Fachgruppenvergleichszahlen

	Allgemeinärzte	Praktische Ärzte	Internisten	Gynäkologen	Chirurgen	Dermatologen	Pneumologen	Neurologen/Nervenärzte	HNO-Ärzte	Augenärzte
A. Planung	107	98	112	109	133	102	112	108	125	109
B. Praxisbekanntmachung	499	412	519	622	610	618	608	534	548	521
C. Terminvereinbarung	221	198	254	231	289	241	229	252	291	273
D. Außeneindruck der Praxis	278	264	391	378	413	312	402	324	412	375
E. Empfang	403	405	412	425	519	398	513	417	521	402
F. Inneneindruck der Praxis	506	478	568	579	649	572	587	511	543	489
G. Mitarbeiterkontakt	313	309	328	356	594	348	413	338	328	308
H. Medien der Praxispräsentation	298	231	294	419	483	416	356	302	312	299
I. Warten	417	378	517	692	792	688	612	443	504	407
J. Organisatorische Voraussetzungen der Marketingarbeit	209	189	231	263	397	244	338	265	391	282
K. Arztkontakt	581	562	590	631	748	612	598	414	478	409
L. Verabschiedung/ Nachbearbeitung	198	192	216	247	198	321	219	201	183	186
Gesamt	4030	3716	4432	4952	5825	4782	4987	4109	4636	4060

Tabelle 2.3: Marketingcheck-Auswertungsmatrix Fachgruppe

	Gesamt-punktzahl	Fach-gruppen-punktzahl	Marketing-potenzial der Fachgruppen	Bewertung der Potenzialwerte
A. Planung				Wachstum: > 100 % Halten: > 50 % ≤ 100 % Reduktion: < 50 %
B. Praxisbekanntmachung				
C. Terminvereinbarung				
D. Außeneindruck der Praxis				
E. Empfang				
F. Inneneindruck der Praxis				
G. Mitarbeiterkontakt				
H. Medien der Praxis-präsentation				
I. Warten				
J. Organisatorische Voraussetzungen der Marketingarbeit				
K. Arztkontakt				
L. Verabschiedung/ Nachbearbeitung				
Gesamt				

3 Marketingforschung

Marketingforschung bezeichnet die systematische Informationsgewinnung und -aufbereitung aller für die Marketingarbeit relevanten Informationen. Systematische Informationsgewinnung bedeutet in diesem Zusammenhang, dass die Recherche

- vollständig (Untersuchung aller relevanten Faktoren),
- detailliert (Erhebung aller zugänglichen Einzelheiten) und
- kontinuierlich (regelmäßige Beobachtung, um Entwicklungen zu erkennen) sein sollte.

Wenn Sie Praxismarketing in der vorgestellten Definition als eine Art der Praxisführung, die sich an den Anforderungen und Wünschen der Patienten orientiert, betreiben möchten, müssen Sie diese Anforderungen und Wünsche kennen. Dabei genügt es leider nicht, wenn Sie sich auf Ihr Gefühl oder Ihre Intuition verlassen, sondern Sie benötigen möglichst harte, d. h. direkte Informationen, um darauf Ihre Marketingarbeit aufzubauen. Die Erfahrung zeigt, dass die Diskrepanz zwischen den Vermutungen von Praxisinhabern und Mitarbeitern zu den Patientenwünschen von der Realität bis zu 60 % abweichen. Die benötigten Daten ermitteln Sie im Rahmen der Patientenanalyse.

In Abhängigkeit von der Struktur des Einzugsgebietes Ihrer Praxis und der dadurch bedingten Wettbewerbsintensität betreiben nicht nur Sie Marketing, sondern stehen in Konkurrenz zu anderen Leistungsanbietern. Die Marketingarbeit Ihrer Konkurrenz setzt den Standard für Ihr eigenes Marketing. In dieser Situation müssen Sie, zusätzlich zu den Patientenwünschen, mittels einer Konkurrenzanalyse auch Ihr Wettbewerbsumfeld untersuchen.

Gleichzeitig existieren in Ihrem Einzugsgebiet aber vielleicht auch Möglichkeiten, mit anderen Leistungserbringern zusammenzuarbeiten. Mithilfe der Kooperationsanalyse ermitteln Sie, wer diese potenziellen Partner sind und welche möglichen Anforderungen sie an eine Zusammenarbeit mit Ihnen stellen.

Zusammengefasst gilt: Wer den Markt bearbeiten will, muss ihn kennen. Die nötigen Marktkenntnisse erwerben Sie mithilfe der Marketingforschung.

3.1 Patientenanalyse

Die Patienten als Kunden beeinflussen aus unternehmerischer Sicht den Bestand und die Entwicklung Ihrer Praxis. Deshalb ist es wichtig, möglichst detaillierte Einblicke in die Struktur sowie in die Verhaltens- und Denkweisen der existierenden Patienten zu erhalten. Gleichzeitig müssen Sie sich im Hinblick auf die mittel- und langfristige Perspektive Ihrer Praxisarbeit Klarheit über das grundsätzliche Patientenpotenzial verschaffen, aus dem neue Kunden generiert werden können.

3.1.1 Patientenstrukturanalyse

Die Patientenstrukturanalyse verfolgt das Ziel, die unmittelbaren Zielpersonen Ihres Marketings zu bestimmen. Zum einen müssen Sie hierzu das Patientenpotenzial des Einzugsgebiets näher kennen. Hierfür werden Informationen zu folgenden Kenndaten benötigt:

- Gesamtbevölkerung
- Geburten und Sterbefälle
- Wanderungen
- Altersverteilung
- Erwerbspersonen
- Inzidenz und Prävalenz von Krankheitsbildern
- medizinische Versorgungsstruktur
- infrastrukturelle Planungen

Zum anderen umfasst die Untersuchung eine Durchleuchtung des Patientenklientels Ihrer Praxis:

- Altersstruktur (Altersgruppenbildung)
- Verteilung der Patienten nach Gebührenordnung und Versichertenstatus
- Häufigkeit der Kontakte (Wie oft kommen die Patienten pro Quartal in die Praxis?)
- regionale Herkunft der Patienten
- Kontakthäufigkeit nach Altersgruppen
- Altersverteilung
- Diagnosenverteilung

- Patienten nach Aufwand
- Patienten, die nicht wiedergekommen sind
- Patienten mit bestimmten Diagnosen
- Liste der unaufwendigsten Patienten
- Liste der Stammpatienten und Entwicklung in den letzten drei Jahren
- Liste der Neupatienten und Entwicklung in den letzten drei Jahren
- Patienten nach Lebensabschnitt (Kinder, Jugendliche, Erwachsene, Rentner)
- Patienten nach Berufsbildern (Angestellte, Selbstständige, Beamte)
- Patienten nach Hobbys (Fitness-/Freizeitorientierung etc.)

3.1.2 Patientenzufriedenheitsbefragung

Neben den strukturellen Daten benötigen Sie auch qualitative Angaben, die Sie anhand von Patientenzufriedenheitsbefragungen ermitteln.

3.1.2.1 Nutzen von Patientenbefragungen

Praxismarketing ist, wie bereits dargestellt, eine Art der Praxisführung, die sich an den Anforderungen und Wünschen der Patienten orientiert, um so Stammpatienten zu binden und Neupatienten zu gewinnen. Oder marketingtheoretisch formuliert: die darauf basiert, das Praxisleistungsangebot bewusst, zielgerichtet und geplant mit den Patientenanforderungen in Übereinstimmung zu bringen, um auf diese Weise die Praxisziele schneller und einfacher zu erreichen. Aus diesem Grund müssen Sie wissen, was Ihre Patienten wünschen und wie sie Ihre Praxisarbeit beurteilen. Die Angaben der Befragung helfen Ihnen, Ihr Selbstbild über Ihre Leistungsqualität mit dem Fremdbild der Patienten zu vergleichen. Diese Informationen bilden dann die Grundlage für Ihre Marketingarbeit.

Tipp: Es reicht jedoch nicht aus, eine Patientenbefragung nur einmalig, z. B. initial vor der Entwicklung Ihrer Marketingstrategie und Ihres Marketingkonzeptes, durchzuführen. Sie ist vielmehr ein Instrument, das Ihre Arbeit begleitet und Ihnen kontinuierlich Informationen über den Erfolg Ihrer Tätigkeit liefert. Patientenbefragungen sollten zweimal jährlich durchgeführt werden.

Im nächsten Kapitel („Umsetzungsanleitung") erfahren Sie, wie Sie eine Patientenbefragung mit maximalem Aussagewert unter minimalem Arbeitseinsatz realisieren können.

3.1.2.2 Umsetzungsanleitung

Schritt 1: Kopieren Sie die Marketinghilfe 3.1 (S. 54 f.) als zweiseitigen Fragebogen in 100 Exemplaren oder erstellen Sie nach der Vorlage einen Masterbogen mit eigenen Untersuchungsmerkmalen.

Schritt 2: Stellen Sie im Wartezimmer oder an einem diskreten Ort der Praxis eine Box auf, in die die Patienten anonym ihre ausgefüllten Bögen einwerfen. Hierbei können Sie z. B. einen einfachen Karton verwenden, in den Sie einen Einwurfschlitz schneiden und den Sie plakativ mit der Aufschrift „Patientenbefragung – Sammelbox" kennzeichnen.

Schritt 3: Besprechen Sie mit Ihren Mitarbeitern, dass jeder Patient, der zur halben Stunde die Praxis betritt, einen Fragebogen erhält, um der Untersuchung einen repräsentativen Charakter zu geben. Stimmen Sie zusätzlich ab, mit welchen Aussagen die Befragung den Patienten erklärt werden soll, denn eine einheitliche Sprache ist für den Erfolg der Befragung unerlässlich.

Schritt 4: Bitten Sie jeden einzelnen Mitarbeiter, ebenfalls einen Patientenfragebogen unter dem Aspekt auszufüllen, wie er die durchschnittliche Zufriedenheit der Patienten Ihrer Praxis einschätzt. Nehmen Sie selbst zusätzlich eine solche Einschätzung auf einem separaten Bogen vor und bewerten Sie jedes Leistungsmerkmal ein zweites Mal; diesmal unter dem Aspekt, welche Note aus Ihrer strategischen Sicht erreicht werden sollte. Der Hintergrund: Analyse- und Erkenntnismöglichkeiten dieses Instrumentes sind deutlich größer, wenn man sie durch eine Innenanalyse ergänzt. Sie erfasst die strategische Bedeutung der in der Patientenzufriedenheitsbefragung untersuchten Leistungsmerkmale für die Praxis aus Arzt- und Mitarbeitersicht sowie die Einschätzung der voraussichtlichen Patientenzufriedenheit. Frage: In welchem Ausmaß entspricht aus Arztsicht die strategische Bedeutung der untersuchten Leistungsmerkmale der tatsächlichen Patientenzufriedenheit? („Habe ich meine Ziele erreicht?")

Bei der Ausgestaltung der Leistungsmerkmale in Ihrer Praxis folgen Sie unterschiedlichen Prioritäten, um Ihre strategischen Praxisziele zu erreichen.

Setzen Sie z. B. verstärkt auf eine intensive Patientenaufklärung oder mehr auf ein attraktives Ambiente und freundliche Mitarbeiter? Der Vergleich dieser Ziele mit der Patientenzufriedenheit zeigt, inwieweit die strategischen Ziele Ihrer Praxis konkret umgesetzt sind. Frage: Wie gut kann Ihr Praxisteam die Anforderungen und Wünsche der Patienten erfassen?

Patientenzufriedenheit entsteht nur, wenn das Eigenbild Ihres Teams über seine Leistungsqualität mit dem Fremdbild der Patienten möglichst weitgehend übereinstimmt. Ist dies nicht der Fall, werden Defizite der eigenen Leistung gar nicht erkannt. Frage: Wie gut stimmen Meinungen und Einstellungen der Mitglieder Ihres Teams überein?

Die besten Ideen, Planungen und Dienstleistungskonzepte helfen nichts, wenn nicht alle Mitarbeiter an einem Strang ziehen und Teamharmonie herrscht. Wie eine repräsentative Untersuchung unseres Instituts belegt, sind Unstimmigkeiten unter den Mitarbeitern die häufigste Ursache für ein unzureichendes Patientenmanagement. Frage: Wie gut stimmen Ihre Einschätzungen mit denen der Mitarbeiter überein?

Schritt 5: Werten Sie nun mittels der Marketinghilfe 3.2 (S. 56 f.) die Fragebögen aus.

Schritt 5a: Tragen Sie in der Zeile „Praxis-Schulnote" in den einzelnen Spalten die Häufigkeit der jeweiligen Note ein, multiplizieren Sie den Wert mit der zugehörigen Note und teilen Sie die Summe durch die Anzahl der Fragebögen. Tragen Sie den sich ergebenden Notendurchschnittswert in die entsprechende Spaltenzelle ein.

Schritt 5b: Verfahren Sie nach dem gleichen Muster mit den einzelnen Leistungsmerkmalen.

Schritt 5c: Bestimmte Leistungsmerkmale sind zu Merkmalsgruppen zusammengefasst (z. B. Empfang). Berechnen Sie aus den Durchschnittsnoten der Merkmale einer Gruppe zusätzlich den Gruppendurchschnitt.

Schritt 5d: Berechnen Sie zum Abschluss aus den Gruppendurchschnittsnoten den Durchschnitt und tragen Sie diesen Wert in die entsprechende Zelle der Spalte „Gesamtzufriedenheitsnote" ein. Beachten Sie bei der Interpretation der Gesamtzufriedenheitsnote, dass der Wert als Ausdruck des qualitativen Praxiserfolgs Rückschlüsse auf das Patientenbindungspotenzial zu-

Marketinghilfe 3.1: Patientenfragebogen

Wie zufrieden sind Sie mit unserer Praxis?
Fragebogen für Patienten

Sehr geehrte Patientin, sehr geehrter Patient,

das Anliegen unserer Praxis und aller Mitarbeiter ist, Sie so umfassend und so gut wie möglich zu betreuen. Aus diesem Grund interessiert uns natürlich, wie Sie unsere Arbeit beurteilen. Deshalb bitten wir Sie, den folgenden Fragebogen auszufüllen. Er ist anonym gehalten und lässt keine Rückschlüsse auf Ihre Person zu. Bitte beantworten Sie alle Fragen entweder durch Ankreuzen der aus Ihrer Sicht am ehesten zutreffenden Alternative oder durch eine kurze, stichwortartige Schilderung.

Vielen Dank für Ihre Unterstützung!

Alter:	___ Jahre	
Geschlecht:	☐ weiblich	☐ männlich
Versichertenstatus:	☐ Kassenpatient	☐ Privatpatient

Was hat Ihnen während Ihres Aufenthaltes in unserer Praxis am besten gefallen?

____

____

____

Was hat Sie am meisten gestört oder worüber haben Sie sich geärgert?

____

____

____

Was sollte in unserer Praxis auf jeden Fall verbessert und/oder verändert werden?

____

____

____

Wenn Sie unsere Praxis mit einer Schulnote beurteilen, welche Note würden Sie vergeben?

☐ 1 = sehr gut

☐ 2 = gut

☐ 3 = befriedigend

☐ 4 = ausreichend

☐ 5 = mangelhaft

☐ 6 = ungenügend

Bitte geben Sie für die folgenden Merkmale durch Ankreuzen an, wie zufrieden Sie mit der Leistung unserer Praxis waren: (1 = sehr zufrieden, 6 = sehr unzufrieden)

	1	2	3	4	5	6
Freundlichkeit beim Empfang						
Diskretion an der Rezeption						
Erscheinungsbild der Praxis						
Wartekomfort						
Länge der Wartezeit						
telefonische Erreichbarkeit						
Freundlichkeit des Praxisteams						
Kompetenz des Praxisteams						
Zuwendung/Freundlichkeit des Arztes						
Individualität/Diskretion der Behandlung						
Informationen zum Behandlungsablauf						
Aufklärung über Beschwerden/Erkrankung						
Informationen zu Untersuchungen/Behandlungen						
Aufklärung über Risiken und Komplikationen						
Informationen zum Verhalten im Alltagsleben						
Qualität der Betreuung durch das Praxisteam						
Qualität der ärztlichen Leistung						

Marketinghilfe 3.2: Auswertungsschema Patientenzufriedenheitsbefragung

Auswertungsschema Patientenzufriedenheitsbefragung		**Notenhäufigkeit**						
		1	**2**	**3**	**4**	**5**	**6**	
Praxis-Schulnote								
Empfang	Freundlichkeit							
	Diskretion							
	Empfang gesamt							
Atmosphäre	Erscheinungsbild							
	Wartekomfort							
	Atmosphäre gesamt							
Organisation	Länge der Wartezeit							
	telefonische Erreichbarkeit							
	Organisation gesamt							
Betreuung	Freundlichkeit des Praxisteams							
	Kompetenz des Praxisteams							
	Zuwendung/ Freundlichkeit des Arztes							
	Individualität/ Diskretion der Behandlung							
	Betreuung gesamt							
Information	Informationen zum Behandlungsablauf							
	Aufklärung über Beschwerden/ Erkrankungen							
	Informationen zu Untersuchungen/ Behandlungen							
	Aufklärung über Risiken und Komplikationen							
	Informationen zum Verhalten im Alltagsleben							
	Information gesamt							
Praxisleistung	Qualität der Betreuung durch das Praxisteam							
	Qualität der ärztlichen Leistung							
	Praxisleistung gesamt							
Gesamtzufriedenheitsnote								

	Durchschnitt	M 1	M 2	M 3	Durchschnitt Mitarbeiter	Arzt		Durchschnitt Team
						Strategie	Einschätzung	

lässt: Ab einem Wert von 2,5 (Basis: Schulnotenskalierung) steigt die Gefahr des Patientenverlustes aufgrund von Unzufriedenheit überproportional an!

Schritt 5e: Tragen Sie nun die Einschätzungsnoten Ihrer Mitarbeiter (M 1, M 2, M 3) und Ihre eigenen in das Formular ein. Berechnen Sie aus den Mitarbeiternoten den „Durchschnitt Mitarbeiter" und – unter Hinzunahme Ihrer Noten – abschließend den „Durchschnitt Team".

Schritt 5f: Für eine grafische Veranschaulichung Ihrer Ergebnisse können Sie die Marketinghilfe 3.3 verwenden. Tragen Sie die für die einzelnen Leistungsmerkmale ermittelten Durchschnittsnoten mithilfe der Kennungen (Kreis, Quadrat, X) in die Marketinghilfe ein (vgl. Vorgehensweise im Beispiel in Abb. 3.1) und verbinden Sie die einzelnen Punkte. Als Resultat erhalten Sie ein sogenanntes Polaritätenprofil, das Ihnen zeigt, wie die Einzelnoten verteilt sind und welche Unterschiede oder Übereinstimmungen zwischen den verschiedenen Betrachtungsebenen Patienten, Mitarbeiter und Arzt bestehen.

Schritt 5g: Erstellen Sie Listen aus den drei qualitativen Analyserubriken des Patientenfragebogens („Was hat Ihnen während Ihres Aufenthaltes in unserer Praxis am besten gefallen?", „Was hat Sie am meisten gestört oder worüber haben Sie sich geärgert?" und „Was sollte in unserer Praxis auf jeden Fall verbessert und/oder verändert werden?") gemäß der Marketinghilfen 3.4 bis 3.6 (S. 60). Gehen Sie zu diesem Zweck die Fragebögen einzeln durch und tragen Sie in die Spalte „Argument" die zugehörigen Patientenaussagen ein. Erfassen Sie mittels Strichliste die Häufigkeit der einzelnen Argumente und versehen Sie zum Abschluss die Punkte der Listen mit einer Priorität, die sich aus der Häufigkeit ableitet. Das am häufigsten genannte Argument erhält die Priorität „1", das zweithäufigste die „2" etc. Auf diese Weise erhalten Sie eine Sortierung nach Wichtigkeit.

Entwickeln Sie aus den Angaben – möglichst gemeinsam mit Ihren Mitarbeitern – einen Plan, wie die Anregungen am besten im Praxisalltag umgesetzt werden können. Wenn Sie die Zufriedenheit einzelner Teilgruppen Ihres Klientels untersuchen möchten, z. B. der Patienten zwischen 30 und 40 Jahren oder der Privatpatienten, sortieren Sie die Fragebögen dieser Zielgruppen aus und führen Sie mit ihnen eine separate Auswertung durch.

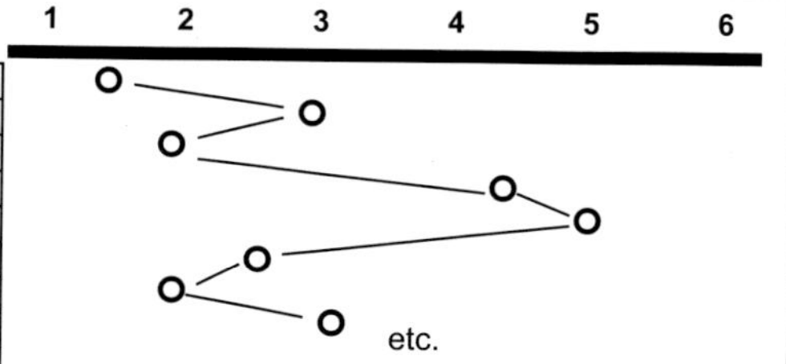

Empfang	Freundlichkeit
	Diskretion
Atmosphäre	Erscheinungsbild
	Wartekomfort
Organisation	Länge der Wartezeit
	telefonische Erreichbarkeit
Betreuung	Freundlichkeit des Personals
	Kompetenz des Personals
	Zuwendung/Freundlichkeit des Arztes
	Individualität/Diskretion der Behandlung
Information	Information über den Behandlungsablauf
	Aufklärung über Beschwerden/Erkrankung
	Information zu Untersuchungen/Behandlungen
	Aufklärung über Risiken und Komplikationen
	Informationen zum Verhalten im Alltagsleben
Praxisleistung	Qualität der Betreuung durch das Personal
	Qualität der ärztlichen Leistung

Abb. 3.1: Beispiel für ein Polaritätenprofil

Marketinghilfe 3.3: Polaritätenprofil

		1	2	3	4	5	6
Empfang	Freundlichkeit						
	Diskretion						
Atmosphäre	Erscheinungsbild						
	Wartekomfort						
Organisation	Länge der Wartezeit						
	telefonische Erreichbarkeit						
Betreuung	Freundlichkeit des Praxisteams						
	Kompetenz des Praxisteams						
	Zuwendung/Freundlichkeit des Arztes						
	Individualität/Diskretion der Behandlung						
Information	Informationen zum Behandlungsablauf						
	Aufklärung über Beschwerden/Erkrankungen						
	Informationen zu Untersuchungen/ Behandlungen						
	Aufklärung über Risiken und Komplikationen						
	Informationen zum Verhalten im Alltagsleben						
Praxis-leistung	Qualität der Betreuung durch das Praxisteam						
	Qualität der ärztlichen Leistung						
O: Patienten, ■: Mitarbeiter, X: Arzt							

Marketinghilfe 3.4: Auswertungsformular Praxisstärken

Was hat Ihnen während Ihres Aufenthaltes in unserer Praxis am besten gefallen?		
Argument	Anzahl	Priorität

Marketinghilfe 3.5: Auswertungsformular Praxisschwächen

Was hat Sie am meisten gestört oder worüber haben Sie sich geärgert?		
Argument	Anzahl	Priorität

Marketinghilfe 3.6: Auswertungsformular Verbesserungen

Was sollte in unserer Praxis auf jeden Fall verbessert und/oder verändert werden?		
Argument	Anzahl	Priorität

In einer Variante können Sie Ihre Patientenzufriedenheitsbefragung auch zur Bekanntmachung von Leistungsschwerpunkten Ihrer Praxis nutzen. Ergänzen Sie Ihren Untersuchungsbogen einfach um die Frage: „Wussten Sie, dass unsere Praxis folgende Leistungen anbietet?", gefolgt von einer Liste mit Leistungsangeboten, die Sie vielleicht intensiver in die Wahrnehmung der Patienten rücken möchten. Verwenden Sie die Marketinghilfe 3.7 (S. 62 f.) als Vorlage.

Ihre Patientenzufriedenheitsbefragungen gelingen besonders gut, wenn Sie folgende drei Tipps beachten:

Tipp 1: Beziehen Sie Ihre Mitarbeiter schon in die Phase der Fragebogenentwicklung mit ein. Das fördert die Akzeptanz dieser Aktion bei Ihren Mitarbeitern und sichert ein adäquates Engagement bei der Durchführung. Ebenso besteht nach Durchführung der Befragung eine hohe Bereitschaft seitens Ihrer Belegschaft, notwendige Veränderungen auch umzusetzen.

Tipp 2: Nehmen Sie Anregungen und Kritik Ihrer Patienten ernst. Eine Patientenbefragung ist nur dann langfristig erfolgreich, wenn die Patienten erkennen, dass ihre Anregungen aufgenommen und umgesetzt werden. Ändern Sie deshalb alle gravierenden Problempunkte und Ihre Befragungen werden deutlich positive Effekte erzielen.

Tipp 3: Nutzen Sie Folgebefragungen. Die Beziehung eines Praxisteams zu seinen Patienten ist ständigem Wandel unterworfen. Aus diesem Grund müssen Patientenbefragungen regelmäßig durchgeführt werden. So können Sie zum einen überprüfen, welche Effekte die von Ihnen eingeleiteten Veränderungen haben, zum anderen erkennen Sie, wie sich die Zufriedenheit Ihrer Patienten im Zeitablauf verändert, und können rechtzeitig – ehe es vielleicht zu Beschwerden kommt – gegensteuern.

3.2 Konkurrenzanalyse

Die Möglichkeiten und vor allem der Erfolg Ihrer Marketingarbeit hängen ganz wesentlich von den Wettbewerbs- und Konkurrenzverhältnissen in Ihrem Einzugsgebiet ab. Abgesehen von Einzelfällen regionaler Monopole, z. B. als einziger Spezialist einer Region, steht Patienten grundsätzlich eine Vielzahl von Praxen zur Verfügung, die sie aufsuchen können. Diese Konkurrenz bestimmt Ihren Aktionsrahmen. Um adäquat reagieren, aber noch besser agieren zu können, müssen Sie deshalb Ihre Mitbewerber möglichst genau kennen.

3.2.1 Ziel

Ziel der Konkurrenzanalyse ist die wettbewerbsbezogene Ausrichtung der Marketingarbeit; vor allem das Erkennen, wo die eigenen Chancen im Vergleich zu Mitbewerbern liegen. Denn Marketing der Konkurrenz setzt den Maßstab für das eigene Marketing in Umfang, Ausrichtung und Qualität.

Marketinghilfe 3.7: Patientenfragebogen mit Werbeeffekt

Wie zufrieden sind Sie mit unserer Praxis?
Fragebogen für Patienten

Sehr geehrte Patientin, sehr geehrter Patient,

das Anliegen unserer Praxis und aller Mitarbeiter ist, Sie so umfassend und so gut wie möglich zu betreuen. Aus diesem Grund interessiert uns natürlich, wie Sie unsere Arbeit beurteilen. Deshalb bitten wir Sie, den folgenden Fragebogen auszufüllen. Er ist anonym gehalten und lässt keine Rückschlüsse auf Ihre Person zu. Bitte beantworten Sie alle Fragen entweder durch Ankreuzen der aus Ihrer Sicht am ehesten zutreffenden Alternative oder durch eine kurze, stichwortartige Schilderung.

Vielen Dank für Ihre Unterstützung!

Alter:	___ Jahre	
Geschlecht:	☐ weiblich	☐ männlich
Versichertenstatus:	☐ Kassenpatient	☐ Privatpatient

Was hat Ihnen während Ihres Aufenthaltes in unserer Praxis am besten gefallen?

____

____

____

____

Was hat Sie am meisten gestört oder worüber haben Sie sich geärgert?

____

____

____

____

Was sollte in unserer Praxis auf jeden Fall verbessert und/oder verändert werden?

____

____

____

Wenn Sie unsere Praxis mit einer Schulnote beurteilen, welche Note würden Sie vergeben?

- ☐ 1 = sehr gut
- ☐ 2 = gut
- ☐ 3 = befriedigend
- ☐ 4 = ausreichend
- ☐ 5 = mangelhaft
- ☐ 6 = ungenügend

Wussten Sie, dass unsere Praxis folgende Leistungen anbietet?

Leistung 1: ________	☐ ja	☐ nein
Leistung 2: ________	☐ ja	☐ nein
Leistung 3: ________	☐ ja	☐ nein
Leistung 4: ________	☐ ja	☐ nein
Leistung 5: ________	☐ ja	☐ nein
Leistung 6: ________	☐ ja	☐ nein

Bitte geben Sie für die folgenden Merkmale durch Ankreuzen an, wie zufrieden Sie mit der Leistung unserer Praxis waren: (1 = sehr zufrieden, 6 = sehr unzufrieden)

	1	2	3	4	5	6
Freundlichkeit beim Empfang						
Diskretion an der Rezeption						
Erscheinungsbild der Praxis						
Wartekomfort						
Länge der Wartezeit						
telefonische Erreichbarkeit						
Freundlichkeit des Praxisteams						
Kompetenz des Praxisteams						
Zuwendung/Freundlichkeit des Arztes						
Individualität/Diskretion der Behandlung						
Informationen zum Behandlungsablauf						
Aufklärung über Beschwerden/Erkrankungen						
Informationen zu Untersuchungen/Behandlungen						
Aufklärung über Risiken und Komplikationen						
Informationen zum Verhalten im Alltagsleben						
Qualität der Betreuung durch das Praxisteam						
Qualität der ärztlichen Leistung						

Anhand der folgenden zehn Fragen können Sie Ihr Wettbewerbsumfeld durchleuchten:

1. Wer sind Ihre Konkurrenten?
2. Welche Leistungen bieten sie an und wo liegen deren Unterscheidungsmerkmale zu Ihrer Praxis?
3. Sind Ihre Konkurrenten erfolgreich? Welche Bedeutung haben sie in Ihrem Einzugsgebiet? Steigt oder fällt ihre Bedeutung?
4. Sind die Leistungen der konkurrierenden Praxen eher spezialisiert oder breit angelegt?
5. Liegt deren Erfolgsrezept jeweils eher in der Qualität oder in der Masse?
6. Welches Praxismarketing betreiben Ihre Mitbewerber?
7. Welche Größen haben die Praxen (Anzahl Scheine)?
8. Wo liegen ihre Stärken?
9. Wo liegen ihre Schwächen?
10. Wie groß ist das jeweilige „Bedrohungspotenzial" für Ihre Praxisarbeit?

3.2.2 Umsetzungsanleitung

Marketinghilfe 3.8 unterstützt Sie dabei, die Informationen zu Ihrer Konkurrenz in einen systematischen Zusammenhang zu bringen. Beschreiben Sie – soweit Ihnen entsprechende Informationen zur Verfügung stehen – die zu Ihrer Praxis in Konkurrenz stehenden Praxen unter den aufgeführten Merkmalen und vergeben Sie je Praxis eine Abschlussklassifikation:

- A-Konkurrenten: hohes Bedrohungspotenzial für meine Praxis
- B-Konkurrenten: mittleres Bedrohungspotenzial für meine Praxis
- C-Konkurrenten: niedriges Bedrohungspotenzial für meine Praxis

Fehlende Informationen lassen sich z. B. über das Internet beschaffen, da eine zunehmende Zahl von Ärzten dort mit einer eigenen Praxispräsentation vertreten ist.

Tipp: Bitten Sie auch Ihre Mitarbeiter, „Augen und Ohren offen zu halten" und Informationen über Mitbewerber zu sammeln. Sie verfügen u. U. über weit verzweigte Beziehungen (Freunde, Bekannte), die sie hierfür nutzen können.

Marketinghilfe 3.8: Arbeitsbogen Konkurrenzanalyse

Merkmale konkurrierender Praxen	Ausprägung der Merkmale	Beschreibung Praxis 1	Beschreibung Praxis 2	Beschreibung Praxis 3	Beschreibung Praxis 4
Stammdaten	☐ Name ☐ Art ☐ Fachrichtung ☐ Ort/Ortsteil				
Praxisinhaber	☐ Name/n				
Strukturdaten	☐ Anzahl Scheine (geschätzt) ☐ Anzahl Mitarbeiter				
Leistungsschwerpunkte	☐ medizinisch-technisch ☐ diagnostisch ☐ therapeutisch				
Stärken					
Schwächen					
Ausstrahlungswirkung	☐ lokal ☐ regional ☐ überregional				
Wettbewerbseinschätzung	☐ Marktaktivität (niedrig, mittel, hoch) ☐ Marktattraktivität (niedrig, mittel, hoch)				
Klassifikation Bedrohungspotenzial	A-, B- oder C-Konkurrent				

3.3 Kooperationsanalyse

Ein wesentliches Kennzeichen des Gesundheitswesens ist die Vielzahl der Leistungserbringer, die zwar ihre Tätigkeiten autark umsetzen können, aber über eine Vielzahl von Regelungen und Mechanismen miteinander verbunden sind. Um in diesem Beziehungsgeflecht eine möglichst stabile Position zu erhalten und erfolgreich agieren zu können, bieten sich als aktive Handlungsstrategien Kooperationen an.

3.3.1 Nutzen von Kooperationen

Ziel der Kooperationsanalyse ist die Ermittlung der Anforderungen und Wünsche tatsächlicher und potenzieller Kooperationspartner. Unter einer Kooperation sind lose (fallweise Zusammenarbeit) und feste (vertragliche Regelungen) Beziehungen einer Arztpraxis zu anderen Arztpraxen der gleichen oder komplementären Fachrichtungen (horizontale Allianz) oder zu Praxen unterschiedlicher Fachrichtungen bzw. zu anderen Leistungsanbietern (Apotheke, Sportstudio, Gesundheitsinstitut etc.) zu verstehen. Die Möglichkeit der Kooperation reicht dabei – über die klassischen Formen der Gemeinschaftspraxis oder Praxisgemeinschaft hinaus – von zeitlich befristeten Zusammenschlüssen für abgegrenzte Teilaufgaben bis zur Gründung eines Gemeinschaftsunternehmens.

Kooperationen bieten Arztpraxen eine ganze Reihe von Vorteilen. Man kann

- mit einem erweiterten Angebot am Markt auftreten,
- das Einzugsgebiet der Praxis vergrößern,
- das unternehmerische Risiko teilen,
- die Kosten senken,
- die Marktposition stärken,
- neue Märkte und Zielgruppen erschließen,
- die eigene Auslastung optimieren,
- Know-how und Fähigkeiten hinzugewinnen,
- Image und Qualität steigern.

Tipp: Das Arbeiten in einer Kooperation beeinflusst unmittelbar die Möglichkeiten, Marketing zu betreiben. Unter Umständen kann es sogar das alleinige Ziel einer Kooperation sein, ein gemeinsames Marketingkonzept zu realisieren.

3.3.2 Umsetzungsanleitung zur Bewertung von Kooperationsoptionen

Um die Vorteile einer Kooperation bewerten oder mehrere Optionen gegeneinander abwägen zu können, muss zunächst geprüft werden, in welchem Maße

- man selbst für eine Kooperation überhaupt geeignet ist (ist man selbst kommunikativ, kompromissbereit und konsensfähig?),
- die Eigenständigkeit aufgegeben werden muss und welche Konsequenzen dies für das eigene unternehmerische Selbstverständnis hat (mithilfe vertraglicher Regelungen lassen sich Bedenken dieser Art grundlegend beseitigen),
- die Partner in ihren geschäftlichen Ideen, Ansichten und Zielen bzw. Zielhorizonten kompatibel sind,
- man auch menschlich zueinander passt,
- die Partner in ihrer geschäftlichen Wertigkeit zueinander passen (besteht eine wirtschaftliche Gleichheit?),
- sich haftungsrechtliche Aspekte verändern,
- sich veränderte steuerrechtliche Aspekte ergeben,
- sich betriebliche Veränderungen ergeben (Mitbestimmung, Kündigungsschutz),
- der Zusammenschluss Kosten verursacht und wie schnell sich diese Investition wieder amortisiert.

3.3.3 Out- und Resourcing als Kooperationsform zur Angebotserweiterung

Ein spezieller Aspekt von Kooperationen ist die Möglichkeit, unter Umsatz-, aber auch unter Marketingaspekten das eigene Angebot zu erweitern, indem

- Leistungen außerhalb der eigenen Praxis, also z. B. in der Praxis eines kooperierenden Arztes, erbracht werden (Outsourcing) oder
- die Leistungserbringung durch Dritte in der eigenen Praxis erfolgt (Resourcing).

Mit dem als Marketinghilfe 3.9 aufgeführten Make-or-Buy-Scoring-Modell (Punktbewertungsmodell) können Sie bestimmen, welche Alternative – Eigenregie, Out- oder Resourcing oder eine beliebige weitere Kooperationsvariante – für Ihre Ziele am geeignetsten ist.

Marketinghilfe 3.9: Make-or-Buy-Scoring-Modell am Beispiel „Strategie“
(Bewertungsschlüssel Entscheidungskriterium: 0 = unwichtig; 10 = sehr wichtig; Bewertungsschlüssel Handlungsalternativen: 0 = sehr schlecht; 10 = sehr gut)

1 Bereich	**2 Entscheidungskriterium**	**3 Wichtigkeit**	**4 Definition der Zielsetzung**	**5 Handlungsalternativen**							
				5a Eigenregie		**5b Outsourcing**		**5c Resourcing**		**5d Weitere Alternative**	
				5a1	**5a2**	**5b1**	**5b2**	**5c1**	**5c2**	**5d1**	**5d2**
Strategie Welche Alternative passt besser zur …	… Praxisphilosophie? (z. B. Unabhängigkeit)										
	… Praxisstrategie? (z. B. Wachstum)										
	… Kerntätigkeit?										
	… Angebotsperspektive? (z. B. Langfristigkeit)										
Zwischensummen 1											

Anwendungsanleitung

Das Make-or-Buy-Scoring-Entscheidungssystem bietet Ihnen die Möglichkeit, schnell und unaufwendig Ihre Wahl zwischen einer Eigen- oder Fremderbringung ärztlicher Leistungsangebote zu treffen.

Schritt 1: Spalte 1 der Tabelle in Marketinghilfe 3.9 systematisiert die Hauptbereiche. Spalte 2 listet die Entscheidungskriterien auf, mit deren Hilfe die Auswahl der am besten zu Ihrer Praxissituation passenden Handlungsalternative erfolgen kann. (In Marketinghilfe 3.9 sehen Sie beispielhaft den Bereich „Strategie" dargestellt. Auf der Website der APOLLON University Press unter http://www.aon.media/rh3ndz können Sie die Tabellen für alle weiteren Bereiche herunterladen. Dort finden Sie auch ein Blanko-Formular, um noch weitere Bereiche und/oder Kriterien in die Analyse mit einzubeziehen.)

Weitere Bereiche und dazugehörige Entscheidungskriterien (die Sie auch in Tabellenform auf der Website der APOLLON University Press zum Download finden) könnten sein:

- Bereich **Kosten**: Welche Alternative verursacht günstigere variable Kosten, fixe Kosten, Investitionen etc.?
- Bereich **Einnahmen**: Welche Alternative führt zu höherem Gewinn, Deckungsbeitrag je Patient, Umsatz je Mitarbeiter etc.?
- Bereich **Markt**: Mit welcher Alternative erreicht man besser das mögliche Kundenpotenzial, Image etc.?
- Bereich **Wettbewerb**: Welche Alternative bietet die bessere Wettbewerbsposition, Exklusivität etc.?
- Bereich **Kunden**: Welche Alternative fördert intensiver die Kundenorientierung, Kundenakzeptanz, Neukundengewinnung, Stammkundenbindung etc.?
- Bereich **Leistungsqualität**: Welche Alternative bietet ohne Zusatzaufwand benötigtes Fachwissen, handwerkliches Können etc.?
- Bereich **Qualitätssicherung**: Welche Alternative ist günstiger im Hinblick auf Fortbildung, Kontrolle etc.?
- Bereich **Ressourcen**: Welche Alternative ist geeigneter bezüglich der Bereitstellung von Mitarbeitern, Räumen, Geräten, Materialien etc.?
- Bereich **Mitarbeiter:** Welche Alternative nutzt am besten die Fähigkeiten, Motivation etc.?

- Bereich **Organisation**: Welche Alternative ist geeigneter in Bezug auf die Steuerbarkeit, Planbarkeit, Flexibilität, Funktionalität der sonstigen Abläufe etc.?
- Bereich **Recht**: Welche Alternative ist geeigneter im Hinblick auf Haftung, Garantie etc.?

Schritt 2: In Spalte 3 geben Sie an, wie wichtig das jeweils genannte Entscheidungskriterium für Ihre Praxis ist. Die hierzu benötigte Skala finden Sie in der Legende der Marketinghilfe 3.9 unter der Bezeichnung „Bewertungsschlüssel Entscheidungskriterium". Die Skala reicht in 1er-Schritten von „0" = „unwichtig" bis „10" = „sehr wichtig". Tragen Sie den Ihrer Prioritätenbildung entsprechenden Zahlenwert in das dem Kriterium zugehörige Feld ein. (Beispiel: Das Entscheidungskriterium „Praxisphilosophie" hat für Sie einen niedrigen Stellenwert: Sie nehmen Ihre Bewertung mit dem Punktwert „3" in die Analyse auf und tragen ihn in Spalte 3 ein.)

Schritt 3: In Spalte 4 skizzieren Sie bitte, welche Zielsetzung Sie bei Ihrer Make-or-Buy-Entscheidung im Hinblick auf das Entscheidungskriterium verfolgen.

Schritt 4: Die Unterspalten von Spalte 5 enthalten die zu bewertenden Handlungsalternativen:

- Eigenregie: Sie realisieren das Leistungsangebot ohne Hilfe von außen.
- Outsourcing: Sie lassen Ihr Leistungsangebot außerhalb Ihrer Praxis umsetzen, z. B. in der Praxis eines Kooperationspartners.
- Resourcing: Sie holen sich Hilfe von außen, die das Leistungsangebot in Ihrer Praxis ausführt.
- Weitere Alternative: In dieser Spalte können Sie ein weiteres, für Ihre Zwecke geeignetes Modell bewerten.

Zur Bewertung verwenden Sie bitte den ebenfalls in der Legende aufgeführten „Bewertungsschlüssel Handlungsalternativen". Bewerten Sie nun für jede Handlungsalternative, wie gut damit Ihre in Spalte 4 aufgeführte Zielsetzung erfüllt wird. Die Skala reicht in 1er-Schritten von „0" = „sehr schlecht" bis „10" = „sehr gut". Tragen Sie den Ihrer Prioritätenbildung entsprechenden Zahlenwert in die dem Kriterium zugehörigen Felder 5a1, 5b1, 5c1 und – optional – 5d1 ein. Multiplizieren Sie anschließend diese Werte mit der in

Marketinghilfe 3.10: Make-or-Buy-Entscheidung

	5 Handlungsalternativen							
	5a Eigenregie		5b Outsourcing		5c Resourcing		5d Weitere Alternative	
		5a2		5b2		5c2		5d2
Zwischensummen 1: Strategie								
Zwischensummen 2: Kosten								
Zwischensummen 3: Einnahmen								
Zwischensummen 4: Markt								
Zwischensummen 5: Wettbewerb								
Zwischensummen 6: Kunden								
Zwischensummen 7: Leistungsqualität								
Zwischensummen 8: Qualitätssicherung								
Zwischensummen 9: Ressourcen								
Zwischensummen 10: Mitarbeiter								
Zwischensummen 11: Organisation								
Zwischensummen 12: Recht								
Zwischensummen 13: Sonstiges; individueller Bereich								
Endsummen								

Spalte 3 angegebenen Gewichtung und tragen Sie das Ergebnis in die Felder 5a2, 5b2, 5c2 und 5d2 ein. (Beispiel: Sie bewerten die Handlungsalternativen zum Merkmal „Praxisphilosophie“ wie folgt: Eigenregie = 8, Outsourcing = 2, Resourcing = 4. Multipliziert mit Ihrer Gewichtung „3“ aus Schritt 2 ergeben sich folgende Werte: Eigenregie = 24, Outsourcing = 6, Resourcing = 12)

Schritt 5: Übertragen Sie die Zwischensummen der Handlungsalternativen jeder Seite in das Formular „Make-or-Buy-Entscheidung“ (vgl. Marketinghilfe 3.10) und addieren Sie die Werte. Wählen Sie anschließend die Alternative aus, für die sich der höchste Punktwert ergibt.

4 Marketingplanung

Die Marketingplanung dient dazu, festzulegen, was mit der Marketingarbeit erreicht werden soll (Marketingziele) und wie dies geschehen soll (Marketingstrategie).

4.1 Marketingziele

Planung dient der Fixierung von Vorstellungen, Ziele ermöglichen ihre Konkretisierung. Für die Marketingarbeit sind möglichst exakte Vorgaben der zu erreichenden Ergebnisse wichtig, um im Praxisalltag die Orientierung auf die Patientenanforderungen nicht aus den Augen zu verlieren.

4.1.1 Charakteristika

Marketingziele sind vorweggenommene Vorstellungen über das Ergebnis Ihrer Marketingarbeit. Sie geben Antwort auf die Frage „Was will ich mit meinem Marketing erreichen?". Die Marketingziele sind für jede Praxis individuell zu bestimmen und leiten sich aus den Unternehmenszielen der Praxis ab. Man unterscheidet zwei Zielklassen:

Zielklasse 1: Erfolgsziele

Die Ziele dieser Klasse sind auf das Resultat Ihrer Marketingarbeit ausgerichtet und setzen sich aus zwei Dimensionen zusammen:

- **Dimension 1: Bezugsgröße.** Marketingziele sind unter Berücksichtigung der Bezugsgröße entweder quantitativ oder qualitativ beschaffen. Quantitative Marketingziele bezeichnen bezifferbare Planungsgrößen, z. B. die Anzahl der pro Zeiteinheit durch die Marketingarbeit zu gewinnenden Neupatienten oder der pro Zeiteinheit abzusetzenden IGeL-Leistungen. Ebenso können sie sich auf Umsatz- oder Gewinngrößen beziehen, aber auch auf das Erreichen eines – z. B. in Schulnotenform gemessenen – Patientenzufriedenheitswertes. Qualitative Marketingziele entziehen sich einer Quantifizierung und bezeichnen angestrebte Zustände, z. B. den Informationsgrad der Patienten über das Leistungsangebot Ihrer Praxis oder die Entwicklung einer

Wohlfühlatmosphäre in den Praxisräumen. Die Realisierung derartiger Ziele kann über Patientenzufriedenheitsbefragungen ermittelt werden.

- **Dimension 2: Zeit.** Praxismarketing ist unter dem zeitlichen Aspekt zweifach wirksam: Zum einen sollen kurzfristige Ergebnisse erzielt werden, zum anderen – hieraus resultierend – natürlich auch langfristige Effekte. Diese doppelte Perspektive muss auch Eingang in die Planung finden. Deshalb unterscheidet man zwischen kurzfristigen (sogenannten operativen) und langfristigen (strategischen) Zielen. Bei der Planung werden zunächst die strategischen Vorstellungen – etwa für die kommenden zwei bis drei Jahre – definiert, um daraus dann die Teilschritte in Form der kurzfristigen Ziele mit einem Horizont von einem halbem bis zu einem Jahr abzuleiten. Die strategischen Ziele werden auch als Oberziele, die operativen als Unter- oder Teilziele bezeichnet.

Zielklasse 2: Kostenziele

Neben dem angestrebten Ergebnis müssen Sie auch festlegen, wie viel Sie in die Marketingarbeit investieren wollen. Im Rahmen dieser Entscheidung legen Sie das Budget fest, das Sie für Ihr Marketing bereitstellen wollen. In die Kalkulation gehen dabei einmal direkte Kostengrößen ein, z. B. die Druckkosten für eine Praxisbroschüre oder die Beauftragung eines externen Experten, z. B. bei der Erstellung eines Internetauftritts. Zum anderen müssen Sie auch die entstehenden indirekten Kosten bewerten, die aus Ihrer und der Arbeitszeit Ihrer Mitarbeiter im Rahmen von Vorbereitungs-, Umsetzungs- und Qualifizierungsmaßnahmen entstehen.

4.1.2 Umsetzungsanleitung zur Zielbestimmung

Ihre Marketingziele helfen Ihnen, Ihre Arbeit zu koordinieren, zu steuern und zu kontrollieren. Damit sie diese Funktionen erfüllen können, benötigen die Zieldefinitionen eine ganz bestimmte Gestaltungsform:

- Sie müssen auf ein oder mehrere Bezugsobjekte konkret spezifiziert werden. So genügt es z. B. nicht, wenn Sie ein Ziel, wie „mehr Patienten", formulieren. Zwar geben Sie eine Zielrichtung vor („mehr"), aber sowohl die Zielrichtung als auch das Bezugsobjekt („Patienten") ist viel zu allgemein formuliert, als dass Sie Maßnahmen zur Erreichung des Ziels ableiten könnten.

- Sie müssen eindeutige Größen definieren, mit deren Hilfe die beabsichtigten Resultate überprüfbar werden. Sie können hierfür Wertgrößen verwenden (z. B. Umsatz, Scheinzahl, Anzahl Patienten/Stunde), aber auch qualitative Parameter wie den Grad der Kundenzufriedenheit, die Bekanntheit, das Image oder die Einstellung von Patienten zur Praxis.
- Formulieren Sie Ihre Ziele möglichst realistisch. Sind sie zu hoch angesetzt, werden die Ziele häufig vor allem von den Mitarbeitern abgelehnt. Sind sie zu niedrig, werden sie nicht ernst genommen.
- Des Weiteren benötigt eine Zieldefinition unbedingt eine Beschreibung der beabsichtigten, vom Ist-Zustand aus gesehenen Veränderung und der hierfür benötigten Zeit.
- Definieren Sie einen für die Zielerreichung Verantwortlichen. Nur so stellen Sie sicher, dass Ziele auch angestrebt und erreicht werden.

Tipp: Ihre Ziele sind keine für immer fixierten Größen. Sie müssen regelmäßig überprüft und den internen und externen Veränderungen entsprechend angepasst werden. In manchen Fällen genügt es, das eine oder andere Teilziel zu modifizieren, in anderen Fällen kann es auch notwendig werden, ein ganzes Globalziel mit allen zugehörigen Teilzielen zu ändern. Mithilfe der Marketinghilfe 4.1 können Sie Ihre Marketingziele gemäß der Schilderung schrittweise entwickeln.

4.2 Marketingstrategie

Mithilfe der Marketingziele bestimmen Sie, was Sie durch Ihr Praxismarketing erreichen wollen, mittels der Marketingstrategie fixieren Sie, wie Sie dies tun möchten. Die Marketingstrategie ist Ihr Plan, wie Ihre Marketingarbeit grundsätzlich aussehen soll und umfasst als langfristig fixierter Rahmen die grundsätzlichen Vorgaben für die Marketingarbeit:

- Welche Identität soll die Praxis durch die Marketingarbeit erhalten (Positionierung)?
- An wen wendet sich das Praxismarketing (Zielgruppen)?

Marketinghilfe 4.1: Strukturierungsbogen Marketingziele

Marketingziele	Erfolgsziele									Kostenziele	
	Strategisches Ziel 1			Strategisches Ziel 2			Strategisches Ziel 3			Direkte Kosten	Indirekte Kosten
Bezugsobjekt											
Messgröße											
angestrebte Veränderung											
Zeithorizont											
verantwortlich											
Kontrolltermin/e											
	Operative Ziele zu strategischem Ziel 1			Operative Ziele zu strategischem Ziel 2			Operative Ziele zu strategischem Ziel 3				
	Ziel 1.1	Ziel 1.2	Ziel 1.3	Ziel 2.1	Ziel 2.2	Ziel 2.3	Ziel 3.1	Ziel 3.2	Ziel 3.3		
Bezugsobjekt											
Messgröße										Summe direkte Kosten:	Summe indirekte Kosten:
angestrebte Veränderung											
Zeithorizont											
verantwortlich										Marketingbudget	
Kontrolltermin/e											

- Auf welchen Wegen sollen die Zielgruppen angesprochen werden (Instrumente)?

4.2.1 Bausteine der Marketingstrategie

Die Positionierung einer Arztpraxis ist der (positive) Gesamteindruck, den die Patienten von Ihrer Praxis und deren Leistungsqualität haben sollen und der Ihre Praxis von anderen eindeutig unterscheidet. Es sind Informationen, die Patienten später via Mund-zu-Mund-Propaganda an Dritte weitergeben, und so bei diesen wiederum ein Bild über Ihre Praxis entstehen lassen. Die Positionierung setzt sich dabei zusammen aus

- Ihrem Angebot, definiert durch Ihre Fachrichtung und Ihre Leistungsschwerpunkte sowie
- dem Nutzen, den Patienten haben, wenn sie in Ihre Praxis kommen, und der Ihre Praxis von vergleichbaren eindeutig abgrenzt.

Das Angebot umfasst die harten medizinischen Fakten, die Ihre Praxis ausmachen. Der Nutzen beinhaltet sowohl medizinische Aspekte (Kompetenz, diagnostische und therapeutische Fähigkeiten) als auch nicht medizinische Aspekte wie

- Praxisatmosphäre (Praxisgestaltung), z. B. Farben und Licht kombiniert zu einer Wohlfühlatmosphäre;
- Arbeitsatmosphäre, z. B. Ruhe, Ausgeglichenheit;
- ärztliche Patientenbetreuung, z. B. Zuwendung, positive Gesprächsführung;
- Patientenbetreuung durch das Praxisteam, z. B. Freundlichkeit, individuelle Betreuung/Ansprache;
- Ablauforganisation, z. B. kurzfristige Terminvergabe, kurze Wartezeit;
- Dienstleistungs- und Serviceangebote, z. B. breites Zeitschriftenangebot, Wasserspender, bequeme Stühle.

In Bezug auf die Differenzierung Ihres Angebots stehen Ihnen drei grundsätzliche Möglichkeiten zur Auswahl:

- **Differenzierung durch einen höheren Patientennutzen:** Bei dieser Positionierungsform stellen Sie die Patientenwünsche in den Mittelpunkt Ihres Praxiskonzeptes. Ein Beispiel hierfür wäre die Ausrichtung einer

Praxis auf Berufstätige, z. B. durch Samstagssprechstunden oder die Verbindung schulmedizinischer mit alternativen Therapieansätzen. Wenn Sie diesen Ansatz verfolgen, sind eine kontinuierliche Untersuchung der Patientenwünsche und schnelle Anpassungen Ihrer Praxisarbeit unerlässlich.

- **Differenzierung durch optimierte Praxiskosten:** Bei dieser Möglichkeit erbringt Ihre Praxis die gleichen Leistungen wie andere Praxen auch, allerdings mit einem höheren Gewinn, weil Ihre Kosten geringer ausfallen, z. B. aufgrund niedrigerer Mietkosten und der Teilnahme an Gerätegemeinschaften.
- **Differenzierung durch ein besseres Kosten-Nutzen-Verhältnis (Spezialisierung):** Hierbei richten Sie Ihr Leistungsangebot schwerpunktmäßig auf die Behandlung eines oder mehrerer Indikationsbereiche aus. Diese Spezialisierung verbindet die Vorteile der beiden vorher geschilderten Ansätze, da die Spezialisierung nicht nur den Nutzen für die Patienten erhöht, sondern auch gleichzeitig die Kostenstruktur optimiert.

Eine – vielleicht auch nur in Teilbereichen – praktizierte Spezialisierung basiert auf dem Prinzip der Angebotskonzentration: Sie schränken bewusst die Leistungsbreite Ihrer Praxis ein und erhöhen dafür die Leistungstiefe. Für den so gewonnenen Spezialisierungsbereich lässt sich dann ein klares Behandlungskonzept festlegen, dessen Umsetzung einen Effizienzsteigerungsprozess in Gang setzt: Das Behandlungskonzept und die damit verbundene Wiederholung diagnostischer, therapeutischer und betreuender Entscheidungen und Arbeiten führt dazu, dass seine Abwicklung im Zeitablauf immer perfekter erfolgt, weil alles einfach rund läuft. Das wiederum führt zu einer die Praxis entlastenden und für den Patienten spürbaren Qualitätssteigerung. Dieses Plus an Leistung wirkt sich seinerseits positiv auf das gesamte Praxisimage aus, strahlt nach außen ab und erhöht die Anziehungskraft Ihrer Praxis. Gleichzeitig werden alle Arbeiten immer besser verrichtet, sodass durch zeitliche Einsparungen Aktionsspielräume geschaffen werden, die frei gestaltbar für zusätzliche Leistungen sind; insgesamt wird also das Kosten-Nutzen-Verhältnis für Ihre Praxis verbessert, was den Praxiserfolg deutlich steigert.

Der Begriff Zielgruppe bezeichnet anzusprechende Patientengruppen, die durch gleiche Merkmale gekennzeichnet sind. Zielgruppenmerkmale sind z. B. der Versichertenstatus (Privat- oder Kassenpatienten) oder das Interesse für bestimmte gesundheitsfördernde Maßnahmen, z. B. Freizeitsportler. Mit der Entscheidung für einzelne Zielgruppen bestimmen Sie gleichzeitig den Rahmen für den Einsatz Ihrer Marketinginstrumente.

Tipp: Möchten Sie z. B. die Zielgruppe „Mütter mit kleinen Kindern" fokussieren, ist ein zentrales Marketinginstrument das Kinderspielzeug bzw. die Kinderspielecke. Ebenso müssen Ihre Mitarbeiter sich auf die Betreuung der „kleinen Patienten" einstellen.

Der dritte Entscheidungsbereich innerhalb Ihrer marketingstrategischen Überlegungen bezieht sich auf die Wege, über die Ihre Zielgruppen angesprochen werden sollen, d. h. auf die einzusetzenden Marketinginstrumente. Im Rahmen der Strategie legen Sie zunächst – unter Beachtung Ihrer Ziele und des Budgets – die grundsätzliche Form Ihrer Marketinginstrumente fest. Hierbei können Sie auf die sogenannten Reinformen der persönlichen Instrumente (z. B. Informationsgespräch zu einer IGeL-Leistung, Telefonat zur Terminvereinbarung mit einem Neupatienten oder Vortrag in den eigenen Praxisräumen) und der unpersönlichen Instrumente (z. B. Praxisbroschüre, Internetauftritt oder Terminzettel) zurückgreifen. Mit dieser Überlegung geht die Strategie unmittelbar in die konkrete Phase des Marketings, die Entwicklung des Marketingkonzeptes, über.

Mit der Marketinghilfe 4.2 bringen Sie Ihre marketingstrategischen Überlegungen in eine übersichtliche Form.

4.2.2 Umsetzungsanleitung zur Implementierung

Die Implementierung einer Marketingstrategie ist initial immer mit Veränderungen des Praxisalltags verbunden. Diese bedeuten

- kurzfristig eine Zusatzbelastung für das gesamte Praxisteam,
- mittelfristig eine Umstellung bislang etablierter Arbeitsabläufe und vielleicht auch lieb gewonnener Routinen sowie
- langfristig eine Neudefinition des Selbstverständnisses der Praxisarbeit.

Marketinghilfe 4.2: Strukturierungsbogen Marketingstrategie

<table>
<tr><th>Positionierung</th><th>Zielgruppen</th><th colspan="2">Instrumente</th></tr>
<tr><td>Medizinische Positionierung</td><td rowspan="8"></td><td rowspan="4">Grobplanung des Einsatzes persönlicher Instrumente:</td><td rowspan="4"></td></tr>
<tr><td>Nutzenpositionierung</td></tr>
<tr><td>• Praxisgestaltung</td></tr>
<tr><td>• Arbeitsatmosphäre</td></tr>
<tr><td>• ärztl. Patientenbetreuung</td><td rowspan="4">Grobplanung des Einsatzes unpersönlicher Instrumente:</td><td rowspan="4"></td></tr>
<tr><td>• Betreuung durch das Praxisteam</td></tr>
<tr><td>• Ablauforganisation</td></tr>
<tr><td>• Serviceangebote</td></tr>
</table>

Diese Punkte legen nahe, die Entwicklung, Einführung und Umsetzung einer Marketingstrategie so vorzubereiten, dass alle Mitarbeiter sich mit der Strategie identifizieren können und bereit sind, bei der Realisierung engagiert mitzuarbeiten. Das setzt voraus, dass

- das Projekt „Marketingstrategie" allen Mitarbeitern bekannt und verständlich ist. Hierfür muss Ihr Team die Ziele, die Sie mit Ihrem Praxismarketing verfolgen, kennen, um überhaupt Verständnis dafür zu entwickeln.
- das gesamte Team an der Entwicklung der Strategie und des Konzeptes beteiligt wird. Je intensiver das Gefühl der Mitarbeiter ist, Strategie und Konzept mitgestaltet zu haben, desto größer ist die Motivation („unser Praxismarketing") zur Umsetzung, auch um den Preis von Zusatzbelastungen und Umstellungen.
- jedes Teammitglied Verantwortung übernimmt. Die Chance der Mitgestaltung muss jedoch um die Verpflichtung zur Mitarbeit ergänzt werden, damit die Marketingarbeit auch auf Dauer Bestand hat und nicht dem Lustprinzip untergeordnet wird. Eine Verpflichtung erreichen Sie durch die Verteilung von Verantwortlichkeiten für einzelne Marketinginstrumente sowie durch die Festlegung von marketingbezogenen Zielen für jeden Mitarbeiter. Der erstgenannte Aspekt wird in die Stellenbeschreibung integriert, der zweitgenannte in die jährlichen Zielvereinbarungen.

Tipp: Am besten nutzen Sie eine Praxisbesprechung zur Information Ihrer Mitarbeiter über Ihre Marketingpläne und zur Einbindung Ihres Teams. Hierfür hat sich ein dreistufiges Vorgehen bewährt:

Schritt 1: Schaffung eines gemeinsamen Problembewusstseins. Zunächst muss Ihren Mitarbeitern das „Warum" des Marketingkonzeptes deutlich werden. Hierbei kommt es darauf an, den oder die Gründe nicht nur aus Ihrer eigenen Perspektive zu schildern, sondern auch Ansatzpunkte zu finden, die die Teammitglieder unmittelbar betreffen, z. B.:

- Eine im Vorfeld durchgeführte Patientenzufriedenheitsbefragung hat deutliche Schwachstellen aufgezeigt.
- Es liegen Beschwerden von Patienten vor.
- Konkurrierende Praxen der Umgebung sind sehr marketingaktiv, Ihre eigene nur wenig.
- Die Entwicklung des Neupatientenzugangs bleibt hinter den Erwartungen zurück.
- Der Stammpatientenbestand nimmt ab, Patienten kommen nicht zu vereinbarten Terminen.

Schritt 2: Erarbeitung der Strategie. Nun geht es darum, gemeinsam die Eckpfeiler für die Definition der Positionierung, der Zielgruppen und der Marketinginstrumente zu entwickeln.

Schritt 3: Verteilung von Aufgaben und Verantwortlichkeiten. Anschließend erfolgt nach der Formel „Was, wer, bis wann?" eine Aufgliederung des Gesamtprojekts in konkrete Teilaufgaben, die einzelnen Teammitgliedern zugeordnet werden.

Konkret sind für eine solche Teambesprechung etwa zwei Stunden einzuplanen, am besten im Anschluss an die Sprechstunde. Um den Ablauf zu beschleunigen, können bereits im Vorfeld Arbeitsaufgaben vergeben werden. Die Ergebnisse sollten unbedingt schriftlich dokumentiert werden, für die Durchführung ist ein Flipchart hilfreich. Der Ablauf gestaltet sich idealtypisch wie folgt:

1. Eröffnung: Begrüßung des Praxisteams
2. Zielsetzung: Formulieren Sie hier besonders präzise, um alle Missverständnisse auszuschließen. Schaffen Sie über eine positive Wortwahl eine angenehme Atmosphäre.
   - Benennung des Themas („Entwicklung einer Marketingstrategie")
   - Benennung des Grundes und des Nutzens für die Praxis
   - Skizzierung des Ablaufs
3. Thematischer Auftakt: Nun ist es notwendig, die Thematik detaillierter zu benennen und
   - das Thema einzugrenzen bzw. in seinen zu bearbeitenden Teilbereichen darzulegen sowie
   - eine gemeinsame Arbeitsgrundlage zu entwickeln.

   Erklären Sie hierzu die drei Strategiebausteine Positionierung, Zielgruppen und Instrumente.
4. Arbeitsbeginn: Starten Sie nun die Arbeit mit einer Frage an die Gruppe („Wir wollen eine Marketingstrategie entwickeln – woran müssen wir hierbei denken?"). Diese Frage
   - führt in das Teilthema ein,
   - aktiviert die ganze Gruppe und
   - besitzt einen Warming-up-Effekt.

   In diesem Rahmen kann auch – soweit vorhanden – auf Patientenbefragungsergebnisse oder Ereignisse aus dem Praxisalltag eingegangen werden, um die Ideen der Teilnehmer zu stimulieren.
5. Ablauf der Diskussion: Die eigentliche Arbeit kann – je nach Größe des Teilnehmerkreises – zum einen mit der gesamten Gruppe, aber auch – bei größeren Teams – in mehreren Kleingruppen, die einzelne Themenbereiche bearbeiten, erledigt werden. Wichtig ist, die Arbeitsaufgaben exakt zu definieren und hieraus eine vom gesamten Team akzeptierte Strategie zu verabschieden.

Auch wenn das skizzierte Verfahren vielleicht auf den ersten Blick etwas aufwendig erscheint, so spart es – im Vergleich zu anderen Verfahren – deutlich Zeit und schont Ihre Nerven, weil Sie sozusagen in einem Rutsch alles Wichtige erledigt haben.

5 Marketingkonzept

Mit dem Marketingkonzept nehmen Sie die Auswahl und die konkrete Gestaltung Ihrer Marketinginstrumente vor, Sie geben Ihrer Marketingarbeit also eine konkrete Gestalt.

5.1 Inhalte

Das Ziel der Entwicklung eines Marketingkonzeptes ist die Bündelung der Instrumente, der sogenannte Marketing-Mix, damit die Wirkung, die alle Instrumente in Kombination erzielen, größer ist als die Summe ihrer Effekte. Es geht also darum, die Instrumente so aufeinander abzustimmen, dass sich ihre Wirkungen gegenseitig verstärken. Hierzu ein Beispiel: Eine Praxis hat sich entschieden, die umfassende Patienteninformation über die von ihr betreuten Krankheitsbilder als Nutzen für die Patienten in den Vordergrund zu stellen. Um diesen Ansatz im Marketing umzusetzen, greifen gleich mehrere Instrumente ineinander:

- Auf der Internetseite der Praxis können Patienten sich laienverständliche Hintergrundinformationen und Verhaltens-Tipps für den Alltag herunterladen.
- In einer Praxisbroschüre wird auf den Internetauftritt sowie auf an der Rezeption erhältliche Informationsblätter hingewiesen.
- Im Arztgespräch wird nach Patientenbedarf auf relevante Punkte eingegangen.
- Die Mitarbeiter sind geschult und können ebenfalls Rückfragen beantworten.
- Die Internetadresse ist auf der Praxisbroschüre sowie auf der Praxis-Vistenkarte aufgeführt.

So greift ein Marketingzahnrad in das nächste, wodurch ein Synergie-Effekt entsteht: das einfache Geheimnis erfolgreicher Praxismarketingarbeit.

Marketing geht aber mit seiner Wirkung weit über direkte, patientenbezogene Effekte hinaus. Dieser Sachverhalt wird als Multiplikatoreffekt bezeichnet. Er basiert auf der einfachen, aber für das Praxismarketing eminent wichtigen Tatsache, dass Patienten mit Dritten über ihre Praxiserfahrungen

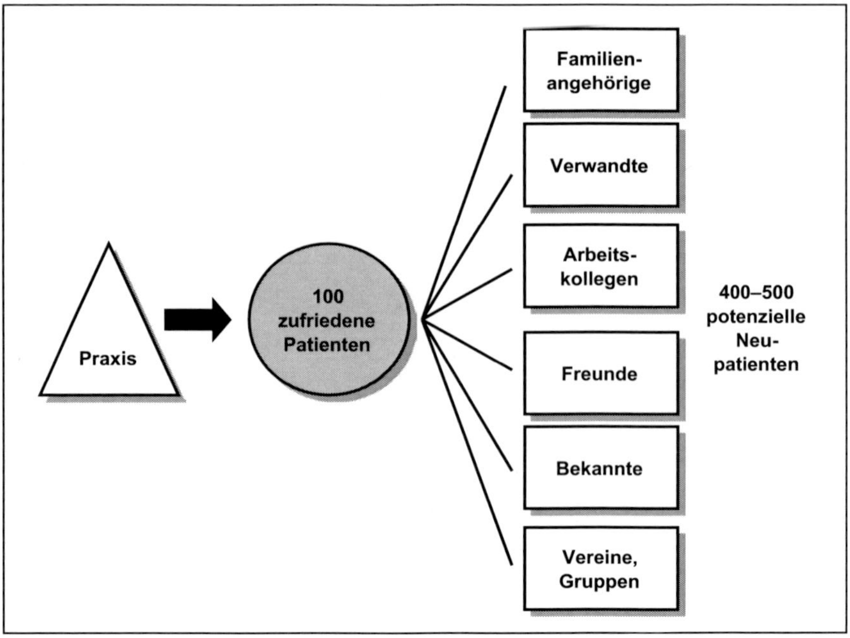

Abb. 5.1: Positive Meinungsmultiplikation

sprechen. Patienten berichten Familienmitgliedern, Freunden, Bekannten und Arbeitskollegen über ihre Praxiseindrücke und -erfahrungen. Diese Schilderungen wiederum können die Meinung der Gesprächspartner über die betreffende Praxis beeinflussen. Wie stark diese Beeinflussung ist, hängt von der sozialen Stellung der Person ab, die ihre Erlebnisse schildert. Je größer ihre Akzeptanz bei den Gesprächspartnern, je mehr Kompetenz ihr zugemessen wird, desto stärker beeinflussen ihre Ausführungen die Einstellung der Ansprechpartner. Ist dieser Einfluss so groß, dass hieraus eine Art Nachahmungsverhalten entsteht („In diese Praxis gehe ich auch!" oder „Zu dem Arzt werde ich sicher nie gehen!"), spricht man von Meinungsbildung. Erfolgreiches Praxismarketing – im Sinn einer positiven Grundstimmung der Patienten – führt also zu einer Vervielfältigung dieser Eindrücke im Umkreis der Patienten.

Dieser Multiplikatoreffekt lässt sich sogar quantifizieren: Ein zufriedener Patient gibt seinen Eindruck an durchschnittlich vier bis fünf Personen weiter. Diese Multiplikationsquote sieht zunächst sehr gering aus; auf 100 Patienten

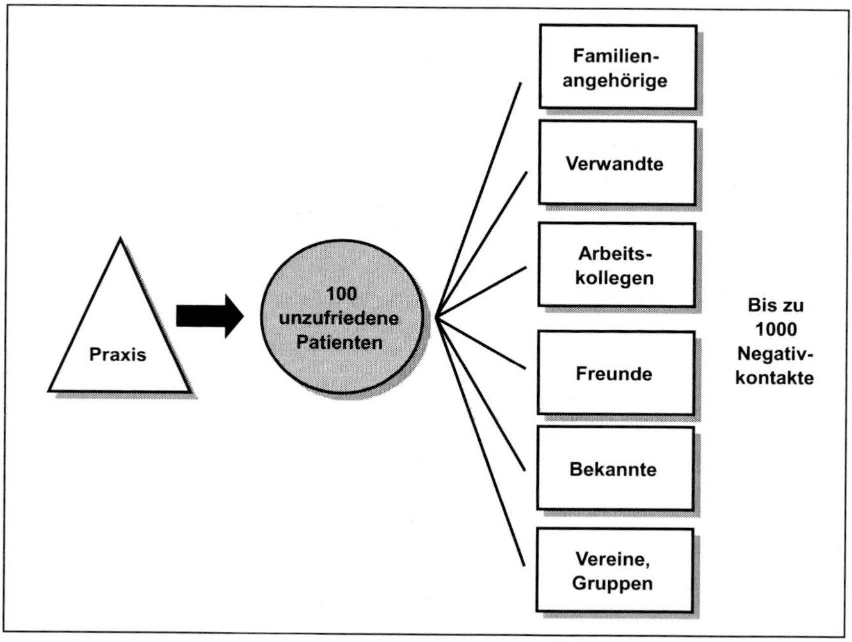

Abb. 5.2: Negative Meinungsmultiplikation

hochgerechnet ergibt sich jedoch ein positiver Werbeeffekt für die Praxis von 400 bis 500 potenziellen Neupatienten (vgl. Abb. 5.1).

Leider führt jedoch ein schlechtes Marketing auch zu Negativeindrücken, die sich in der Multiplikation im wahrsten Sinnen des Wortes negativ auswirken, da in diesem Fall durchschnittlich zehn weitere Personen hiervon erfahren. 100 unzufriedene Patienten können also – im schlimmsten Fall – zu tausendfacher Negativwerbung führen (vgl. Abb. 5.2).

Hieraus leitet sich eine wichtige Regel für Ihr Marketingkonzept ab: Je mehr es zu einer nachhaltigen Patientenzufriedenheit beiträgt, desto größer ist der Multiplikationseffekt über die tatsächlichen Patienten Ihrer Praxis hinaus. Gutes Marketing „produziert" automatisch eine breite Streuung positiver Informationen über Ihre Praxis und schafft für Ihre Praxisarbeit eine Art Vertrauensvorschuss.

Tipp 1: Den geschilderten Prozess können Sie gezielt lenken, indem Sie die Meinungsbildner unter Ihren Patienten identifizieren. Filtern Sie diejenigen

Personen heraus, von denen Sie annehmen, dass sie über weitreichende soziale Kontakte verfügen und in ihrer Meinung dort auch akzeptiert werden. Sprechen Sie diese Personen mit individuellen Marketingmaßnahmen an und steigern Sie ganz besonders deren Zufriedenheit.

Tipp 2: Die Multiplikation eines Positiveindrucks ist nicht nur auf Ihre Patienten und deren Kontaktpersonen beschränkt. Sie können ihn auch selbst aktiv über das Umfeld Ihrer Praxis streuen: Bäcker, Metzger, Einzelhandelsgeschäfte sind hierfür das ideale Klientel. Kaufen Sie oder Ihre Mitarbeiter dort regelmäßig ein, beauftragen Sie für Arbeiten in Ihrer Praxis Handwerker der Umgebung und nutzen Sie diese Beziehungen als Möglichkeiten, Ihre Praxis bekannt und beliebt zu machen.

Bei einer Reihe von Marketinginstrumenten stellt sich die Frage, ob die Realisierung oder Teile hiervon durch eine Werbeagentur oder verwandte Dienstleister übernommen werden sollen. Das wesentliche Entscheidungskriterium sind hierbei sicherlich die Kosten. Entscheiden Sie sich für die Vergabe nach außen, sollten Sie Ihre „Helfer“ nach folgenden Kriterien prüfen:

- **Leistungsangebot:** Zählt die in Auftrag zu gebende Leistung zu den Kern- oder Randkompetenzen des Dienstleisters? Vorsicht ist bei Aussagen wie „Das können wir auch machen“ geboten.
- **Branchenkenntnisse:** Kennt sich die Agentur oder der Partner im Gesundheitswesen, insbesondere mit den rechtlichen und standesrechtlichen Regelungen aus? Ohne fundierte Kenntnisse auf diesem Gebiet kann sich die Gestaltung von Marketinginstrumenten durch eine Vielzahl von Trial-and-Error-Schritten schnell zur Kostenfalle entwickeln.
- **Konkrete Erfahrungen:** Hat die Agentur bereits Erfahrungen in der Zusammenarbeit mit Arztpraxen? Ein Logo für ein Einzelhandelsgeschäft bedarf anderer Überlegungen als die Entwicklung eines Signets für eine Arztpraxis. Verlassen Sie sich nicht auf ein pauschales „Ja, wir haben konkrete Erfahrungen“, sondern lassen Sie sich Beispiele zeigen.
- **Regionale Nähe:** Gestaltungsprozesse bedürfen einer engen und raschen Abstimmung. Viele kleine Entscheidungen können per Telefax, Telefon und E-Mail vorbereitet werden, aber es geht nicht ohne per-

sönliche Abstimmungen. Je näher Sie und Ihr Partner sich räumlich sind, desto unkomplizierter gestaltet sich die Koordination.

- **Sympathie:** Sind Ihnen Ihre Ansprechpartner sympathisch, verstehen sie Ihr Anliegen und Ihre Vorstellungen? Diese weichen Faktoren sind neben den Kosten ein ganz wichtiger Prüfpunkt für die Qualität einer Zusammenarbeit. Stimmen die Kosten, aber nicht die zwischenmenschliche Chemie, sollten Sie sich nach weiteren Alternativen umsehen.

Sie können sich natürlich auch durch einen externen Berater ein komplettes Marketingkonzept entwickeln und umsetzen lassen – eine für Großpraxen und Medizinische Versorgungszentren unter Kosten-Nutzen-Gesichtspunkten sinnvolle Lösung. Um den „richtigen" Marketingberater zu finden, sollten folgende Punkte beachtet werden:

- **Ziele festlegen:** Zunächst benötigen Sie selbst eine klare Vorstellung darüber, was mit einer Marketingberatung erreicht werden soll (Hauptziel) und welche Aufgabe der Berater dabei übernehmen soll (Tätigkeitsziel). Je spezifischer diese Dinge formuliert werden, desto konkreter werden die Angebote der Berater ausfallen. Ebenso sollten Sie im Vorfeld eine ungefähre Vorstellung darüber entwickeln, wie viel die Beratung Ihnen wert ist, d. h., welches Budget Sie maximal ausgeben möchten und bis wann die Beratung abgeschlossen sein sollte.
- **Vorauswahl treffen:** Eine Hilfestellung zum Auffinden geeigneter Berater sind vor allem Empfehlungen von Kollegen, Ärzte-, Industrie- und Handelskammern. Fragen Sie dann bei drei Beratungsunternehmen an. Da die Marketingberatung ein sehr spezifisches, sich ständig wandelndes Know-how verlangt, kommen nur solche Unternehmen infrage, die schwerpunktmäßig Arztpraxen beraten, d. h., der Anteil dieser Projekte muss mindestens 70 % ihrer Gesamttätigkeit ausmachen. Zudem sollten Sie nach Referenzprojekten fragen, die der in Schritt 1 definierten Zielsetzung entsprechen.
- **Persönliche Vorgespräche führen:** Lassen Sie sich von den in die engere Wahl kommenden Beratungsunternehmen den zuständigen Mitarbeiter benennen, der die Beratung in Ihrer Praxis durchführen würde,

und vereinbaren Sie mit ihm ein persönliches Vorgespräch. Dabei ist u. a. zu prüfen:

- Stimmt die „Chemie“, d. h., können Sie sich grundsätzlich vorstellen, mit diesem Berater zusammenzuarbeiten?
- Wird dieser Berater auch mit Ihren Mitarbeitern zurechtkommen?
- Ist das Gespräch ein Dialog oder führt der Berater Monologe?
- Versteht er etwas von seinem Handwerk, d. h., werden Ihre Fragen kompetent und erschöpfend beantwortet?
- Ist der Berater eher theoretisch (Anwendung von Modellen, Prinzipien) oder praktisch ausgerichtet?

- **Angebote einholen:** Bitten Sie Ihre Gesprächspartner, Ihnen ein detailliertes Angebot zu erstellen, das folgende Punkte umfassen sollte (Minimalanforderungen):
  - Definition der Zielsetzung
  - Auflistung der Arbeiten, die zur Zielerreichung notwendig sind, einschließlich sogenannter Meilensteine (Zeitpunkte im Projektablauf, zu denen der Berater und Sie den Projektfortschritt anhand festgelegter Kriterien gemeinsam kontrollieren)
  - Vorgabe eines zeitlichen Ablaufs
  - detaillierte Kostenaufstellung

  Darüber hinaus sollte das Angebot Zahlungsweise und Rücktrittsrechte definieren. Seien Sie vorsichtig bei Erfolgshonoraren: Diese sind nur akzeptabel, wenn die Erfolgskriterien eindeutig definierbar sind. Angebote mit Vorauszahlungen sollten Sie nicht akzeptieren. Geben Sie den Beratern am besten eine Struktur vor, wie die Angebote aufgebaut sein sollen, dann können Sie diese später leichter vergleichen. Wichtig: Lassen Sie sich in den Angeboten garantieren, dass Sie einen festen Ansprechpartner erhalten und nicht mit ständig wechselnden Partnern (die jeweils Zeit haben) arbeiten müssen.
- **Beraterauswahl:** Liegen die Angebote vor, vergleichen Sie sie im Hinblick auf Kosten, Leistungen und unter dem Aspekt der persönlich gewonnenen Eindrücke. Aufgrund der Preis-Leistungs-Transparenz, die Sie nun besitzen, können Sie nachverhandeln. Erfahrungsgemäß sind

Kostensenkungen bis zu 20 % möglich. Ebenso kann man bei gleichbleibendem Preis den Leistungsumfang erhöhen.

5.2 Marketinginstrumente in den Kontaktphasen von Patient und Praxis

Die folgenden Ausführungen, in denen Sie konkrete Hinweise und Anleitungen für die Gestaltung Ihrer Marketinginstrumente erhalten, sind nach Phasen systematisiert, in denen Patienten einen Kontakt zu Ihrer Praxis haben. Diese haben Sie bereits in Kapitel 1 als Patient-Praxis-Kontaktphasen kennengelernt. Die folgenden Kapitel entsprechen in der Reihenfolge diesen Kontaktphasen (vgl. Abb. 5.3).

5.2.1 Praxisbekanntmachung

Wenn Patienten Ihre Praxis nicht kennen, müssen Sie sie bekannt machen. Hierfür stehen Ihnen unpersönliche Instrumente, z. B. Informationsmedien, und persönliche, z. B. Informationsmaßnahmen, die Sie selbst durchführen oder an denen Sie beteiligt sind, zur Verfügung.

5.2.1.1 Unpersönliche Marketinginstrumente

Im Folgenden wird Ihnen eine Reihe von unpersönlichen Marketinginstrumenten genannt. Natürlich müssen Sie selbst im Rahmen Ihres Marketingkonzeptes entscheiden, welche davon für Ihre Praxis geeignet sind.

Telefon- und Branchenverzeichnisse, Arzt-Suchdienste

Bei den Druckmedien sind das Telefon- und das Branchverzeichnis die Standardinstrumente. Aufgrund der Vielzahl von Einträgen ist zu prüfen, ob sich für Sie ggf. eine Hervorhebung bzw. Gestaltung Ihres Praxiseintrags lohnt. Gleichzeitig ist oftmals ein Eintrag in die elektronischen Varianten dieser Medien möglich und auch sinnvoll.

Das Internet hat sich inzwischen für viele Patienten zu einer wichtigen Informationsquelle entwickelt. Hier findet sich eine Vielzahl von – teils kostenpflichtigen, teils kostenlosen – Arzt-Suchdiensten, die u. a. von Städten und Gemeinden, Krankenkassen und Kassenärztlichen Vereinigungen angeboten werden. Aufgrund der kaum noch möglichen Überschaubarkeit der Angebote sollten Sie zunächst versuchen, sich in das Verzeichnis Ihres Wohn-

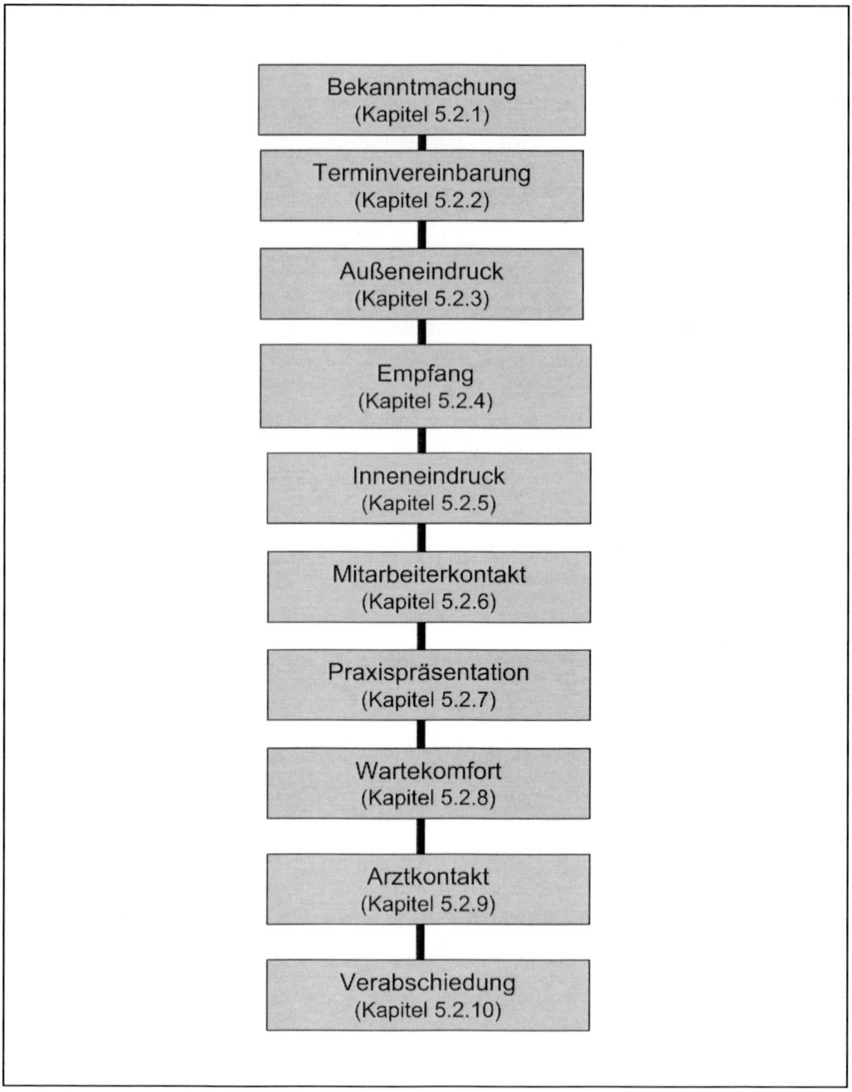

Abb. 5.3: Patient-Praxis-Kontaktphasen als Kapitelstruktur

ortes oder Ihrer Region einzutragen, um so Ihr Einzugsgebiet möglichst breit abzudecken.

Tipp: Wollen Sie überregional vertreten sein, sollten Sie die infrage kommenden Anbieter unter folgenden Aspekten prüfen und vergleichen:

- Wer ist der Betreiber des Arzt-Suchdienstes?
- Wie groß ist der Adressenbestand?
- Welche Kosten entstehen durch den Eintrag?
- Nach welchen Praxismerkmalen kann der Nutzer suchen?
- Sind Praxen aus dem eigenen Einzugsgebiet dort bereits vertreten?

Zudem können Sie mit Marketinghilfe 5.1 eine detaillierte Bewertung kostenpflichtiger Dienste vornehmen. Notieren Sie zunächst alle Gestaltungsmerkmale, die die Dienste aufweisen, untereinander in der Spalte „Merkmale". Ordnen Sie dann jedem Merkmal einen Nutzenpunkt zu, der die Eignung des einzelnen Merkmals zur Unterstützung Ihrer Marketingarbeit beschreibt (beispielsweise von „0" = „kein Nutzen" bis „5" = „sehr großer Nutzen"). Vermerken Sie anschließend für jedes Merkmal den Punktwert bei den einzelnen Angebotsvarianten, bei denen es vorhanden ist (verfügt eine Variante nicht über das Merkmal, lassen Sie das Feld frei). Addieren Sie dann die Nutzenpunkte jeder Variante, tragen Sie die Ergebnisse in der Zeile „Summe Nutzenpunkte" ein und vermerken Sie in der Folgezeile die Kosten jedes Angebots. Nun können Sie nach Ihren individuellen Vorstellungen in der Abschlusszeile eine vergleichende Bewertung der verschiedenen zur Verfügung stehenden Varianten vornehmen.

Tipp: Verlassen Sie sich nicht darauf, Ihre Praxisangaben richtig übermittelt zu haben, sondern kontrollieren Sie Ihren Eintrag – egal, ob er gedruckt oder elektronisch veröffentlicht wird – vor und nach der Schaltung unbedingt. Bestehen Sie bei Fehlern auf eine sofortige Korrektur.

Marketinghilfe 5.1: Kosten-Nutzen-Kalkulationsschema

Gestaltung		**Variante 1**	**Variante 2**	**Variante 3**	**Variante 4**	**Variante 5**	**Variante 6**	**Variante 7**
Merkmale	**Nutzen**							
Summe Nutzenpunkte								
Kosten								
Kosten-Nutzen-Relation								

Praxis-Internetpräsentation

Galt eine Internetpräsenz für niedergelassene Ärzte noch vor wenigen Jahren als Spielerei und überflüssig, hat die Bedeutung dieses Mediums bis heute deutlich zugenommen und die Tendenz ist weiter steigend. Die Ursachen hierfür sind vielfältig: kostengünstige und leicht handhabbare Onlinezugänge, eine sich immer weiter entwickelnde Akzeptanz und Verbreitung des Internets in der Bevölkerung und in medizinischen Fachkreisen sowie die immer komfortableren und zeitsparenderen Möglichkeiten, eigene Internetauftritte umzusetzen. Hinzu kommt die ständig größer werdende Anzahl von Internetnutzern, die sich auch für Gesundheitsthemen interessieren. Für sie ist die Tatsache, dass „ihre" Arztpraxis im Netz vertreten ist, inzwischen ein Beleg für Professionalität und Zukunftsorientierung des jeweiligen Praxisinhabers.

Die Bedeutung einer eigenen Internetpräsenz nimmt für Arztpraxen sogar überproportional zu. Im Mittelpunkt stehen hierbei nicht nur die genannten Imagegesichtspunkte, sondern vor allem die gezielte Unterstützung und Stimulierung von Weiterempfehlungen. Zufriedene Patienten geben ihre positiven Eindrücke über einen Arzt an Freunde, Verwandte, Bekannte und Arbeitskollegen weiter. Kann zusätzlich auf die Internetpräsenz der empfohlenen Praxis verwiesen werden, entsteht für den potenziellen Patienten ein Gesamtbild, das die Besuchsbereitschaft wesentlich erhöht. Praxismarketingkonzepte, die auch über das Instrument „Internetpräsentation" verfügen, sind sogar dazu geeignet, die Neupatientenquote deutlich zu erhöhen. Die Möglichkeiten ärztlicher Internetauftritte sind damit jedoch noch längst nicht ausgeschöpft. Zu denken ist hierbei nur an die vielfältigen Optionen ärztlicher Patienteninformationen per E-Mail, Chat-Sprechstunde oder Online-Vortrag.

In Anbetracht dieser Entwicklung und Möglichkeiten rückt eine zentrale Frage in den Mittelpunkt: Welche Merkmale machen einen nutzerorientierten, kommunikationsstarken Internetauftritt einer Praxis aus? Diese Frage ist nicht nur für die Ärzte interessant, die sich mit dem Gedanken an eine eigene Präsenz tragen, sondern vor allem auch für diejenigen, die bereits im Netz vertreten sind. Was unterscheidet eine „gute" von einer „schlechten" Praxis-Website und worauf sollten Sie bei der Entwicklung Ihrer eigenen

Internetpräsenz achten? Das Erfolgsrezept lautet: Den Nettonutzen optimieren und das Dienstleistungsdesign profilieren!

Die Gestaltung der meisten Praxis-Websites orientiert sich an weichen Kriterien wie dem eigenen ästhetischen Empfinden, der Aufmachung anderer Seiten oder vorgefertigten Vorschlägen, die sich in diversen Baukästen von Softwareanbietern und Providern finden. Häufig wird nach Fertigstellung kein Akzeptanztest durchgeführt, sondern auf die Meinung weniger, meist befreundeter Dritter vertraut; potenzielle Nutzer werden selten befragt. Der professionelle Einsatz einer Website im Kommunikations- und Marketing-Mix einer Arztpraxis benötigt aber ein objektivierbares und vor allem gestalterisch anwendbares Grundraster: den Nettonutzen des Besuchers einer ärztlichen Internetpräsenz. Dieser ergibt sich aus dem Nutzen, den er aus dem Aufruf der Seiten gewinnt, z. B. in Form der erhaltenen Informationen, abzüglich der Kosten hierfür.

Diese bestehen zunächst rein quantitativ aus den Kommunikationskosten. Darüber hinaus spielen aber auch qualitative Aspekte eine Rolle. Welcher Internetnutzer hat nicht schon die Erfahrung gemacht, dass eine auf der Startseite angekündigte Information erst nach Durchforstung aller Seiten ganz versteckt entdeckt werden konnte oder Links ins Leere führten? Auch diese Aspekte fallen als qualitative Elemente in den Bereich der Kosten und werden gegen den Nutzen aufgerechnet.

Um der realen Betrachtungssituation von Websites gerecht zu werden, ist zwischen dem primären und dem sekundären Nettonutzen zu unterscheiden. Der primäre Nettonutzen bezieht sich auf die Startseite, die Homepage, und bezeichnet hier die „Motivation zum Durchklicken". Aus der Gestaltung der entsprechenden Merkmale entsteht ein Aktivierungsgrad, der den Nutzer dazu veranlasst, sich mit den nachfolgenden Inhaltsseiten des Auftritts näher zu beschäftigen. Lädt ein hoher primärer Nettonutzen den Besucher in den Auftritt ein, spiegelt der sekundäre Nettonutzen die Gesamtbilanzierung der Inhaltsseiten für den Besucher wider.

Wie kann man aber nun einen hohen positiven Nettonutzen erzielen? Animationen und Effekte wie auf den Seiten großer Industrieunternehmen sind schon aus Kostengründen oft nicht möglich. Doch hierauf legen die Besucher ärztlicher Internetseiten auch gar keinen Wert. Ihnen geht es vielmehr um eine Synthese aus attraktiver Visualität und detaillierter Information über die Praxis selbst. Die folgenden Gestaltungstipps geben einen ersten Einblick, wie diese Synthese gezielt erreicht werden kann:

- **Gestaltung des primären Nettonutzens:** Den zentralen Schlüsselreiz für die Erstnutzung und vor allem für zukünftige Besuche eines Internetauftritts setzt die Startseite. Werden deren First-Impression-Signale nicht richtig gesetzt, erfolgt meist ein sofortiger Abbruch der Betrachtung und spätere Rückgriffe bleiben aus. Neben dem ästhetischen Gefallen kommt es dabei vor allem auf die Prägnanz der Informationen an, die zu einem Einstieg in den Auftritt veranlassen. Von entscheidender Bedeutung ist, dass die visuelle Gestaltung der Startseite vollständig an den Corporate-Identity-Standards Ihrer Praxis orientiert ist. Nur auf diese Weise gelingt es Ihnen, eine Durchgängigkeit des Eindrucks vom virtuellen bis zum tatsächlichen Besuch Ihrer Praxis zu erzielen (Stichwort „Authentizität", vgl. Kap. 7.2.1). Viele Internetagenturen raten Ärzten immer wieder zu kräftigen Farben, prägnanten Schriften und plakativen Abbildungen („Ihr Auftritt muss dem Betrachter gleich ins Auge springen!"). Die Nutzer sind da jedoch ganz anderer Meinung: „unseriös", „übertrieben" und „unglaubwürdig" sind die Attribute, die solche Praxisauftritte erhalten. Bei Arzt-Websites steht der informative Aspekt im Vordergrund, jegliche Effekthascherei wertet dieses Anliegen ab. Insgesamt gilt (auch für die Inhaltsseiten): Die Qualität Ihrer Praxisleistung wird an der Qualität der visuellen Elemente gemessen. Verwenden Sie Abbildungen oder Grafiken, müssen diese perfekt sein, starke Rasterungen oder Überdimensionierungen gehören zu den „Todsünden".
- **Gestaltung des sekundären Nettonutzens:** Internetnutzer sind sehr ergebnisorientiert. Dies stellt eindeutige Anforderungen an die Organisation Ihres Auftritts, die eine möglichst präzise und damit schnelle Orientierung bieten sollte. Zu den Vorzügen „guter" Internetauftritte zählt, dass sie über ein einfaches Navigationssystem verfügen, das schnelle Vor- und Rückgriffe zulässt und dem Nutzer jederzeit anzeigt, wo er sich gerade befindet („Standortkonzept"). Auf diese Weise wird sichergestellt, dass der Besucher schnell und zielgerichtet zu den ge-

wünschten Informationen gelangt. Neben der Navigation zwischen Seiten und Themenpunkten hat die Strukturierung der Inhalte auf den einzelnen Seiten einen zentralen Einfluss auf das Nutzerverhalten und auf die Beurteilung der Qualität eines Auftritts. Im Mittelpunkt der visuellen Gestaltung der Inhaltsseiten steht die Lesbarkeit der Texte. Diese resultiert nicht nur aus der gewählten Schriftart und -größe, sondern auch aus der Präsentationsform der Textabschnitte. Beurteilungsparameter sind hierbei die Textmenge sowie ihre Art der Darstellung. Internetnutzer erwarten, dass die wesentlichen Inhalte auf einen Blick erfassbar sind und umfangreichere Informationen per Download angeboten werden. Je persönlicher Internetauftritte gehalten sind, desto nachhaltiger sind die Eindrücke, die sie bei den Nutzern hinterlassen. Die Erwartungshaltung geht dabei eindeutig in Richtung einer Personifizierung des vorgestellten Praxisinhabers und seiner Mitarbeiter mittels Fotos und individueller Profile (Ausbildung etc.). Internetseiten können viel mehr als nur informieren. Anders als eine Praxisbroschüre oder ein Informationsblatt können sie Informationen in beide Richtungen transportieren. Vor dem Hintergrund der bereits erwähnten „Kostenuhr" hat die Möglichkeit, eine Anfrage zu starten oder Informationen wie eine Praxisbroschüre oder ein Informationsblatt zu bestellen, einen hohen Stellenwert für die tatsächliche Nutzung. Je weiter diese durch entsprechende Formulare und Ankreuz-Möglichkeiten vorstrukturiert sind, desto einfacher kann die Absendung erfolgen und desto mehr Kontakte erhält Ihre Praxis.

- **Profilierung des Dienstleistungsdesigns:** Die Optimierung der Nutzenkategorien ist jedoch nur eine Komponente Ihres Praxisauftritts. Der Nettonutzen ist die „Hülle" für ein weiteres Erfolgsmodul – das Profil des Dienstleistungsdesigns. Aus Nutzersicht gilt: Die Qualität einer Praxis-Internetpräsentation hängt entscheidend davon ab, inwieweit es Ihnen gelingt, die spezifische Kompetenz Ihrer Praxis, die Positionierung, herauszustellen. Hierzu gehört nicht nur die Darstellung Ihres Leistungsspektrums, sondern vor allem die Betonung des Nutzens, warum Patienten gerade in Ihre Praxis kommen sollen. Die Punkte „Wer sind wir?" und „Was können wir Ihnen bieten?" gehören aber leider in Arztauftritten inhaltlich zu den „Stiefkindern". Doch was hilft die beste Gestaltung, wenn die Inhalte im Vergleich zu anderen Arzt-Websites austauschbar sind? Hier liegt die eigentliche Gestaltungsarbeit, da die Formulierung der Inhalte dem schmalen Grad zwischen Gewolltem und Erlaubtem angepasst werden muss.

Beide Punkte – Nutzenoptimierung und Dienstleistungsdesign-Profilierung – machen deutlich, dass Aufbau und Gestaltung Ihrer Praxis-Internetpräsenz vor allem planerisch-konzeptionell geprägte Projekte sind. Um als professioneller Bestandteil des Praxismarketing-Mix zu fungieren, bedarf Ihre Praxis-Website auch professioneller Entwicklung. Soll das Besondere Ihrer Praxis unterstrichen werden, dürfen Sie nicht auf Standardgestaltungen zurückgreifen. Wichtig ist, Ihre Präsenz immer aus dem Blickwinkel der Besucher zu entwickeln, denn auch im Internet wie im Dienstleistungsunternehmen „Arztpraxis" gilt: Der Kunde ist König!

Die folgende Tabelle 5.1 zeigt in Übersichtsform die wichtigsten Gestaltungsmerkmale von Praxis-Internetpräsentationen sowie die durch den Autor ermittelten Bedeutungen der einzelnen Merkmale für die Nutzer von Arzt-Websites (Skalierung: „0" = „vollkommen unwichtig" bis „1" = „absolut wichtig"). Im Einzelnen enthält die Übersicht folgende Gestaltungskriterien:

A. Startseite: Gestaltungselemente der Startseite sind: die visuelle Aufbereitung, die Ankündigungsprägnanz, die Strukturierung sowie die Vermittlung eines Nutzens für den Besucher. Aus der Interaktion dieser Elemente entsteht ein bestimmter Aktivierungsgrad, die „Motivation zum Durchklicken", die den Nutzer veranlasst, sich mit Ihrem Auftritt näher zu beschäftigen. Die Entscheidungsgrundlage ist der von den Besuchern empfundene primäre Nettonutzen, der aus der Gegenüberstellung der Kosten (Telefongebühren, Zeitaufwand) und der erwarteten Vorteile (Informationen, Unterhaltung etc.) entsteht. Je prägnanter die Startseite einen positiven primären Nettonutzen vermitteln kann, desto größer ist die „Durchklick-Aktivierung".

Tabelle 5.1: Checkliste „Gestaltungsmerkmale von Praxis-Internetauftritten"

Gestaltung einer Internetpräsenz			
Gestaltungs-bereiche	**Gestaltungs-merkmale**	**Gestaltungs-inhalte**	**Wichtigkeit für die Nutzer (0 = vollkommen unwichtig, 1 = absolut wichtig)**
A. Startseite	visuelle Aufbereitung	Kreativität und Reizintensität (First Impression)	0,73
	Ankündigungs-prägnanz	Werbefunktion	0,77
		Schlagzeilenfunktion	0,69
	Strukturierung	Ordnungssystem	0,86
		Gliederungselemente	0,78
		Eindeutigkeit der Bezeichnungen	0,83
	Nutzenfunktion	Nutzendarlegung	0,68
B. Inhalts-seiten	Seitenlayout	Farbenfunktionalität	0,62
		Abbildungsqualität	0,91
		Abbildungsprägnanz	0,64
		Bild-Text-Relation	0,83
	Navigation	einfache Bedienbarkeit	0,94
		aussagekräftige Bezeichnungen	0,72
		Indikatorfunktion	0,79
		gute Erkennbarkeit	0,88
		Suchfunktion	0,38
	Zielgruppenfokus	zielgruppengerechte Ausrichtung	0,72
	Informations-aufbereitung	Texterkennbarkeit	0,95
		Textadäquatheit	0,83
		Zielgruppenausrichtung	0,64
		Textgliederung	0,48
C. Praxis-darstel-lung	Selbst-darstellung	Historie und Perspektive	0,39
		Leistungsprofil und Praxisphilosophie	0,83
		Praxisorganisation	0,92
		Serviceangebote	0,44

Gestaltung einer Internetpräsenz			
Gestaltungs-bereiche	**Gestaltungs-merkmale**	**Gestaltungs-inhalte**	**Wichtigkeit für die Nutzer (0 = vollkommen unwichtig, 1 = absolut wichtig)**
C. Praxis-darstel-lung	Besucher-ansprache	Arzt/Ärzte	0,86
		Mitarbeiter	0,74
		Kooperationspartner	0,28
	Qualitäts-indikatoren	Gebäude und Umgebung	0,42
		Empfangsbereich	0,74
		Praxis-Innenansicht	0,91
		Wartezimmer	0,96
		Untersuchungszimmer	0,84
		Arztzimmer	0,78
		Praxis-Alltagsszenen	0,40
		medizin-technische Geräte	0,33
		Sonstiges (Kinderspielecke etc.)	0,72
	Information	Praxisadresse	0,77
		Fachrichtung/ Zusatzbezeichnung	0,74
		Zusatzqualifikation	0,89
		Telefon und Telefax	0,73
		Handy	0,31
		beruflicher Werdegang	0,86
		E-Mail-Adresse	0,56
		Sprechstunde	0,92
		Erreichbarkeit außerhalb der Sprechzeiten	0,93
		Telefonsprechstunde	0,39
		Hausbesuche	0,83
		Wiederholungsrezepte	0,62
		Art der Terminvereinbarung	0,92
		Lageskizze der Praxis	0,82

A.1 Visuelle Aufbereitung: Kreativität und Reizintensität. Die Startseite Ihres Auftritts sollte ansprechend, kreativ und reizvoll gestaltet sein. Der Standard dafür wird durch die seitens der Besucher generell genutzten Auftritte gesetzt. Praxiseingänge, großformatige Signets oder stilisierte Abbildungen von Ärzten bzw. Patienten sollten Sie auf jeden Fall vermeiden. Animationen sind willkommen, sofern sie die Ladezeit der Seite nicht verlängern und perfekt gestaltet sind.

A.2 Ankündigungsprägnanz: Gestaltungselemente sind hierbei die Werbe- und Schlagzeilenfunktion:

- Werbefunktion: Die Informationen auf der Startseite sollten – so der Wunsch der potenziellen Besucher – im Sinne einer „Werbung für den Auftritt" einen ersten Kurzüberblick über die Inhalte Ihres Auftritts verschaffen und ihm auf einen Blick zeigen, warum es sich lohnt, die folgenden Seiten näher zu betrachten.
- Schlagzeilenfunktion: Zudem werden an dieser Stelle vor allem aktuelle Informationen zur Praxis und zu besonderen Angeboten gewünscht, damit man sich bei späteren Seitenkontakten sozusagen im Vorbeigehen orientieren kann, ob es Neuigkeiten gibt, die einen Aufruf der Hauptseiten lohnend machen.

A.3 Strukturierung: Internetnutzer von Arzt-Websites sind anspruchsvoll und sehr ergebnisorientiert. Dies stellt eindeutige Anforderungen an die Organisation der Startseite, die eine möglichst eindeutige und damit schnelle Orientierung bieten sollte.

- Ordnungssystem: Die Startseite sollte so übersichtlich aufgebaut sein, dass man rasch die Ordnungssystematik erfassen kann. Dies betrifft vor allem das Prinzip der Seitengliederung.
- Gliederungselemente: Hinzu kommt die Forderung nach einer klaren Erkennbarkeit der Gliederungselemente (z. B. nicht zu kleine oder versteckte Buttons).
- Eindeutigkeit der Bezeichnungen: Als drittes Element der Strukturierung werden von den Nutzern eindeutige Bezeichnungen der einzelnen Gliederungselemente gefordert. So ist z. B. die Bennennung „Service" als allgemeiner Überbegriff nicht gewünscht, sondern es werden

prägnantere, den tatsächlichen Inhalt beschreibende Charakteristika verlangt.

A.4 Nutzenfunktion: Die Startseite muss nach Ansicht der Nutzer bereits eine klare Nutzenfunktion besitzen. Reine Ankündigungs-, Begrüßungs- oder Vorschaltseiten, z. B. zur Präsentation des Praxislogos, werden als nicht nutzenorientiert und sogar als „Zeitdiebstahl" interpretiert.

B. Inhaltsseiten: Webaktive Personen verbinden mit dem Besuch Ihres Praxisauftritts vor allem Erwartungen an ein übersichtliches Angebot, schnelle Informationen und intelligente Kommunikation. Dabei kommt der Verpackung der Inhalte eine besondere Rolle zu. Stimmt diese nicht, wird der Nutzer durch die Aufmachung nicht eingeladen, so erfolgt sehr schnell ein Abbruch. Gestaltungselemente sind hierbei das Seitenlayout, die Navigation, die Zielgruppenausrichtung sowie die Aufbereitung der Informationsinhalte.

B.1 Seitenlayout: Internetauftritte setzen vor allem auf optische Signale: Die verwendeten Bilder und Grafiken, die Farben und die Gesamtanordnung von Text und Grafik prägen das Gesamtbild Ihres Auftritts.

- Farben-Funktionalität: Die Nutzer erwarten eine Gestaltung, die die Inhalte nicht dominiert. Wesentliches Beurteilungskriterium ist, ob die Farben zur Wiedererkennbarkeit und Orientierung beitragen.
- Abbildungsqualität: Hinsichtlich der Abbildungsqualität von Grafiken und Fotos (Auflösung) ist der Anspruch sehr hoch, verbunden mit der Forderung nach kurzen Ladezeiten.
- Abbildungsprägnanz: Abbildungen werden nur als sinnvoll erachtet, wenn sie eine eigene, den Text oder ein Thema unterstützende Aussagekraft besitzen, aus rein ästhetischen Gründen gesetzte Illustrationen ohne weitere Funktion werden abgelehnt.
- Bild-Text-Relation: Insgesamt sollen Bilder und Texte in einem ausgewogenen und vor allem zweckorientierten Verhältnis zueinander stehen, sodass weder eine Text- noch eine Bild-Lastigkeit entstehen.

B.2 Navigation: Was für die Startseite gilt, gilt umso mehr für die Inhaltsseiten Ihres Auftritts. Zu den Vorzügen guter Internetauftritte zählt, dass sie über ein einfaches, aber effektives und insgesamt komfortables Navigationssystem verfügen.

- Einfache Bedienbarkeit: Grundforderung ist eine einfache Bedienbarkeit. Der Nutzer muss intuitiv zu den gewünschten Informationen/Themen/Angeboten gelangen.
- Aussagekräftige Bezeichnungen: Neben der Technik der Navigation spielt die Information eine wichtige Rolle. Die Button-Beschriftungen müssen deshalb eindeutig sein, bei komplexeren Inhalten sind Ergänzungen akzeptiert, die sich per Mausklick anzeigen lassen.
- Indikatorfunktion: Ebenso muss das Navigationssystem dem Nutzer jederzeit anzeigen, wo er sich gerade befindet („Standortkonzept"). Auf diese Weise wird sichergestellt, dass der Besucher schnell und zielgerichtet zu den von ihm gesuchten Informationen gelangt. Neben der Navigation zwischen Seiten und Themenpunkten hat die Strukturierung der Inhalte auf den einzelnen Seiten einen zentralen Einfluss auf das Nutzerverhalten und auf die Beurteilung der Qualität eines Auftritts.
- Gute Erkennbarkeit: Ein weiteres Kennzeichen eines komfortablen Navigationssystems ist die gute Erkennbarkeit der Buttons, die sowohl durch eine adäquate Größe als auch durch eine gut lesbare Schrift gewährleistet wird.
- Suchfunktion: In den Kontext der Navigation gehört auch die Möglichkeit, den gesamten Internetauftritt mithilfe einer entsprechenden Funktion zu durchsuchen. Das Navigationssystem und die Suchfunktion müssen dabei – so die Anforderung der Nutzer – „Hand in Hand" arbeiten, sodass man die Position des Suchergebnisses im Auftritt lokalisieren und sich von dort aus gezielt weiterbewegen kann.

B.3 Zielgruppenfokus: Verschiedene Nutzergruppen haben auch unterschiedliche Anforderungen an die Inhalte Ihres Auftritts. Sind diese Gruppen eindeutig identifizier- und abgrenzbar, sollte auch eine getrennte Ausrichtung der Inhalte auf die anzusprechenden Gruppen erfolgen.

B.4 Informationsaufbereitung: Die Art der Informationsaufbereitung bestimmt – neben der visuellen Gestaltung – ganz wesentlich die Nutzungsintensität Ihres Internetauftritts. Im Mittelpunkt steht die Lesbarkeit der Texte. Beurteilungsparameter sind hierbei die Texterkennbarkeit, die Textadäquanz, die Zielgruppenausrichtung und die Textgliederung.

- Texterkennbarkeit: Die Lesbarkeit der Schrift wird durch die ausgewählte Schriftart, die Schriftgröße und die Schriftfarbe in ihrer Relation zum Hintergrund bestimmt.
- Textadäquanz: Die Textadäquanz bezeichnet den Umfang der angebotenen Informationsmenge. Für den Nutzer ist wichtig, ob die textliche Darstellung auf den Punkt kommt. Der Wunsch besteht vor allem darin, möglichst nur die Kerninformationen textlich aufzuführen und umfangreichere weiterführende Informationen per Download anzubieten.
- Zielgruppenausrichtung: Die Informationsaufbereitung sollte sprachlich auf die relevanten Zielgruppen abgestimmt sein (Patienten: keine Fachausdrücke).
- Textgliederung: Inhaltlich zusammenhängende Einheiten sollten klar abgegrenzt sein. Zudem wird erwartet, dass die wesentlichen Inhalte auf einen Blick erfassbar sind.

C. Praxisdarstellung: Ihr Internetauftritt bietet Ihnen die Möglichkeit, Ihren virtuellen Besuchern ein Bild von sich und der Praxis zu vermitteln. Dies erfolgt zum einen in beschreibender Form zu Fakten und Hintergründen (Selbstdarstellung), zum anderen aber vor allem über die Form der Besucheransprache.

C.1 Selbstdarstellung: Zu einer vollständigen, der Besuchererwartungshaltung entsprechenden Praxispräsentation gehören folgende Informationsbausteine:

- Historie und Perspektive der Praxis
- Leistungsprofil und Leistungsphilosophie: Der Qualitätseindruck einer Praxispräsentation hängt entscheidend davon ab, inwieweit es gelingt, die spezifische Kompetenz der Praxis und ihre Umsetzung (Positionierung und Leistungsphilosophie) im Hinblick auf die Zielgruppenanforderungen herauszustellen.

- Praxisorganisation: aufbauorganisatorische Struktur der Praxis („Wer macht was?")
- Serviceangebote: Bestellmöglichkeit von Broschüren etc.

C.2 Besucheransprache: Je persönlicher Ihr Internetauftritt – sowohl bzgl. der Ansprache als auch der Aufmachung – ist, desto nachhaltiger sind die Eindrücke, die Sie bei den Nutzern hinterlassen. Die Erwartungshaltung geht dabei eindeutig in Richtung einer Personifizierung der sich vorstellenden Arztpraxis mittels Fotos der Ansprechpartner und individueller Kontaktprofile (Funktionsbezeichnung, telefonische Durchwahl, E-Mail-Adresse etc.). Drei Praxisbereiche sind für die Internetbesucher interessant:

- Arzt/Ärzte
- Mitarbeiter
- Kooperationspartner (Gibt es z. B. eine Zusammenarbeit mit Selbsthilfegruppen, Belegkrankenhäusern, Fachpraxen etc.?)

C.3 Qualitätsindikatoren: Ein zentraler Bestandteil eines Praxisauftritts ist die Darstellung der Qualitätsindikatoren. Hierzu zählen alle Praxischarakteristika, aus denen sich der Besucher ein Bild über die Leistungsqualität Ihrer Praxis machen kann.

C.4 Information: Aus Sicht der Internetnutzer sind vor allem folgende Angaben interessant und wichtig:

- Praxisadresse
- Fachbezeichnung/Zusatzbezeichnungen
- Zusatzqualifikationen
- beruflicher Werdegang
- Telefon- und Telefaxnummern
- Handy-Nummer
- E-Mail-Adresse
- Sprechstundenzeiten
- Erreichbarkeit außerhalb der Sprechstunden
- Telefonsprechstunden
- Art der Terminvereinbarung
- Werden Hausbesuche gemacht, wie kann man sie vereinbaren?
- Wiederholungsrezept

- Lageskizze der Praxis
- Verkehrsanbindung

Tipp 4: Achten Sie bei der Entwicklung der Website darauf, dass Sie oder die Mitarbeiter Ihres Teams die Inhalte jederzeit selbst verändern können. Eine Praxispräsentation lebt vom Wandel und von Aktualität. Müssen Sie für Veränderungen immer wieder auf externe Hilfe zurückgreifen, kostet das nicht nur Zeit und Geld, sondern schränkt auch Ihre kurzfristigen Marketingmöglichkeiten – z. B. Informationen zum Verhalten im Hinblick auf eine nahende Grippe-Epidemie – deutlich ein.

Tipp 5: Seien Sie bei der Zusammenstellung Ihrer Website sorgsam und sparsam mit Verlinkungen zu anderen Seiten. Je größer deren Anzahl, umso mehr Arbeit haben Sie, regelmäßig ihre Existenz zu überprüfen. Zudem sollten Sie im Impressum Ihrer Seite unbedingt darauf hinweisen, dass Sie sich grundsätzlich von den Inhalten dieser Seiten distanzieren und die Links lediglich als Service für den Nutzer Ihrer Seite eingebunden haben.

Tipp 6: Im Hinblick auf die Gestaltung einer Website stellt sich immer wieder die Frage nach den Kosten, da nur die wenigsten Internetfachwissen und/oder die Zeit haben, sich mit einschlägigen Softwareprogrammen intensiv zu beschäftigen. Eine Lösung sind die – teilweise sogar kostenfreien – Standardangebote für Praxis-Websites. Anbieter sind meist pharmazeutische Firmen, die ein Grundraster für die Gestaltung einer Praxispräsentation und den zugehörigen Speicherplatz anbieten. Der Nachteil dieser Angebote besteht vor allem in der sehr limitierten Gestaltbarkeit der Websites. Eine andere Lösung ist, im eigenen Bekanntenkreis oder bei den Mitarbeiten nachzufragen, ob sie jemanden kennen, der sich mit dem Thema beschäftigt und zu geringen Kosten den Auftritt programmieren könnte.

Die Effektivität einer Praxisbekanntmachung mithilfe Ihrer Praxis-Website lässt sich noch steigern, indem sie in die Nutzung sozialer Medien, wie Twitter oder Facebook, eingebunden wird.

- **Praxispräsentation via Twitter:** Immer mehr Patienten nutzen das Internet, um sich über Gesundheitsthemen und vor allem über Arztpraxen zu informieren. Diesen Trend können Sie auch für Ihre Praxis nutzen. Ein zukunftsorientiertes und imagebildendes Vorgehen

(„moderne Praxis") ist hierbei die Nutzung eines Twitter-Kontos. Twitter ist eine inzwischen auch in deutscher Sprache verfügbare, kostenlose Kommunikationsplattform, die auf Textnachrichten mit maximal 280 Zeichen (sogenannten Tweets) basiert. In die Nachrichten können Internet-Links integriert werden, über die die Leser der Tweets weiterführende Inhalte erhalten. Das Twitter-Prinzip beruht darauf, dass Twitter-Nutzer Ihre Nachrichten abonnieren können und so regelmäßig informiert werden. Konkret kann Ihr Praxisteam ein Twitter-Konto wie folgt nutzen: Nehmen wir an, Sie veröffentlichen die sehr guten Ergebnisse Ihrer Patientenzufriedenheitsbefragung auf Ihrer Praxis-Website. Dann können Sie mit Tweets auf diese Ergebnisse und den Veröffentlichungsort hinweisen. Eine Twitter-Nachricht könnte wie folgt aussehen: „Unser Ziel: zufriedene Patienten. Erreicht! (www.Adresse-Ihrer-Praxis/Seiten-Link)." So erhalten Sie für Ihre dokumentierte Leistungsqualität und für Ihre Praxis-Website eine breit gestreute Bekanntmachung. Via Twitter können Sie über alles berichten, was für tatsächliche oder potenzielle Patienten von Interesse sein kann: Die Einstellung eines neuen Mitarbeiters, eine erfolgreich abgeschlossene Fortbildung oder ein neu angeschafftes Spezialgerät. Ebenso können Sie regelmäßig kurze Gesundheitstipps veröffentlichen. Wichtig ist die Bekanntmachung Ihrer Twitter-Adresse auf Ihrer Visitenkarte, in Ihrer Praxisbroschüre und -zeitung sowie auf Ihrer Website.

- **Praxispräsentation via Facebook:** Auch Facebook ist eine Kommunikationsplattform, in der Sie für Ihre Praxis ein Konto einrichten können. Im Gegensatz zu Twitter ist es hier auch möglich, umfangreichere Nachrichten und Texte, aber auch Bilder und Videos zu veröffentlichen. Eine Facebook-Mitgliedschaft eröffnet Ihnen somit eine Fülle von Optionen, die Leistung Ihrer Praxis im wahrsten Sinne des Wortes anschaulich zu machen.

Patienten haben ein wachsendes Bedürfnis, verlässliche Informationen über die Leistungs- und Servicequalität von Arztpraxen zu erhalten. Die Bewertung von Ärzten und Arztpraxen durch Patienten ist dabei eine wichtige Informationsquelle. Deshalb haben Arztbewertungsportale und ihre Nutzung im Internet stark zugenommen (vgl. auch Kap. 7.2.2). Die Zusammenarbeit mit einem Bewertungsportal ist dabei eine Möglichkeit, den Zustrom an neuen Patienten zu erhöhen und den Praxisumsatz zu steigern. Besonders interessant sind dabei Portale, die Ihnen Zufriedenheitsfragebögen zur Verfügung stellen, die Sie an Ihre Patienten abgeben und die die Patienten ausgefüllt an den Betreiber des Portals schicken (die Portokosten werden vom Portalbetreiber übernommen). Ein Portalanbieter, der dieses Verfahren umsetzt, ist z. B. DocInsider (www.docinsider.de). Weitere Anbieter sind (Auswahl):

- Sanego – Die GesundheitsCommunitiy: www.sanego.de
- jameda – Gesundheit weiterempfehlen: www.jameda.de
- medführer – Medizinische Transparenz: www.medfuehrer.de
- medinfo.de: www.medinfo.de
- topmedic: www.topmedic.de
- NetDoktor: www.netdoktor.de
- Arztauskunft – Die Arztsuche der Stiftung Gesundheit: www.arztsuche.de
- Onmeda – Medizin und Gesundheit: www.onmeda.de
- Medizinauskunft: www.medizinauskunft.de

Grundsätzlich gilt: Je seröser der Anbieter, desto größer ist die Glaubwürdigkeit der Bewertungen. Aber wie können Sie generell gute von schlechten Portalanbietern unterscheiden? Die folgende Checkliste, angelehnt an die von Bundesärztekammer und Kassenärztliche Bundesvereinigung herausgegebenen Hinweise, zeigt Ihnen, worauf es ankommt:

- Gibt es auf der Anbieter-Website ein Impressum?
- Wird eine E-Mail-Adresse (als Kontaktmöglichkeit) genannt?
- Sind die allgemeinen Geschäftsbedingungen hinterlegt?
- Gibt es eine Datenschutzerklärung?
- Werden Bezugsquellen für die Arzteinträge genannt?
- Werden Angaben zur Aktualität der verwendeten Arzteinträge gemacht?
- Müssen sich Nutzer vor Abgabe einer Bewertung beim Anbieter registrieren?
- Sind die Zugangsbedingungen für die Nutzer verständlich dargelegt?

- Werden Ärzte vor der Veröffentlichung von Bewertungen informiert?
- Sind die Seiten überschaubar gegliedert und ist die Navigation leicht zu handhaben?
- Sind die Inhalte verständlich dargestellt?
- Wird eine personenbezogene Arztsuche angeboten?
- Ist das Bewertungsverfahren verständlich?
- Kommen Schutzmaßnahmen gegen Täuschungsmanöver (Mehrfachbewertungen durch dieselbe Person) zum Einsatz?

Pressearbeit

Ein von niedergelassenen Ärzten bislang erst in geringem Umfang genutztes Instrument zur Bekanntmachung der eigenen Praxis ist die Pressearbeit. Sie bezieht sich in erster Linie auf regionale Medien, kann aber auch – je nach Einzugsgebiet einer Praxis – auf den überregionalen Bereich ausgeweitet werden. Voraussetzung für den Einsatz dieses Instruments ist, dass berichtenswerte Informationen zur Praxis existieren. Dabei kann es sich um spezielle Leistungen handeln, die die Praxis anbietet, aber auch um ein Jubiläum, z. B. dass die Praxis seit nunmehr 60 Jahren in der dritten Generation am Ort besteht, oder um ein Seminar, das Sie in Ihren Praxisräumen anbieten. Zur Übermittlung der relevanten Informationen an die Presse existieren verschiedene Wege:

- **Pressemeldung:** Der einfachste Weg zur Information der Presse ist eine Notiz (maximal eine DIN-A4-Seite). Um in der Flut täglich in Redaktionen eingehender Meldungen beachtet zu werden, sollte Ihre Pressemeldung möglichst kurz und prägnant formuliert sein. Zudem empfiehlt es sich, zusammengehörige Detailinfomationen inhaltlich und formal zu einzelnen Abschnitten zusammenzufassen. Hilfreich ist auch die Bereitstellung von Fotos und Abbildungen. Die Pressemeldung ist das für die Praxisarbeit wichtigste Instrument. Marketinghilfe 5.2 gibt eine Anleitung für die inhaltliche Entwicklung.

Marketinghilfe 5.2: Konzeptpapier Pressemeldung

Elemente der Pressemeldung	
Hauptüberschrift (Headline): Wie lautet die schlagwortartig formulierte Kernaussage?	...
Unterüberschrift (Subline): Welche Informationen sind ergänzend wichtig?	...
Einstieg (Teaser, Lead): Hinführung zum Thema	...
Mittelteil: Informationen, Erläuterungen, Einzelheiten (wer – was – wann – warum – wo – wie)	...
Schluss: Angaben zur Praxis, Kontaktmöglichkeiten	...

- **Pressegespräch:** Hierfür werden Journalisten der infrage kommenden Medien in die Praxis zu einem informellen Gespräch eingeladen, im Laufe dessen die Anwesenden über relevante Sachverhalte informiert werden. Die Atmosphäre ist sehr persönlich und bietet vor allem die Möglichkeit eines intensiven und individuellen Informationsaustauschs.
- **Pressebesichtigung:** Geht es Ihnen vor allem darum, z. B. ein in der Region einzigartiges medizin-technisches Gerät oder ein neues OP-Verfahren zu präsentieren, eignet sich die Pressebesichtigung besonders. Die Besichtigung sollte kompetent begleitet werden. Es ist hilfreich, wenn Ihre Mitarbeiter für Fragen und Fotos zur Verfügung stehen.
- **Interview:** Das Interview ist nichts anderes als ein Pressegespräch, jedoch nur mit einem Journalisten. Eine Variante ist das Rundfunkinterview im Lokalradio.
- **Reportage:** Hat das zu vermittelnde Thema einen hohen Aufmerksamkeitswert, bietet sich auch die Durchführung einer Reportage an. Ihr Vorteil ist, dass – über den eigentlichen Anlass hinaus – die Praxis als Ganzes eine Würdigung findet und auf diese Weise besonders gut profiliert werden kann.

Darüber hinaus sollten Sie bezüglich der formalen Gestaltung noch folgende Punkte beachten:

- Länge: max. eine einseitig bedruckte DIN-A4-Seite
- Zeilenabstand: 1,5 Punkt

- Rand: 3 cm, rechts (für Bearbeitung durch die Journalisten)
- Schriftart: gut lesbar, z. B. Times New Roman in Schriftgröße 12
- Textsausrichtung: linksbündig, kein Blocksatz
- Praxisadresse im Kopf
- Ort und Datum angeben
- knappe Formulierungen (kurze Sätze, keine Verschachtelungen)
- Füll- und Fremdwörter vermeiden

Um die Adressen der zuständigen Redaktionen und die Namen der Redakteure zu ermitteln, reicht in vielen Fällen ein Blick in das Impressum der für Sie infrage kommenden Zeitungen. Ist kein Ansprechpartner angegeben, können Sie seinen Namen über die Verlage erfragen.

Für größere Praxen kann sich auch die Durchführung einer Pressekonferenz lohnen. Die folgende Übersicht (Marketinghilfe 5.3) zeigt, woran hierbei zu denken ist:

Marketinghilfe 5.3: Checkliste Pressekonferenz

Gestaltungselement	Checkpunkte
Anlass	• Anlass der Pressekonferenz in einer persönlich gehaltenen Einladung klar definieren (keine falschen Vorstellungen über die Bedeutung vermitteln) • Prüfung: Rechtfertigt der Anlass wirklich eine Pressekonferenz?
Termin	• Termin möglichst so wählen, dass er nicht mit anderen voraussehbaren wichtigen, regionalen und/oder überregionalen Ereignissen kollidiert • nicht in die Ferienzeit oder kurz vor Festtage legen
Budget	Feinplanung der Kosten: Raummiete, Miete Projektionsgeräte, Bewirtung, bereitgestellte Materialien
Informationen	Vorab-Informationen zur Verkehrsanbindung liefern: • kurze Beschreibung zur Benutzung öffentlicher Verkehrsmittel • Lageplan beifügen • über Parkmöglichkeiten informieren

Gestaltungselement	Checkpunkte
interne Organisation	• Praxismitarbeiter informieren und in Aufgaben einweisen (alle Mitarbeiter müssen Fragen nach dem „Wo“ und „Wann“ der Konferenz beantworten können) • Empfang der Journalisten durch ein Mitglied des Praxisteams • individuelle Begrüßung durch den oder die Praxisinhaber • pünktlicher Beginn • Hinweisschilder im Gebäude aufhängen • Gästeliste bereitlegen
Veranstaltungsraum	• hell und freundlich • Stühle, Tische, Podium, Klimatisierung, Garderobe, Flipchart, Pinnwand • Bewirtung mit Kaffee, Tee, Orangensaft, Mineralwasser und Keksen • kleiner Imbiss bei längerer Dauer, aber erst zu einem späteren Zeitpunkt (Pause!)
Informationsmaterial	Bereitstellung von übersichtlich geordnetem Informationsmaterial (optimal: eigene Pressemappe der Praxis mit Logo, Adresse, Telefon-/Telefaxnummer auf dem Umschlag): • hochwertige Mappen (diese werden erfahrungsgemäß aufgehoben, also immer wieder angesehen) • Dias bzw. Fotos oder Ausdrucke bereitlegen (Fotokopien in guter Qualität) • mehrere Fotomotive zur Auswahl vorrätig haben (Hoch- oder Querformate) • fehlerfreie Texte • Notizpapier und Stifte bereitlegen • Telefon in erreichbarer Nähe
Ablauf	• Dauer: zwischen 30 und 60 Minuten, abhängig von der Wichtigkeit des Anlasses • Begrüßung der Journalisten • Vorstellung der anwesenden Praxismitarbeiter mit Namen und Funktion (evtl. Visitenkarten austauschen) • Beantwortung von Fragen immer freundlich und sachlich; bei nicht spontan zu beantwortenden Fragen mit Hinweis auf eine spätere Beantwortung reagieren und nachrecherchieren • Direktiven an die Journalisten (worüber berichtet werden sollte) unbedingt vermeiden • Ende: Dank an die anwesenden Journalisten für ihr Erscheinen • Nach Abschluss: Praxisinhaber hält sich noch zur Verfügung, da sich oft im Nachgang wichtige Gespräche ergeben • Bildjournalisten nicht die ganze Konferenz über warten lassen

Anzeigen

Ja, Sie lesen richtig: Auch Arztpraxen können Anzeigen schalten. Hierbei ist natürlich nicht an großformatige Werbeanzeigen in der Tageszeitung zu denken, sondern an kleinformatige, aber dennoch auffällige Anzeigen, mit denen eine Praxisübernahme, ein Praxisumzug, Praxisferien oder das Jubiläum eines Mitarbeiters angekündigt oder neue Mitarbeiter gesucht werden. Dies alles sind Anlässe, um in der Regionalpresse präsent zu sein und sich in Erinnerung zu bringen. Gemäß veränderter Musterberufsordnung dürfen Sie sogar ohne einen dieser Gründe in Tageszeitungen Anzeigen zu Ihrer Praxis schalten. Hierbei ist es natürlich nicht möglich, über die eigenen Leistungen zu informieren, aber das ist auch nicht das Ziel, denn das liegt eher im emotionalen Bereich. Gratuliert ein Praxisinhaber – oder besser noch das ganze Team – einer Kollegin, schafft das Sympathie-Effekte, die bei der Arztwahl sehr wichtig sind. Mancher Leser wird das in einer solchen Anzeige zum Ausdruck kommende positive Betriebsklima auf die Praxis-Patienten-Beziehung übertragen und sich vielleicht überlegen, das nächste Mal in diese Praxis zu gehen.

Derartige Anzeigenschaltungen tragen aber auch zur Stammpatientenbindung bei, z. B. wenn Stammpatienten schon seit längerer Zeit keinen Arztkontakt mehr hatten und deshalb über die Urlaubsregelungen nicht informiert sind. Der Abdruck im Regionalteil der Tageszeitung wird dann als umsichtig und patientenorientiert angesehen.

5.2.1.2 Persönliche Marketinginstrumente

Wie auch für die unpersönlichen Marketinginstrumente gilt hier: Prüfen Sie genau, welche Maßnahmen am besten zu Ihrer Praxis passen. Die im Folgenden vorgestellten persönlichen Marketinginstrumente sollen Ihnen als Beispiel dienen.

Vortrag

Ein hoch wirksames, aber auch zeitintensives Marketinginstrument sind Vorträge vor Patienten. Krankenkassen, Selbsthilfegruppen oder Sportvereine suchen ständig nach Ärzten in ihrem lokalen Umfeld, die patientenverständliche Informationen zu Krankheitsbildern vermitteln. Kein anderes Marketinginstrument bietet Ihnen die Möglichkeit, sich mit Ihrer Persönlichkeit und Ihrem Fachwissen potenziellen Patienten so direkt zu präsentieren wie ein Vortrag.

Vorträge können Sie natürlich auch in Ihrer Praxis halten, wenn die räumlichen Möglichkeiten dies zulassen. Zielgruppe sind zum einen Ihre eigenen Patienten, unter Umständen zusammen mit deren Angehörigen. Wenn Sie z. B. Patienten mit einem bestimmten Krankheitsbild – beispielsweise Diabetiker – einladen, ergibt sich neben dem Marketingeffekt der Patientenbindung auch eine Entlastung Ihres Arbeitsalltags, da Sie Punkte, die Sie in jedem Patientengespräch erneut ansprechen müssten, nun nur einmal anführen müssen. Eine weitere Zielgruppe sind diejenigen Personen Ihres Einzugsgebiets, die für Ihre Angebotsleistungen infrage kommen. Grundsätze für Patientenvorträge:

- klarer, nachvollziehbarer Aufbau
- patientenorientiert, d. h. ohne Fachbegriffe oder mit deren Erklärung
- unterhaltsam
- zielorientiert
- einfache, bildhafte Sprache
- unterstützt durch aussagekräftige Grafiken und Bilder

Vorträge lassen sich hervorragend in den Marketing-Mix einbinden.

- **Vor dem Vortrag:** Ankündigung des Vortrags auf der Praxis-Website, Ankündigung in der Tagespresse, Auslage von Ankündigungszetteln an der Rezeption, gezielte Einladung betroffener Patienten
- **Während des Vortrags:** Aufführung der Praxisadresse und eines Referentenprofils mit einer schriftlichen Kurzzusammenfassung des Vortrags, die an alle Teilnehmer abgegeben wird; Kurzvorstellung der Praxis im Rahmen des Vortrags; Schilderung von Sachverhalten anhand eigener Patientenfälle
- **Nach dem Vortrag:** Download-Angebot des Vortrags auf der Praxis-Website, Auslage der Kurzversion des Vortrags im Wartezimmer

Marketinghilfe 5.4 unterstützt Sie bei der Grundvorbereitung Ihres Vortrags.

Marketinghilfe 5.4: Vortragsvorbereitung

Thematik	Muss-Informationen	Kann-Informationen	Zusatz-Informationen
Publikum	Altersstruktur	Vorwissen	Anzahl Teilnehmer
Zeit	Verfügbarkeit	Aufteilbarkeit	Aufmerksamkeit
Raum	Größe	Akustik	Licht
Technik	verfügbare Medien	Informationsdarstellung	Vorbereitung

Folgende fünf Bereiche sind bei der Vortrgsvorbereitung wichtig:

- **Thematik:** Hierbei ist zwischen Muss-Informationen (die die Basis des Vortrags ausmachen), Kann-Informationen (mit denen der Vortrag aufgefüllt werden kann, wenn die Muss-Informationen die zur Verfügung stehende Zeit nicht füllen) und Zusatz-Informationen (die im Laufe des Vortrags optional und ergänzend vermittelt werden) zu unterscheiden. Skizzieren Sie die Inhalte für alle drei Bereiche und Sie verfügen bereits über das Grundkonzept Ihres Vortrags.
- **Publikum:** Die Altersstruktur, das mögliche Vorwissen und die Anzahl der Teilnehmer (Größe des Auditoriums) bestimmen die Darstellung der Inhalte. Unter Umständen müssen Sie auch die Aufteilung der Muss-, Kann- und Zusatzinformationen verändern. Vermerken Sie die wichtigsten Fakten in den entsprechenden Feldern.
- **Zeit:** Wie lange Sie reden können, ob und wie eine Aufteilung der zur Verfügung stehenden Gesamtzeit in Vortrag und Diskussion möglich

ist (abhängig auch vom Publikum) und zu welcher Tageszeit der Vortrag stattfindet (vormittags, nachmittags, abends) bestimmen ebenfalls die Inhalte und die Vortragsart (abends ist es z. B. sinnvoll, Elemente einzubauen, die die Zuhörer aktivieren). Fixieren Sie die wesentlichen Rahmendaten für Ihren Vortrag.

- **Raum:** Größe, Akustik und Licht bestimmen Ihre Kommunikationsmöglichkeiten. Ist Blickkontakt zu allen Teilnehmern möglich? Wird ein Mikrofon benötigt? Sind projizierte Folien im ganzen Raum sichtbar? Setzen Sie Ihre Antworten in die entsprechenden Felder ein.
- **Technik:** Einfluss auf Ihren Vortrag hat auch die Verfügbarkeit vortragsunterstützender Medien (Overhead-Projektor, Beamer, Fernseher mit Video- oder CD-Player). Aus der Kombination von medialer Ausstattung und Thematik ergibt sich Ihr visuelles Vortragskonzept, d. h. die Festlegung, wie Sie die Informationen Ihrem Publikum darstellen. Die infrage kommenden Formen müssen unter dem Aspekt der Vorbereitungszeit betrachtet werden (wie lange dauert die Erstellung von Folien, ist hierfür genügend Zeit vorhanden, können Ihre Mitarbeiter Sie unterstützen, benötigen Sie externe Hilfe etc.?). Beschreiben Sie kurz die Ihnen zur Verfügung stehenden Möglichkeiten.

Seminar

Seminare richten sich an kleine Gruppen und bieten die Möglichkeit einer aktiven Interaktion. Sie eignen sich somit ganz besonders für Indikationen, in denen es maßgeblich auf eine intensive Information und Kooperation der betroffenen Patienten ankommt. So gesehen sind Seminare ein Intensiv-Marketinginstrument, im Gegensatz zum Vortrag als Breiteninstrument.

Seminare, am besten in den eigenen Praxisräumen durchgeführt, besitzen ein spezifisches Nutzenprofil:

- Unterstützung und Verstärkung der ärztlichen Anweisungen und Beratung
- Eingehen auf den zunehmenden Anspruch der Patienten nach Aufklärung
- Nutzung der Gruppendynamik zur Compliance-Förderung („Weight-Watcher-Effekt")

- Verstärkung der Patientenbindung
- Werbeeffekt über Mund-zu-Mund-Propaganda
- Unterstützung der Praxis-Profilierung und Image-Bildung im Einzugsgebiet

Seminare sind dann besonders erfolgreich, wenn sie folgende Grundtatbestände erfüllen:

In Bezug auf Ihre Arztpraxis:

- **Interaktive Dramaturgie:** Die Dramaturgie sollte so angelegt sein, dass möglichst viele Patientenfragen gestellt werden, da dann der Nutzen für die Seminarteilnehmer am größten ist.
- **Einbeziehung der Helfer:** Um das ganzheitliche Bild der Praxis (das Praxisteam) zu unterstreichen, sollten die Mitarbeiter in die Abwicklung des Seminars einbezogen werden.
- **Compliance-Förderung:** Durch die Verbindung des Seminars mit zu Hause durchzuführenden Übungen und Berichten der Teilnehmer über deren Erfolge anlässlich eines Folgetreffens kann die Compliance deutlich gesteigert werden.
- **Unproblematische Logistik:** Bei der Gestaltung der Präsentations- und Interaktionsmedien muss beachtet werden, dass Seminare in der Regel im Wartezimmer durchgeführt werden und nur einfache Präsentationsmedien verwendet werden können.

In Bezug auf die Seminarteilnehmer:

- **Verständlichkeit:** Ein Seminar sollte, sowohl hinsichtlich der Vorstellung von Zusammenhängen als auch im Hinblick auf die Beantwortung der Teilnehmerfragen, einfach und unkompliziert aufgebaut sein. Medizinische Fachausdrücke sollten nur verwendet werden, wenn es unerlässlich ist, dann aber immer mit einer Erklärung.
- **Unterhaltungswert:** Der Rahmen eines Seminars sollte entspannt sein und der Ablauf den Teilnehmern Spaß machen. Nur so ist eine rege und fortgesetzte Teilnahme gewährleistet.
- **Reproduzierbarkeit:** Den Teilnehmern sollten schriftliche Hilfen zur Verfügung gestellt werden, um die vorgestellten und besprochenen

Inhalte auch zu einem späteren Zeitpunkt noch nachvollziehen zu können.

Telefonaktionen

Fernseh- und Radiosender, aber auch Krankenkassen versuchen, dem stetig wachsenden Interesse der Bevölkerung an Gesundheitsfragen u. a. durch Telefonaktionen Rechnung zu tragen. Ihre Teilnahme als Experte an einer solchen Aktion – z. B. organisiert durch das Lokalradio – kann ebenfalls unter Marketinggesichtspunkten betrachtet werden:

- Ihr Name wird bei allen Ankündigungen genannt und in Informationen abgedruckt.
- Sie können bei der Beantwortung der Fragen Ihre Kompetenz, aber auch Ihr ärztliches Einfühlungsvermögen unter Beweis stellen.
- Aus Telefonaktionen entstehen oft Folgeaktivitäten mit Öffentlichkeitswirkung.

Am besten gehen Sie ein solches Projekt von sich aus aktiv an. Entwickeln Sie ein Kurzkonzept, das darstellt,

- welches Thema in einer solchen Telefonaktion behandelt werden könnte,
- warum gerade dieses Thema von allgemeinem Interesse ist und
- welche Hilfe Sie bei der Realisierung leisten können (z. B. Expertenstatus, Vielzahl behandelter Patienten eines Krankheitsbildes).

Schicken Sie das Konzept dann an den zuständigen Redakteur des Rundfunksenders Ihres Einzugsgebiets (der Name kann in der Telefonzentrale des Senders erfragt werden). Stehen mehrere Sender zur Auswahl, warten Sie zunächst die erste Reaktion ab und versuchen Sie es bei einer Absage bei der nächsten Senderalternative.

Kunstausstellungen

Kunstausstellungen in Ihrer Praxis ermöglichen, Ihre Praxis über ein nicht medizinisches Thema in den Mittelpunkt des Interesses zu stellen, sich potenziellen Patienten zu präsentieren und gleichzeitig für Ihre Stammpatienten ein attraktives Umfeld zu schaffen. Den Kontakt zu Künstlern – sofern dieser nicht schon besteht – erhalten Sie z. B. über Kunstakademien und -schulen. Folgende Aspekte sind bei der Planung und Umsetzung zu beachten:

- Wählen Sie nur solche Bilder aus, die nicht polarisieren oder provozieren und die in Anmutung und Größe zu Ihren Räumen passen; ungeeignet sind beispielsweise Skulpturen oder Objekte.
- Statten Sie die Räume, in denen die Bilder hängen sollen, mit wiederverwendbaren Hängevorrichtungen aus.
- Klären Sie mit dem Künstler den Versicherungsaspekt der Bilder, da Sie aufgrund des Ortes (z. B. im Wartezimmer oder auf dem Gang) nicht für eine 100%ige Überwachung sorgen können.
- Versehen Sie alle Bilder mit Titelschildern (Bildlegenden).
- Entwickeln Sie einen Titel für die Ausstellung.
- Erstellen Sie – in Zusammenarbeit mit dem Künstler – eine Information zur Ausstellung, die in der Praxis ausgelegt wird.
- Lassen Sie eine Preisliste zusammenstellen, die Sie der Ausstellungsinformation beifügen.
- Klären Sie mit dem Künstler, wie mögliche Verkäufe abgewickelt werden.
- Organisieren Sie eine Vernissage, laden Sie Ihre Patienten ein, schreiben Sie eine Presseinformation, laden Sie Pressevertreter ein.

5.2.2 Terminvereinbarung

Die Terminvereinbarung, als nächster Punkt der Patient-Praxis-Kontaktphasen (vgl. Abb. 5.3, S. 90), ist für Neupatienten der erste aktive Schritt, mit Ihrer Praxis Kontakt aufzunehmen und ein persönliches Erscheinen zu vereinbaren. Für Stammpatienten ist sie eher Routine und auch viele Praxismitarbeiter messen dieser Situation keine große Bedeutung bei. Das führt dazu, dass eine für das Praxismarketing ganz wichtige Gelegenheit in vielen Praxen täglich einfach ungenutzt bleibt. Die Terminvereinbarung bietet Neupatienten die Möglichkeit, sich ein erstes Bild über die Dienstleistungsqualität der Praxis zu machen. Sie nutzen die Signale Ihrer Gesprächspartner (Freundlichkeit, Umfang der Informationen etc.), um Rückschlüsse auf die generelle Dienstleistungsqualität des Praxisbetriebs zu ziehen. Bei Stammpatienten trägt ein adäquates Telefonverhalten dazu bei, einen bereits existierenden, positiven

Eindruck zu verstärken. Ziel des Praxismarketings bei der Terminvereinbarung ist die Schaffung des Eindrucks von Servicequalität. Der Anrufer soll positiv auf die Praxis eingestimmt werden. Dieser Eindruck entsteht durch den kombinierten Einsatz unpersönlicher und persönlicher Marketinginstrumente.

5.2.2.1 Unpersönliche Marketinginstrumente

Die unpersönlichen Marketinginstrumente sind zunächst die Terminmöglichkeiten, die den Patienten angeboten werden können. Je besser Sie und Ihr Team auf die Terminwünsche Ihrer Patienten eingehen können, desto größer ist die Marketingwirkung. Mögliche Formen sind hierbei:

- Frühsprechstunde für Berufstätige und Selbstständige
- Abendsprechstunde
- Kurzsprechstunde für Bagatellerkrankungen und Kontrolltermine
- Privatsprechstunde
- IGeL-Sprechstunde
- Telefonsprechstunde

Das zweite unpersönliche Marketinginstrument ist die Telefonanlage mit ihren Funktionen. Sie stellen sicher, dass das Instrument der persönlichen Telefonkommunikation, das Kommunikationsverhalten der Mitarbeiter, überhaupt eingesetzt werden kann. Erfahrungsgemäß wird dem technischen Aspekt der Telefonkommunikation eine zu geringe Bedeutung beigemessen. Auswahlkriterium für ein Praxistelefon sind meist der Preis, nicht aber die Kommunikations- und damit Marketingoptionen.

Tipp: Um das Praxistelefon als Marketinginstrument nutzen zu können, bedarf es eines eigenständigen Arbeitsplatzes, der im Idealfall über folgende Merkmale verfügt:

- Dieser Arbeitsplatz ist so beschaffen, dass Patienten, die sich in der Praxis befinden (Wartezimmer, Empfang), Telefonate nicht mithören können.
- Anrufer können keine Hintergrundgeräusche aus der Praxis hören.
- Der Arbeitsplatz verfügt über folgende Arbeitsmittel: ein Headset, um beide Hände frei zu haben, einen PC, einen Drucker, alle notwendigen Formulare (Rezepte, Überweisungen etc.), Vordrucke für Telefonnoti-

zen bzw. ein praxisinternes E-Mail-System (vgl. Marketinghilfe 5.5), Zugriff auf den Praxisterminkalender, genügend Platz zum Schreiben etc.

- Das Telefon hat eine feste Position, es wird an keinem anderen Ort der Praxis verwendet (z. B. bei schnurlosen Telefonen).
- Das Praxistelefon ist eine moderne ISDN-Telefonanlage mit mehreren Leitungen, an die folgende Geräte angeschlossen sind: ein Telefaxgerät, ein Anrufbeantworter, ein PC mit Internetanschluss, Faxprogramm und Adressprogramm, das die Telefonnummer des Anrufers mit ISDN-Anschluss identifiziert und – soweit vorhanden – dessen elektronische Karteikarte automatisch aufruft.
- Die Warteschleife kann mit angenehmer Musik oder Ansagen versehen werden.
- Musik und Ansage werden regelmäßig gewechselt.
- Die Lautstärke der Telefonklingel ist diskret, aber gut hörbar eingestellt.
- Der Klingelton hat einen angenehmen Klang und wird auch während des Tages nicht als nervig oder stressig empfunden.
- Die Ansage des Anrufbeantworters ist akustisch sehr gut verständlich, kurz, informativ und prägnant.
- Alle Mitarbeiter sind mit den technischen Möglichkeiten der Telefonanlage vertraut (Weiterverbinden, Makeln etc.).
- Zu allen Telefonaten werden über die wichtigsten Inhalte Notizen erstellt, da der Inhalt eines Telefonats meist nur kurz nach dem Anruf noch präsent ist. Die Notizen werden über einen festgelegten Verteiler an die zuständigen Mitarbeiter weitergeleitet.

Ist Ihre Praxis über das Internet erreichbar, so gehört auch die Beantwortung von E-Mails zu den Aufgaben des Telefonarbeitsplatzes, natürlich ganz besonders dann, wenn die Patienten Termine über Ihre Website vereinbaren können. Alternativ ist es bei einem sehr großen Anrufaufkommen auch möglich, die gesamte Telefonkommunikation auf einen Dienstleister, z. B. ein kleineres Callcenter, auszugliedern. Das bietet Ihnen zusätzliche Vorteile:

Marketinghilfe 5.5: Informations- und Aktionsnotiz für Telefonate

Informations- und Aktionsnotiz		
von: ______________________		an: ______________________
Telefonat	am: ______________________	
	um: ______________________	
	mit: ______________________	
Gesprächsthema/-inhalt:		
______________________		
______________________		
To-Do:		
______________________		
______________________		
______________________		

- Die Telefonzeiten können erweitert werden.
- Alle Mitarbeiter können sich ganz auf die Patientenarbeit konzentrieren.
- Die Besetzung des Telefons ist unabhängig von Krankheitsfällen.
- Sie haben nur einen Ansprechpartner, der nach Ihren Vorgaben auch organisatorisch vorbereitende Arbeiten übernehmen kann und so zu einer Arbeitsentlastung beiträgt.

Tipp: Bieten Sie in Ihrer Praxis in größerem Umfang besondere Leistungen an, z. B. ambulante Operationen, oder machen IGeL-Leistungen einen Großteil Ihres Leistungsspektrums aus, so empfiehlt sich für solche Bereiche die Bereitstellung einer separaten Telefonnummer. Regeln Sie die Kommunikation mit Ihren Patienten auf diese Weise, können nicht nur Sie Ihre Anrufer besser unterscheiden und vielleicht schon die entsprechende Fachkraft an den Apparat holen, sondern auch die Anrufer wissen, dass sie gleich „in den richtigen Händen" sind.

5.2.2.2 Persönliche Marketinginstrumente

Die persönlichen Marketinginstrumente bestehen aus der Form und den Inhalten, die das Telefonverhalten der Mitarbeiter prägen und die insgesamt die Telefonqualifikation des Praxisteams ausmachen. Die Ergebnisse einer Meta-Analyse von 100 Praxisanalysen, bei denen auch die Telefonkommunikation Untersuchungsgegenstand war, zeigen den Status quo der Telefonqualifikation in deutschen Arztpraxen. Methodisch wurden die Praxen – mit Zustimmung der Praxisinhaber, aber ohne Wissen der Helfer – von Interviewern getestet, die die Praxen als Problempatienten in Form von Vielrednern kontaktierten. Thematischer Aufhänger der Testtelefonate war ein Umzug der potenziellen Patienten in die Stadt, in der die angerufene Praxis ansässig ist. Nach ausführlicher Schilderung dieser Situation wurde versucht, folgenden Fragenkatalog zu klären:

- Welches Leistungsangebot hat die Praxis?
- Hat der Arzt besondere Fähigkeiten oder Spezialisierungen?
- Gibt es eine spezielle Sprechstunde für Berufstätige?
- Wäre es ein Problem, Kinder zur Behandlung mitzubringen?
- Wann ist der nächste Termin möglich?
- Gibt es die Möglichkeit eines kostenlosen Vorgesprächs außerhalb des Behandlungszimmers?
- Kann man zunächst auch ohne Arztgespräch einmal in der Praxis vorbeikommen, um einen ersten Eindruck zu bekommen?

Die folgenden Resultate belegen ein großes, brachliegendes Optimierungspotenzial im Hinblick auf den Einsatz des Dienstleistungsinstruments „Telefonkontakt" (die Angaben beziehen sich auf die ermittelten Durchschnittswerte):

- Nur in 19 Fällen nannte der Praxisgesprächspartner seinen Namen verständlich. In lediglich 8 (!) Telefonaten wurde der Anrufer mit seinem Namen angesprochen, den er zu Beginn des Gesprächs deutlich genannt hatte.
- Es wurden lediglich 1,8 der insgesamt 7 Fragen beantwortet.
- Nur 16 der 100 Ansprechpartner signalisierten dem Anrufer durch Rück- und Zwischenfragen Interesse.

- Nach circa einer Minute stellte sich bei den Praxismitarbeitern deutliche Ungeduld und Gereiztheit ein und das Sprechverhalten änderte sich (Sprechtempo, Wortwahl, Stimmfarbe).
- Die Ansprechpartner verwendeten zum großen Teil sogenannte kalte Abschlusstechniken:
  - Abbruch des Gesprächs aus Zeitgründen (wartende Patienten) (55)
  - Verweis darauf, dass telefonische Auskunft zu aufwendig sei (14)
  - Angebot eines Rückrufs durch eine andere Kollegin (10), tatsächlich erfolgte ein Rückruf nur in einem Fall
- Lediglich 6 Praxismitarbeiter verstanden es, alle Fragen des Anrufers zu beantworten und einen Termin für den Erstbesuch festzulegen. Diese Gespräche dauerten lediglich 48 Sekunden länger als die Blockier- und Abbruchgespräche.

Gestaltungsgrundsätze der Telefonkommunikation

Mithilfe der folgenden Gestaltungsgrundsätze lässt sich die Telefonkommunikation von Ihren Mitarbeitern als Marketinginstrument nutzen. Sollten diese nicht über entsprechende Kenntnisse und Fähigkeiten verfügen, empfiehlt sich die Durchführung eines Telefonseminars, das am besten praxisintern stattfindet. So wird Ihr Praxisteam in der eigenen Arbeitsumgebung und unter Einsatz der eigenen Arbeitsmittel an die Marketingpraxis des Telefonierens herangeführt; eine Voraussetzung, die garantiert, dass die Inhalte des Trainings später nahtlos in die Arbeitspraxis einfließen.

Die Gestaltungsgrundsätze sind als Checklisten aufbereitet (vgl. Marketinghilfe 5.6 ff., S. 124 ff.), mit deren Hilfe Sie Ihr Team oder einzelne Mitarbeiter beurteilen können, in welchem Umfang diese über das nötige Telefonmarketing-Know-how verfügen. Verwenden Sie hierzu eine Skalierung von „1“ = „vollständige Umsetzung“ bis „6“ = „keine Berücksichtigung“.

Auf der Basis eines adäquaten Telefonverhaltens kann die Telefonkommunikation wie folgt als Marketinginstrument genutzt werden:

- **Marktforschung:** Praxistelefonate können zur Marktforschung für die Praxis eingesetzt werden. Bei Neupatienten ist im Laufe des Gesprächs ermittelbar, aufgrund welcher Informationen sie gerade Ihre Praxis ausgewählt haben. Ihre Patienten, die an andere Ärzte oder Kliniken überwiesen wurden, können bei ihrer ersten Terminvereinbarung nach der Überweisung nach den dort gewonnenen Eindrücken und ihrer Zufriedenheit gefragt werden, um eine Qualitätskontrolle der Zuweisungsinstanzen vorzunehmen. Das ist insofern sehr wichtig, als Patienten bei Unzufriedenheit mit Ärzten und Kliniken, an die sie überwiesen wurden, auch einen Teil der Mitverantwortung hierfür auf den Zuweiser übertragen, wenn er – aus ihrer Sicht – keine gute Empfehlung abgegeben hat. Ebenso ist es möglich, den Bedarf von Patienten – z. B. an zusätzlichen Gesundheitsleistungen (IGeL) – zu erheben („Kennen Sie unser Angebot schon?", „Würde es Sie interessieren, einmal ...?").

- **Darstellung des Leistungsangebots:** Es ist auch möglich, telefonisch das Leistungsangebot und seine Qualität darzustellen. Das lässt sich am besten durch kurze Einschübe realisieren: „Neben dieser Untersuchung bieten wir auch an, ...", „Mit diesem Verfahren hat der Herr Doktor schon sehr gute Erfahrungen gemacht", „Gerade auf diesem Gebiet haben wir schon sehr viele Patienten behandelt", „Unser Ziel ist, unseren Patienten zu dieser Erkrankung eine Komplettversorgung zu bieten", „Hierzu verfügt Frau Doktor auch über eine Zusatzbezeichnung".
- **Herausstellen der Patientenorientierung:** Bereits am Telefon kann den Anrufern ein erster Eindruck der Patientenorientierung und des Servicedenkens einer Arztpraxis vermittelt werden. Hierzu ist es zunächst wichtig, den Anrufer nicht als Bittsteller zu betrachten, sondern als Kunden, dem man so schnell und so kompetent wie nur möglich helfen möchte. Dies lässt sich durch ein Eingehen auf den Telefonpartner und sein Anliegen („Womit kann ich Ihnen helfen?", „Was kann ich für Sie tun?") umsetzen, aber auch indem man dem Anrufer das Gefühl vermittelt, einen Nutzen davon zu haben, wenn er in die Praxis kommt („Wir werden uns dann sofort um Sie kümmern.").

Tipp: Angesichts der Bedeutung und der Möglichkeit des Telefonkontakts, das Image Ihrer Praxis zu prägen, neue Patienten zu gewinnen und Stammpatienten zu binden, sollten Sie diesem Bereich einen besonderen Stellenwert geben, indem Sie

- das Praxistelefon als einen eigenständigen Arbeitsplatz betrachten und organisatorisch in den Praxisablauf einbinden (durchgehende Besetzung des Telefons, Weiterverarbeitung von Notizen und Anfragen, Rückrufe etc.),
- Ihre Mitarbeiter, die das Telefon bedienen, im Hinblick auf ein professionelles Telefonmanagement qualifizieren und
- die technischen Voraussetzungen schaffen, um mit dem Telefon arbeiten zu können und es nicht einfach nur zu bedienen.

Marketinghilfe 5.6: Checkliste für die Form der Telefonkommunikation

	1	2	3	4	5	6
Es besteht ein Bewusstsein, dass der eigene emotionale Zustand – wenn er nicht kontrolliert wird – vom Anrufer erkannt werden kann.						
Aus diesem Grund wird vermieden:						
• bei Ärger oder Freude schnell zu sprechen						
• Wortsilben auszulassen oder überdeutlich zu sprechen						
• bei unangenehmen Situationen langsam zu sprechen und die Silben undeutlich zu artikulieren						
Während der Telefonate wird die Stimme im Wechsel gehoben und gesenkt, um für den Anrufer durch dezente Betonungen einen angenehmen Stimmfluss zu erzeugen und Wichtiges herauszustellen.						
Die Begrüßung wird auch nach dem fünfzigsten Telefonat nicht „heruntergeleiert“.						
Es wird immer mit normaler Stimmkraft gesprochen, weder zu leise noch zu laut.						
Der Stimmklang am Telefon ist niemals:						
• genervt, gehetzt oder gestört						
• kalt, stur oder desinteressiert						
• ungeduldig oder pedantisch						
• überfreundlich						
• nüchtern, trocken oder unpersönlich wirkend						
Die Atemtechnik wird so kontrolliert, dass:						
• nicht gelangweilt ausgeatmet wird, wenn ein Anrufer einmal Sachverhalte sehr umständlich darstellt oder Informationen nicht versteht						

	1	2	3	4	5	6
• nicht kurz und laut geatmet wird, auch wenn man einmal in Hektik ist						
Die Sprechgeschwindigkeit ist grundsätzlich so zu wählen, dass sie:						
• einerseits Ausgeglichenheit vermittelt						
• ohne dabei andererseits langweilig und ohne Elan zu wirken						
Als Richtgröße gilt ein Tempo von etwa 100 bis 150 Wörtern pro Minute.						
Dabei wird ggf. auch das Sprechtempo des Anrufers berücksichtigt.						
Da die ersten Silben eines Telefonats meistens schwer zu verstehen sind, werden die ersten Worte immer sehr deutlich gesprochen.						
Versprecher werden möglichst vermieden.						
Ebenso werden keine Verlegenheitslaute verwendet.						
Die Aussprache erfolgt artikuliert, sodass auch alle Wortendungen sehr gut hörbar sind.						
„Weichmacher" wie „eigentlich", „eventuell" oder „in der Regel" werden vermieden.						
Statt „Ich könnte Ihnen folgenden Termin anbieten" wird gesagt „Ich kann Ihnen folgenden Termin anbieten".						
Statt „Ich müsste hierzu meine Kollegin fragen" wird gesagt „Ich frage hierzu meine Kollegin".						
Es werden keine Abschwächungsfloskeln wie „andererseits" oder „sicherlich" benutzt.						
Reizwörter wie „trotzdem", „dennoch" oder „aber" unterbleiben.						
Es werden keine Formulierungen („Killerphrasen") verwendet wie:						
• „Sie müssen …"						
• „Ja, das sagen Sie …"						
• „Sie können doch nicht sagen …"						
• „Aber Sie müssen doch zugeben …"						
• „Unbestritten ist doch …"						
• „Aber es liegt doch auf der Hand …"						
• „Das kann gar nicht sein."						
• „So etwas haben wir noch nie zugesagt."						
• „Sehen Sie nicht, was hier los ist?"						
• „Das ist Ihr Fehler."						
• „Dafür kann ich doch nichts."						

	1	2	3	4	5	6
• „Das geht nicht!"						
Es werden einfache Worte benutzt (z. B. „Frage" statt „Fragestellung", „einfach" statt „unkompliziert").						
Es wird grundsätzlich in der Ich-Form gesprochen statt „wir" oder „man".						
Die Ausdrucksweise ist kurz, prägnant und hat wenig Leerlauf.						
Es werden keine Fremdwörter benutzt.						
Die Satzbildung ist durch folgende Charakteristika gekennzeichnet:						
• kurze Sätze						
• geringe Verschachtelung						
• konkrete Formulierungen						
• vollständige, abgeschlossene Sätze						
• alle Sätze stehen in einem logischen Bezug zueinander						
• Lexik und Grammatik stimmen						
Es wird darauf geachtet, keine „Sprachmarotten" zu entwickeln.						
Vor allem werden keine Rede-Unarten verwendet wie:						
• viele „äh"						
• viele „und"						
• „nicht?"						
• Modewörter jeder Art						
• „Ich würde sagen ..."						
• „Ich denke mal ..."						
Es wird konsequent das Wort „muss" vermieden:						
• Statt „Ich muss einmal nachsehen, ob dieser Termin möglich ist" wird gesagt „Ich prüfe eben, ob dieser Termin möglich ist".						
• Statt „Sie müssen uns noch Ihre Versichertenkarte bringen" wird gesagt „Bitte bringen Sie uns noch Ihre Versichertenkarte".						
Es werden Schuldzuweisungen vermieden. Statt „Das haben Sie wohl falsch verstanden" wird gesagt „Wahrscheinlich habe ich mich nicht ganz deutlich ausgedrückt, ich meine ...".						
Es wird immer in der Gegenwart gesprochen. Statt „Wie war noch einmal Ihr Name?" wird gefragt „Wie ist Ihr Name?"						
Es werden konsequent „Bankrottphrasen" vermieden. Statt „Das ist jetzt sehr ungünstig, wir haben ganz viel zu tun" wird gesagt „Für die Klärung Ihrer Frage ist etwas mehr Zeit nötig. Kann ich Sie anrufen, wenn es etwas ruhiger bei uns ist?"						

	1	2	3	4	5	6
Die Telefonate sind wirkliche Dialoge, keine Monologe.						
Telefonate werden aktiv über Fragen geführt, statt auf den Anrufer passiv zu reagieren.						
Hierbei werden Fragen eingesetzt, auf die es möglichst nur eine Antwort gibt.						
Die Gesprächspartner erhalten durch Äußerungen wie „mhm" oder „aha" Rückmeldungen zu ihren Kommunikationsinhalten und es wird so signalisiert, dass das Gesagte verstanden, aber nicht bewertet wurde.						
Wenn Sachverhalte bewertet werden müssen, geschieht dies immer durch klare Zustimmung oder Verneinung.						
Wichtige Gesprächsinhalte werden in kurzen Worten wiederholt.						
Telefonate werden konzentriert geführt, um Nachfragen nach Möglichkeit zu vermeiden.						
Es wird – auch wenn dies manchmal angebracht wäre – auf die Vervollständigung der Sätze von Anrufern verzichtet.						
Wenn Telefonate sehr dynamisch geführt werden sollen, erfolgt das Gespräch im Stehen.						

Marketinghilfe 5.7: Checkliste für die Organisation der Telefonkommunikation

	1	2	3	4	5	6
Telefonate werden genutzt, um die Terminpünktlichkeit der Patienten zu verstärken.						
Es werden bereits am Telefon gezielt Sachverhalte erfragt, die eine Einschätzung des für die Patientenbetreuung benötigten Zeitbedarfs ermöglichen.						
Bei Bedarf wird ein Rückruf angeboten.						
Zur besseren organisatorischen Umsetzung werden Rückruflisten erstellt.						
Es gibt eine Telefonsprechstunde, bei der Telefonate auf bestimmte Zeiten des Tages konzentriert werden.						
Jeder Mitarbeiter weiß genau, welche Zusagen Anrufern gemacht werden können.						
Ebenso weiß jeder Mitarbeiter, wer bei Angelegenheiten, die nicht in den eigenen Entscheidungsspielraum fallen, angesprochen werden muss bzw. kann.						

	1	2	3	4	5	6
Es existiert eine eindeutige Prioritätenregelung:						
• welche Anrufer auf jeden Fall zum Praxisinhaber durchgestellt werden dürfen						
• welche Anrufer auf jeden Fall von ihm fernzuhalten sind						
• welche Informationen an wen herausgegeben werden dürfen						
• wer in welchen Fällen an andere Mitarbeiter in der Praxis weiter verbunden werden darf						
Falls sehr viele Patienten auf einmal die Praxis betreten und parallel das Telefon bedient werden muss, gibt es eine eindeutige Regelung über die Aufgabenverteilung an der Rezeption.						
Besteht die Notwendigkeit, einen Anrufer weiterzuverbinden, kündigt der Mitarbeiter:						
• dem Anrufer an, an wen weiterverbunden wird						
• dem folgenden Gesprächspartner an, wer mit ihm sprechen will						
• und warum er mit ihm sprechen will						
Wenn Patienten gebeten werden, zu einem späteren Zeitpunkt erneut anzurufen, wird dieser eindeutig konkretisiert.						
Rückrufangebote werden absolut zuverlässig eingehalten.						
Wir halten die Telefonate so kurz, wie es erforderlich ist, begrenzen den Small Talk und versuchen, im Gesprächsablauf auf den Punkt zu kommen.						

Marketinghilfe 5.8: Checkliste für die Inhalte der Telefonkommunikation

	1	2	3	4	5	6
Bei jedem Telefonat steht als Ziel im Vordergrund, den Nutzen des Anrufers zu maximieren.						
Bei der Begrüßung eines Anrufers:						
• wird zunächst eine Grußformel („Guten Morgen", „Guten Tag") verwendet						
• gefolgt vom Praxisnamen						
• danach folgt ein kurzer Einschub („Ich heiße", „Mein Name ist")						
• gefolgt von der Nennung meines Vor- und Nachnamens						
Ist der Name eines Anrufers unbekannt, wird er erfragt, ggf. verbunden mit der Bitte, ihn zu buchstabieren.						
Bei unbekannten Anrufern wird ebenfalls der Vorname erfragt.						

	1	2	3	4	5	6
Während des Telefonats werden Anrufer immer mit ihrem Namen angeredet.						
Am Telefon werden mit Anrufern grundsätzlich keine Streitigkeiten ausgetragen.						
Die Mitarbeiter lassen sich nicht provozieren.						
Bei ablehnenden Auskünften werden immer erklärende Gründe genannt. (Beispiel: Statt „Frau Doktor ist jetzt nicht zu sprechen" wird gesagt „Sie können Frau Doktor im Moment nicht sprechen, weil ...".)						
Ein „Nein" wird immer in positive Redewendungen gekleidet. (Beispiel: Statt „Herr Doktor ist zur Zeit nicht zu sprechen" wird gesagt „Herr Doktor ist ab ... Uhr wieder zu sprechen".)						
In Fällen, in denen keine positive Umformulierung möglich ist, wird eine angepasste Wortwahl verwendet. (Beispiel: Statt des Wortes „warten" (negativ) wird das Wort „gedulden" (positiv) verwendet.)						
Alle Aktionen, die für einen Anrufer ausgeführt werden, werden als Hilfe deklariert. (Beispiel: Statt „Da kann ich Ihnen nicht helfen, ich verbinde Sie weiter" wird gesagt „Für diese Frage ist Frau S. zuständig, ich verbinde Sie weiter".)						
Beim Weiterverbinden wird statt „Hier ist eine Frau ..." gesagt „Hier ist Frau ..."						
Gesprächsinhalte werden konsequent konkretisiert. (Beispiel: Statt „Wann passt es Ihnen?" wird gesagt „Ich kann Ihnen folgende Termine anbieten".)						
Anrufer werden grundsätzlich nicht zum „Dummen gemacht". (Beispiel: Statt „So was habe ich ja noch nie gehört" wird gesagt „Bitte warten Sie einen Augenblick, ich frage eben bei meiner Kollegin nach".)						
Es wird stets Kompetenz am Telefon gezeigt. (Beispiel: Statt „Das kann ich Ihnen auch nicht sagen" wird gesagt „Das werde ich für Sie klären".)						
Es werden Befehle und Anordnungen vermieden. (Beispiel: Statt „Sie müssen dann aber pünktlich um 11 Uhr hier sein" wird gesagt „Wir bereiten also alles so vor, dass wir pünktlich um 11 Uhr mit der Untersuchung beginnen können".)						
Vielredner werden freundlich mit Sachargumenten gestoppt („Vielen Dank für Ihren Anruf, aber es wartet leider schon ein zweiter Anrufer").						
Die wesentlichen Gesprächsinhalte werden am Ende eines Telefonats zusammengefasst.						

5.2.3 Außeneindruck der Praxis

Neu-Patienten versuchen, mithilfe sogenannter Sekundärindikatoren, sich ein Bild über die Leistungsqualität von Arztpraxen zu verschaffen. Neben dem Telefonkontakt ist das Gebäude, in dem sich die Praxis befindet, ein zweiter Indikator. Aber auch Stammpatienten beeinflusst der Außeneindruck der Praxisimmobilie, der damit Punkt 3 der Patient-Praxis-Kontaktphasen darstellt (vgl. Abb. 5.3, S. 90). Stehen z. B. der Außeneindruck (negativ) und die Dienstleistungsqualität (positiv) in einem starken Gegensatz, können schon leichte Minderungen der Dienstleistungsqualität, z. B. die unfreundliche Behandlung durch einen Mitarbeiter, den Gesamteindruck der Praxis überproportional negativ beeinflussen.

Leider ist der Außeneindruck einer Praxis in den meisten Fällen nur indirekt durch den Praxisinhaber selbst beeinflussbar. Dennoch sollte bei gravierenden Verschmutzungen, Verunstaltungen oder baulichen Mängeln der Immobilie das Gespräch mit dem Vermieter bzw. Eigentümer gesucht und Abhilfe geschaffen werden. Wird eine Praxis übernommen oder neu gegründet, gehört die Kontrolle folgender Aspekte mit zur Standortbewertung:

- Fassade des Hauses, in dem sich die Praxisräume befinden
- Bürgersteig vor der Praxis, Praxiszugang
- Wände im Hausflur, Zustand des Treppenhauses
- Helligkeit, Gerüche und Geräusche im Hausflur
- Sauberkeit des Treppenhauses (Reinigung, Prospekte)
- Klingelblock (einheitliche Beschilderung?)
- Praxiszugang
- Mülltonnen (Unterbringung, Sichtschutz)
- Bequemlichkeit des Praxiszugangs (Stufen, Behinderteneignung)

Als zweites Element bestimmt das Praxisschild den Qualitätseindruck. Folgende Gestaltungspunkte sind hierbei zu beachten:

- Erkennbarkeit (Positionierung an der Fassade)
- Aktualität der Angaben
- Sauberkeit
- keine überklebten oder handschriftlich ergänzten Angaben

Tipp: Bei Bedarf sollte die Außenbeschilderung durch eine Innenausschilderung ergänzt werden. Auch hierbei sind die o. a. Kriterien zu beachten.

5.2.4 Empfang

Der nächste Punkt (vgl. Abb. 5.3, S. 90) betrifft die Gestaltung des Empfangsbereichs der Praxis sowie das Auftreten und Verhalten der Mitarbeiter dort. Hier kann ebenfalls zwischen unpersönlichen und persönlichen Marketinginstrumenten unterschieden werden.

5.2.4.1 Unpersönliche Marketinginstrumente

Das Ziel der Gestaltung des Empfangs ist, für die Patienten eine beruhigende, entspannende und vor allem Angst abbauende Atmosphäre zu schaffen. Der Empfang knüpft an den im Telefonat initiierten Patientenkontakt an und setzt die bislang über die Praxis gewonnenen bzw. entwickelten Eindrücke in die Realität um. Zählen Selbstzahlerangebote zum Leistungsumfang, kommt es zusätzlich darauf an, den Patienten als Kunden ein adäquates Umfeld zu bieten. Die Rezeption darf jedoch nicht allein unter Marketingaspekten gesehen und gestaltet werden, sondern muss auch Gesichtspunkte der Funktionalität und Arbeitsproduktivität berücksichtigen. Hier wird eine Vielzahl administrativer und organisatorischer Leistungen erbracht, von deren Qualität der gesamte Praxisarbeitsprozess entscheidend abhängt. So ist ein optimierter Empfang immer ein Kompromiss zwischen Marketing und Funktion.

Um die Rezeption als Marketinginstrument zu nutzen, ist die Umsetzung folgender Punkte wichtig:

- Wählen Sie eine Türklingel – soweit diese benötigt wird – mit einem möglichst angenehmen und dezenten Klang, evtl. kann der Klang auch durch ein Lichtsignal ersetzt oder ergänzt werden.
- Alle Mitarbeiter sollten darauf achten, dass sich die Rezeption stets in einem sauberen und aufgeräumten Zustand präsentiert. Frühstücksbrote, Cola-Dosen und Pralinenschachteln sind ebenso unangebracht wie aufgetürmte Aktenordner oder Zeitungsstapel. Der Hintergrund: Ordnung ist für Patienten ein Qualitätsindikator und wird mit Assoziationen wie „ geordneter Ablauf" und „systematisches Arbeiten" verbunden.

- Ein Blumenstrauß oder ähnliche, an die Jahreszeit angepasste dezente Dekorationen schaffen eine angenehme, freundliche Atmosphäre.
- Die gesamte Belegschaft sollte Namensschilder tragen. Dadurch wird es für die Patienten leichter, auch unbekannte Mitarbeiter anzusprechen.
- Vermeiden Sie „Behördentresen", an denen Patienten als Bittsteller auftreten und durch eine schmale Öffnung mit den Mitarbeitern sprechen müssen. Schaffen Sie eine offene Atmosphäre, achten Sie jedoch gleichzeitig auf den Datenschutz (abgewandte PC-Bildschirme, keine offen ausliegenden Patientenunterlagen).
- Achten Sie auf den Zustand des Bodens, der Wände und der Möbel. Beschädigungen und Verunreinigungen sollten umgehend beseitigt werden. Setzen Sie nach Möglichkeit warme Farben ein.
- Ganz wichtig ist ein helles, freundliches Licht. Es nimmt den Patienten Berührungsängste und wirkt einladend. Auch für den Arbeitsbereich Ihrer Mitarbeiter ist eine helle Beleuchtung wichtig.
- Schaffen Sie für Ihre Patienten eine Diskretionszone, sodass sie – ohne die Mithörmöglichkeit Dritter – ihr Anliegen schildern können.
- Achten Sie auf saubere Kleidung Ihrer Mitarbeiter.

5.2.4.2 Persönliche Marketinginstrumente

Noch wichtiger als eine stimmige äußere Empfangsatmosphäre sind das Auftreten und das Verhalten Ihrer Mitarbeiter. Hierbei kommt es vor allem auf vier Punkte an:

Arbeitsatmosphäre

Sie sollte weitgehend frei von Hektik sein. Patienten erwarten in erster Linie Ruhe und geordnete Abläufe; eine hektische Atmosphäre gleich zu Beginn des persönlichen Kontakts wirkt sich negativ auf das Bild der Patienten über die Praxis aus. Die Ausgeglichenheit der Arbeitsabläufe wird zum einen durch die persönliche Arbeitsweise Ihrer Mitarbeiter geprägt, viel mehr jedoch durch eine gut durchdachte Arbeitsorganisation. Aus diesem Grund ist es empfehlenswert, einmal jährlich eine Organisationsanalyse durchzuführen, um die Effizienz des Arbeitsflusses zu erhöhen. Denn erfahrungsgemäß schleichen sich immer wieder Verhaltensweisen und Regelungen ein, die den Arbeitsfluss hemmen, ohne dass es von den Beteiligten registriert wird. Hierfür benötigen Sie keine externe Hilfe, sondern können eine solche Untersuchung mithilfe einfacher Bordmittel in Form einer Arbeitsanalyse umsetzen. Mit ihrer Hilfe lassen sich Aufbau- und Ablauforganisation, Bestellsystem und ärztliches Zeitmanagement mit der Patientenstruktur überprüfen und synchronisieren. Die Umsetzung erfolgt am einfachsten mithilfe eines Patientenlaufzettels, auf dem alle Arbeiten für die Dauer einer Woche nach Art, Dauer und Verantwortlichem/Ausführendem dokumentiert werden. Diese Datenbasis gibt Ihnen ein Abbild Ihrer Arbeitsprozesse, die dann optimiert werden können. Durch die Zusammenführung aller Daten entsteht ein mehrdimensionales Abbild der Praxisarbeitsabläufe. Hieraus wird u. a. erkennbar,

- was in der Praxis geschieht, während Sie Patientengespräche führen,
- in welchem Umfang und mit welchen Konsequenzen z. B. unangemeldete Patienten die Abläufe beeinflussen,
- welche Aufgaben die Mitarbeiter mit welcher Arbeitsauslastung ausführen (Grundlage der Personalplanung),
- ob die Arbeitsabläufe optimal koordiniert sind,
- wie sich die Aufenthaltszeit der Patienten zusammensetzt etc.

Freundlichkeit

Nichts schafft so schnell und nachhaltig eine positive Atmosphäre wie ein freundlicher Empfang:

- der Blickkontakt, der zeigt, dass der ankommende Patient wahrgenommen wurde,
- das Lächeln als mimische Vor-Begrüßung und positive Einstimmung,
- die eigentliche Begrüßung (mit Vorstellung der Mitarbeiter bei Neupatienten),
- die positive Sprache zur Schaffung einer angenehmen Gesprächssituation,
- die persönliche Anrede des Patienten.

Kompetenz

Die freundlichste Begrüßung allein aber schafft noch keinen nachhaltigen Marketingeffekt. Patienten erwarten ebenso eine professionelle Auskunft, wie sich der Praxisaufenthalt weiter gestalten wird und was sie als Nächstes tun sollen. Aus diesem Grund ist unbedingt darauf zu achten, dass am Empfang nur Mitarbeiter arbeiten, die mit den verschiedenen, durch die einzelnen Patienten und ihre Behandlung entstehenden Situationen souverän umgehen können. Sie sollten die notwendigen organisatorischen Schritte ebenso kennen wie die aktuelle Belegungssituation der Praxis und müssen natürlich über die Kompetenz verfügen, situationsadäquat zu agieren. Ebenso sollten sie in der Lage sein, klassische Aktionsüberschneidungen zu bewältigen, beispielsweise, wenn sie sich mitten in einem Telefonat mit einem Patienten befinden und ein weiterer Patient die Praxis betritt. Nur wenige Mitarbeiter reagieren in dieser Situation richtig und geben dem Patienten, um ihn zu begrüßen, ein bittendes Zeichen mit dem Kopf oder der Hand, heranzutreten bzw. sich – wenn eine Möglichkeit hierfür vorhanden ist – zu setzen. Eventuell unterbrechen sie das Telefonat kurz, um ihn zu begrüßen.

Gleichberechtigung

Das Verhalten Ihrer Mitarbeiter beim Empfang – und natürlich auch während des gesamten Aufenthaltes – hat eine direkte Wirkung auf den Eindruck, den Patienten über ihren Stellenwert in Ihrer Praxis erhalten. Personen, die man als Kunden ansieht, lässt man nicht warten, sondern schenkt ihnen seine ungeteilte Aufmerksamkeit. Privatgespräche in Gegenwart von Patienten, Radiomusik am Empfang und ignorierende Geschäftigkeit zeigen den Patienten, dass sie eben nicht als Kunden gesehen werden.

Tipp: Führen Sie mit Ihren Mitarbeitern eine Praxisbesprechung in Form einer Kreativsitzung unter dem Motto „Der optimale Patientenempfang" durch. Tragen Sie mit Ihrer Belegschaft zusammen, welche Faktoren wichtig sind und entwickeln Sie für verschiedene Standardsituationen – z. B. betritt ein Patient die Praxis, während der Mitarbeiter am Empfang telefoniert – Vorgehensweisen, die die Empfangssituation Ihrer Praxis zukünftig kennzeichnen sollen. Beginnen Sie aus Motivationsgründen Ihre Sitzung mit einer Sammlung der Aspekte, die erfahrungsgemäß bereits sehr gut funktionieren und auch von den Patienten entsprechend positiv gewürdigt werden. Fahren Sie anschließend mit der Frage fort, wie dieses bereits gute Ergebnis weiter verbessert werden kann. Tragen Sie Sorge dafür, dass es nicht zu persönlichen

Schuldzuweisungen kommt, sondern allgemeingültige personenunabhängige Aspekte diskutiert werden. Alle mitarbeiterbezogenen Inhalte sollten in den individuellen Mitarbeitergesprächen besprochen werden.

5.2.5 Inneneindruck der Praxis – das Praxisdesign

Das Praxisdesign (vgl. Abb. 5.3, S. 90) ist dann ein gutes Marketinginstrument, wenn es ein sogenanntes Corporate Design ist, d. h., wenn die Kombination aus Einrichtung, Boden- und Wandgestaltung in Farbe und Form einen einheitlichen, den Charakter der Praxis prägenden Eindruck schafft. Das Praxisdesign ist die materiell-räumliche Form, in der Sie und Ihr Team Ihre Leistungen erbringen und die Ihre Praxisatmosphäre schaffen.

Der Begriff „Corporate Identity" (CI) führt immer wieder zu der Assoziation „hohe Kosten". Praxisinhaber gehen davon aus, dass sie – um ein CI-Konzept umzusetzen – Ihre Praxis von Grund auf neu einrichten müssen. Doch ein solcher Aufwand ist gar nicht notwendig. Zielsetzung ist vielmehr, Ihrer Praxis einen Charakter und eine Identität zu verleihen, die sich durch alle Räume zieht. Mit der Marketinghilfe 5.9 erhalten Sie eine Prüfliste der Punkte, an die hierbei zu denken ist. Nehmen Sie diese Liste einmal nach Sprechstundenschluss, gehen Sie durch Ihre Praxis und versuchen Sie, die Perspektive Ihrer Patienten einzunehmen. Notieren Sie in der Prüfliste diejenigen Aspekte, die ggf. zu verändern wären, und spezifizieren Sie anschließend die notwendigen Veränderungen. Kalkulieren Sie anschließend die Kosten und Sie werden sehen, dass CI nicht teuer sein muss.

Ein weiteres Gestaltungselement des Praxisdesigns ist die Kleidung, die Sie und Ihr Team tragen. Die Entscheidung, sich für das klassische Weiß oder „Straßenkleidung" zu entscheiden, hat inzwischen schon Tradition. Die Befürworter des Arztkittels führen vor allem an, dass Einheitlichkeit nach außen einen professionellen Eindruck schafft und nach innen die Zusammengehörigkeit und damit das Wir-Gefühl stärkt. Ebenso erhielten die Patienten eine klare Orientierungsmöglichkeit. Die Gegner sprechen vom „Abschneiden alter Zöpfe", von einer „Modernisierung des Medizinbetriebs" und von ihrem Anliegen, dem Patienten auf gleicher Augenhöhe entgegenzutreten.

Tipp: Unter dem Aspekt der Dienstleistungsorientierung sollte die Entscheidung zunächst abhängig von der oder den anzusprechenden Zielgrup-

Marketinghilfe 5.9: Prüfliste zum Praxisdesign

<table>
<tr><th colspan="2" rowspan="2">CI-Gestaltungsmerkmale</th><th colspan="2">Veränderungsbedarf</th><th rowspan="2">To-Do</th></tr>
<tr><th>ja</th><th>nein</th></tr>
<tr><td colspan="2">In allen Bereichen der Praxis herrscht für die Patienten absolute Diskretion (kein Mithören von Arzt-/Mitarbeiter-Patienten-Gesprächen).</td><td></td><td></td><td></td></tr>
<tr><td colspan="2">Die Orientierung in der Praxis ist durch eine klare und eindeutige Ausschilderung gewährleistet.</td><td></td><td></td><td></td></tr>
<tr><td colspan="2">Die Gestaltung der Praxisräume folgt einem durchgängigen Gestaltungsprinzip (z. B. einheitliche Systemmöbel).</td><td></td><td></td><td></td></tr>
<tr><td colspan="2">Die Praxis ist in einem sehr guten Zustand (keine Renovierungsnotwendigkeit).</td><td></td><td></td><td></td></tr>
<tr><td colspan="2">Die Praxis ist mit Pflanzen und Bildern freundlich ausgestattet.</td><td></td><td></td><td></td></tr>
<tr><td colspan="2">Die Praxis wird regelmäßig gelüftet, es gibt keine störenden Gerüche.</td><td></td><td></td><td></td></tr>
<tr><td colspan="2">Die Praxisräume verfügen über eine deutliche Ausschilderung.</td><td></td><td></td><td></td></tr>
<tr><td rowspan="7">Alle Räume …</td><td>sind stets aufgeräumt.</td><td></td><td></td><td></td></tr>
<tr><td>sind sauber.</td><td></td><td></td><td></td></tr>
<tr><td>sind mit einem hellen, aber warmen Licht ausgeleuchtet.</td><td></td><td></td><td></td></tr>
<tr><td>haben saubere Fenster.</td><td></td><td></td><td></td></tr>
<tr><td>haben gereinigte Gardinen und/oder Jalousien.</td><td></td><td></td><td></td></tr>
<tr><td>sind jahreszeitlich passend temperiert.</td><td></td><td></td><td></td></tr>
<tr><td>sind frei von Gebrauchsspuren (Tapeten, Türen, Mobiliar).</td><td></td><td></td><td></td></tr>
<tr><td colspan="2">Die Praxis ist behindertengeeignet.</td><td></td><td></td><td></td></tr>
<tr><td colspan="2">In den Praxisräumen, die für die Patienten vorgesehen sind, liegen keine persönlichen Dinge der Mitarbeiter.</td><td></td><td></td><td></td></tr>
<tr><td colspan="2">Gebrauchte Instrumente, z. B. Spritzen, sind nicht sichtbar.</td><td></td><td></td><td></td></tr>
<tr><td colspan="2">Es ist kein Abfall sichtbar.</td><td></td><td></td><td></td></tr>
<tr><td colspan="2">Der Zustand der Praxisräume inklusive Toilette wird regelmäßig kontrolliert.</td><td></td><td></td><td></td></tr>
<tr><td colspan="2">Die Praxisräume werden regelmäßig und gründlich gereinigt.</td><td></td><td></td><td></td></tr>
<tr><td colspan="2">Es türmen sich keine Akten am Empfang oder im Arztzimmer.</td><td></td><td></td><td></td></tr>
<tr><td rowspan="4">Die Patiententoilette …</td><td>ist stets offen (kein Schlüssel, der an der Rezeption abgeholt werden muss).</td><td></td><td></td><td></td></tr>
<tr><td>ist stets sauber.</td><td></td><td></td><td></td></tr>
<tr><td>ist immer gut gelüftet.</td><td></td><td></td><td></td></tr>
<tr><td>ist stets mit genügend Papier, Seife und Tüchern ausgestattet.</td><td></td><td></td><td></td></tr>
</table>

pen getroffen werden. Setzt sich die Klientel vorwiegend aus Jüngeren zusammen, kann Straßenkleidung durchaus sinnvoll sein, stehen ältere Patienten im Mittelpunkt der Praxisstrategie, sehen diese „ihren Doktor" lieber im weißen Kittel.

5.2.6 Mitarbeiterkontakt

Die Dienstleistung Ihrer Praxis ist personendominiert, Ihre Angestellten fungieren – neben der Erledigung ihrer Arbeiten – zugleich als „Marketinginstrumente", die die Patientenzufriedenheit durch den unmittelbaren, persönlichen Kontakt direkt beeinflussen. Dieser Marketingeffekt findet unabhängig davon statt, ob er aktiv verfolgt oder überhaupt nicht bedacht wird. Die gezielte Nutzung des Mitarbeiterkontakts als Marketinginstrument ist somit ein weiterer Punkt der Patient-Praxis-Kontaktphasen (vgl. Abb. 5.3, S. 90) und setzt zunächst – soweit nicht schon vorhanden – eine Bewusstmachung bei Ihren Mitarbeitern voraus.

Neben dem Bewusstsein der eigenen Marketingwirkung kommt es dann darauf an, dass Ihre Mitarbeiter dieses Bewusstsein den Patienten gegenüber in Verhalten und Sprache in die Realität umsetzen. Dafür müssen Sie Ihre Mitarbeiter auf kein Seminar schicken, denn das Verhalten bedarf nur weniger Regeln:

- **Aufmerksamkeit und Individualität:** Was für den Empfang gilt, gilt auch für die weitere Betreuung des Patienten: Sie sollte stets auf ihn ausgerichtet sein. Der Patient erwartet vollständige Aufmerksamkeit für sein Anliegen. Die Instrumente hierfür sind: ein bewusstes Ansehen des Gegenübers, Blickkontakt und die Anrede mit seinem Namen.
- **Freundlichkeit:** Wertet man Patientenbefragungen hinsichtlich derjenigen Punkte aus, die Patienten bei der Betreuung durch das Praxisteam besonders gut gefallen haben, steht an erster Stelle das Lächeln der Mitarbeiter. Kein anderes Verhaltensmerkmal besitzt eine solche Kraft, eine angenehme Atmosphäre zu schaffen, und ist zudem mit geringstem Aufwand einsetzbar.
- **Diskretion:** Kein Patient mag seine Beschwerden vor anderen schildern. Ebenso mögen es Patienten nicht, den Schilderungen Dritter über ihre Leiden zuzuhören. Diese Sachverhalte sollten Ihre Mitarbei-

ter bei allen Patientenkontakten berücksichtigen. Sie können sie beim Bemühen um Diskretion unterstützen, indem Sie Diskretionsbereiche einrichten, also Bereiche, die ein ungestörtes Gespräch ermöglichen. Zur Diskretion gehört auch, dass Ihre Mitarbeiter in Anwesenheit von Patienten keine Privatgespräche führen sollten.

Das Herzstück des Patienten-Mitarbeiter-Kontakts ist die marketingorientierte Kommunikation. Der Begriff bezeichnet jedoch kein aggressives oder aufdringliches Verhalten, sondern vielmehr die Ausrichtung der Gespräche auf die Anforderungen und Bedürfnisse der Patienten. Viele Praxismitarbeiter sind der Ansicht, dass diese Art der Patientenkommunikation etwas Kompliziertes ist, für das man ein umfangreiches Wissen und intensives Training benötigt. Sind Sie auch dieser Meinung? Dann führen Sie sich doch einmal ein konkretes Beispiel aus anderen Branchen vor Augen: den Pharmaberater. Seine Aufgabe ist es, empfängerorientiert zu kommunizieren. Wie das funktioniert, zeigt ein Blick auf das Gesprächsverhalten „guter Verkäufer" unter dem Motto „Von den Profis lernen":

- **Sie schaffen Sympathie:** Ein korrekter Auftritt, Blickkontakt, ein Lächeln, einige nette Worte und schon haben sie eine angenehme Gesprächsatmosphäre hergestellt, der man sich nicht entziehen kann und auch nicht möchte, denn die „guten" Pharmaberater besitzen einfach eine ganz bestimmte Art, ihre Gesprächspartner positiv für sich einzunehmen. Das Erfolgsrezept dabei ist ganz einfach: freundlich und natürlich sein.
- **Sie kennen ihre Ansprechpartner:** „Guten Tag, Frau P." Doch das Kennen geht weit über die Erinnerung des Namens hinaus: „Wie geht es Ihrem Sohn? Bei meinem letzten Besuch hatte er doch noch den gebrochenen Arm." Mithilfe weniger, aber für den einzelnen Ansprechpartner wichtiger persönlicher Informationen knüpfen sie an den letzten Kontakt an und stellen sofort eine direkte Beziehung her. Der Unterschied zu ihren „schlechteren" Kollegen liegt vor allem darin, dass sie Small Talk auf hohem Niveau, der Emotionsbasis des Gesprächspartners, praktizieren und ihn auf diese Weise für einige Sekunden aus der Arbeitsumwelt herausholen. Die üblicherweise ver-

wendeten Small-Talk-Themen wie Wetter oder Verkehr leisten das nicht annähernd.

- **Sie stellen den Nutzen ihrer Leistungen in den Vordergrund:** Ist der Gesprächspartner derart positiv eingestimmt, nimmt er sich auch Zeit, das Anliegen des Beraters anzuhören. Ist dieses gleichzeitig mit einem starken Nutzenargument verbunden, ist der Weg zum Erfolg bereits beschritten: „Ich habe für Sie das wirklich einmalige Angebot, sich – was Sie ja schon immer wollten – betriebswirtschaftlich fortzubilden." Das Nutzenargument hat in dieser Gesprächsphase eine Türöffnerfunktion und wird fast zufällig, ja beiläufig in das Gespräch eingebracht.
- **Sie sagen präzise, was sie wollen:** Ist der Nutzen deutlich herausgestellt, folgt das konkrete Anliegen: „Frau P., ich habe noch drei Plätze für ein exklusives Seminar zu diesem Thema frei und müsste möglichst heute noch wissen, ob Dr. K. daran teilnehmen möchte. Könnte ich ihn einmal kurz fragen?" Direkte und präzise Fragen haben für beide Gesprächspartner einen Vorteil: Der oder die Gefragte kann eine schnelle Entscheidung treffen, da sie genau wissen, worum es geht. Sie kennen die vollständigen Fakten und müssen nicht rückfragen oder Bedeutungsinhalte selbst interpretieren. Der Fragende erhält in der Regel auf eine präzise Frage auch eine präzise Antwort und kann seinen nächsten Verkaufsschritt darauf abstimmen.
- **Sie achten auf die Reaktion ihres Gegenübers:** „Ja, ich sehe schon Ihren skeptischen Blick, aber ich benötige wirklich nur zwei Minuten."
- **Sie gehen auf die individuelle Situation ihres Ansprechpartners ein:** „Ich weiß ja, montags vormittags ist bei Ihnen die Hölle los, aber vielleicht gibt es ja doch eine Möglichkeit?" Erfolgreiche Pharmaberater berücksichtigen die aktuelle Situation ihres Gesprächspartners. Auf diese Weise solidarisieren sie sich einerseits mit ihm, andererseits entkräften sie im Voraus ein potenzielles Gegenargument „Das geht jetzt leider nicht, sie sehen ja, wie viel wir zu tun haben."
- **Sie machen ihr Leistungsangebot anschaulich:** „Die wesentlichen Seminarinhalte und die Referenten finden Sie in diesem Prospekt; die Punkte, die Dr. K. besonders interessieren werden, habe ich gelb mar-

kiert." Kaum ein Pharmaberater verlässt eine Praxis, ohne Anschauungsmaterial abgegeben zu haben. Die Verkaufsprofis gehen jedoch noch einen Schritt weiter; sie individualisieren die Unterlagen und machen diese damit zu persönlichen Unikaten. Der reine Werbeeffekt tritt in den Hintergrund, die persönlich ausgerichtete Information dominiert.

- **Sie bieten, wenn notwenig, Handlungsalternativen an:** „Wenn es jetzt schwierig ist, lasse ich den Prospekt hier und rufe Herrn Dr. K. gegen 17 Uhr an."
- **Sie geben eine Nachbestätigung:** „Vielen Dank, dass Sie das Gespräch trotz des Trubels vermittelt haben. Sie werden sehen, von diesem Seminar profitiert Ihr ganzes Team." So freundlich, wie sie das Gespräch begonnen haben, beenden sie es auch, nicht jedoch, ohne den Nutzen der Handlung – in diesem Fall der Vermittlung – noch einmal dargestellt zu haben.

Dieses Vorgehen, das Sie sicher schon in der einen oder anderen Form in Ihrer Praxis erlebt haben, können Sie für Ihre marketingorientierte Patientenkommunikation übernehmen:

- Schaffen Sie zum Gesprächsstart Sympathie.
- Informieren Sie sich über Ihre Gesprächspartner.
- Stellen Sie für den Patienten immer seinen Nutzen in den Vordergrund.
- Sagen Sie präzise, was Sie für Ihre Gesprächspartner tun können und was von diesen erwartet wird.
- Achten Sie auf die Reaktionen Ihrer Gesprächspartner.
- Berücksichtigen Sie immer die individuelle Situation Ihrer Ansprechpartner.
- Machen Sie Ihre Leistungen anschaulich.
- Bieten Sie – wenn notwendig – Handlungsalternativen an.
- Geben Sie Nach- und Rückbestätigungen.

Zum Zweiten geht es bei der marketingorientierten Patientenkommunikation darum, die Kommunikationstabus für den Umgang mit Ihren Patienten zu kennen und zu vermeiden. Verinnerlichen Sie hierfür erneut die Marketinghilfen 5.6 bis 5.8 (S. 124 ff., Checklisten zu Form, Inhalt und Organisation der Telekommunikation).

Die „richtige" Patientenkommunikation setzt voraus, dass Ihre Mitarbeiter zum einen der Körpersprache Ihrer Patienten Unsicherheit, Angst, Unverständnis und Aggression entnehmen und entsprechend reagieren können, zum anderen aber auch die Patientengrundtypologie kennen und entsprechende Kommunikationsstrategien. Die Typologie leitet sich aus zwei Dimensionen ab:

- ob Patienten eher sachlich oder emotional orientiert/veranlagt sind und
- ob sie sich intro- oder extrovertiert verhalten.

Aus beiden Dimensionen lässt sich das Schema für eine Patiententypologie entwickeln (vgl. Abb. 5.4): Fallen eine hohe Sachorientierung mit einem stark extrovertierten Verhalten zusammen, hat man den rechthaberischen Patienten vor sich. Er ist über seine Krankheit und die notwendigen Diagnose- und Therapiemaßnahmen bestens informiert und weiß im Grunde alles besser. Er kennt sich in Arztpraxen aus, ihm kann man nichts vormachen. Um mit ihm dennoch umgehen zu können, kommt es darauf an, möglichst viele Fragen zu stellen und – wenn notwendig – ausschließlich mit Fakten zu argumentieren.

Der Pedant verfügt ebenfalls über ein detailliertes Hintergrundwissen und versucht gleichzeitig, alles Neue bis ins Detail zu erkunden. Sein introvertiertes Verhalten macht den Umgang mit ihm etwas leichter, allerdings um den Preis eines hohen Zeitaufwands für Information und Erklärungen. Wenn ihm etwas missfällt, wird er dies nie äußern, sondern unter Umständen einfach nicht mehr in Ihre Praxis kommen.

Der geduldige Patient ist sicher der angenehmste Vertreter unter den vier Grundtypen, allerdings weiß man nie genau, was er wirklich denkt. Um sein Verhalten zu beeinflussen (z. B. Compliance), müssen emotionale Argumente verwendet werden („Dann wird es Ihnen schnell wieder besser gehen ..."); an Sachargumenten („..., weil ...") ist er weniger interessiert.

Der aufmerksamkeitssuchende Patient steht ebenfalls gern im Mittelpunkt, will aber nicht mit seinem Wissen glänzen, sondern sucht nach Anerkennung und Zuwendung. Mit Formulierungen wie „... extra für Sie ..." oder

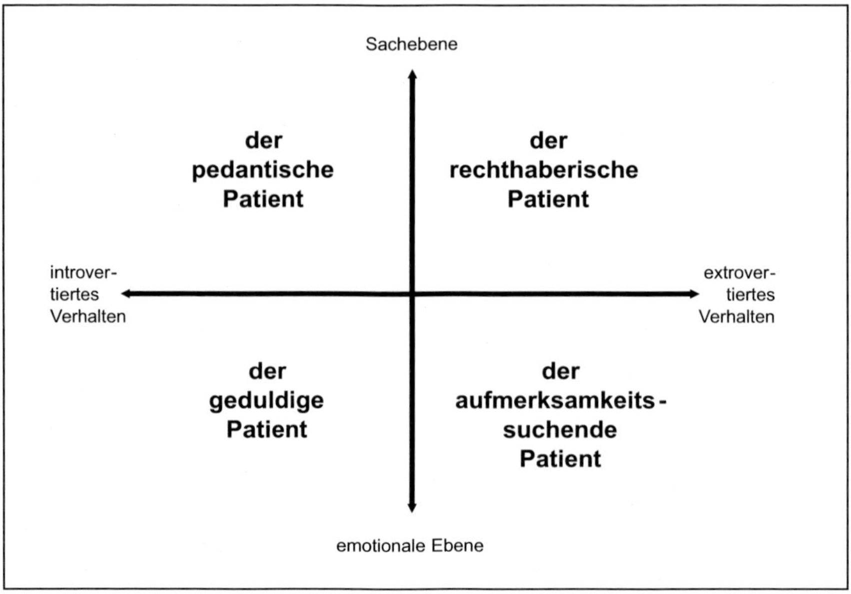

Abb. 5.4: Patiententypologie

„... da machen wir für Sie eine Ausnahme ..." geht man am besten auf seine Bedürfnisse ein.

5.2.7 Medien der Praxispräsentation

Ziel des Einsatzes der Medien zur Praxispräsentation (vgl. Abb. 5.3, S. 90) ist, Ihr Dienstleistungsunternehmen mit seiner Leistungsqualität den tatsächlichen und potenziellen Patienten gegenüber darzustellen. Dabei kommt es darauf an, dass die Inhalte, die Sie in den einzelnen Medien vermitteln, aufeinander abgestimmt sind. Das, was Sie in Ihrer Praxisbroschüre sagen, muss auch – zumindest sinngemäß – in Ihrer Praxiszeitung erscheinen. Man spricht in diesem Zusammenhang auch von inhaltlicher Identität oder Positionierung. Darüber hinaus ist es ebenso wichtig, dass die Patienten auch von der Gestaltung her erkennen, dass es sich um Ihre Medien handelt. Egal, ob sie eine Visitenkarte, einen Terminzettel oder einen Erinnerungsbrief erhalten, es muss sofort, eindeutig, unverwechselbar und wiedererkennbar deutlich werden, dass diese Unterlagen aus Ihrer Praxis stammen. Diesen Eindruck schaffen Sie über eine visuelle Identität bzw. Positionierung.

5.2.7.1 Praxislogo

Das stärkste visuelle Wiedererkennungszeichen, die Klammer für alle Gestaltungselemente, ist das Praxislogo. Es dient der visuellen Identifizierung und Differenzierung. Es ist ein Marken- und Gütezeichen Ihrer Praxis und muss in seiner Gestaltung auf den speziellen Charakter Ihrer Dienstleistung abgestellt werden. Ziel des Praxislogos ist, dass Patienten, die dieses Zeichen sehen, es sofort mit Ihrer Praxis in Verbindung bringen. Auf Briefbögen, Terminzetteln und im Internet verwendet, wird dann auch ohne Nennung Ihres Praxisnamens Ihr Praxisunternehmen damit assoziiert. Abbildung 5.5 veranschaulicht diesen Zusammenhang mithilfe eines kreisförmigen, stilisierten Logos.

Da es eine ganze Zeit dauert, ehe Patienten ein neues Logo dauerhaft mit Ihrer Praxis in Verbindung bringen und verinnerlicht haben, darf das festgelegte Erscheinungsbild des Logos zunächst nicht verändert werden, da es erst durch die Kontinuität und gleichförmiger Wiederholung im Bewusstsein Ihrer Zielgruppen (z. B. auch bei zuweisenden Ärzten) verankert wird.

Welche Kennzeichen machen nun ein „gutes" Praxislogo aus? Es sollte vor allem

- die Identität Ihrer Praxis repräsentieren,
- leicht einprägbar sein,
- skalierbar sein (d. h. bei Verkleinerungen ebenfalls gut erkennbar sein und bei Vergrößerungen die Wirkung behalten),
- schwarz-weiß darstellbar sein (für Kopien und Telefax-Einsatz),
- möglichst aus wenigen Farben bestehen (Druckkosten!),
- auf dunklem und hellem Untergrund gleichermaßen gut aussehen.

Tipp: Wie Sie sehen, ist schon bei der Entwicklung Ihres Logos eine Vielzahl von Aspekten zu beachten, die den späteren Druck und die Verwendung betreffen. Es ist deshalb gut, sich diese Aspekte vor Beginn der Logo-Entwicklung bewusst zu machen, um bereits beim Entwurf zielgerichtet vorgehen zu können.

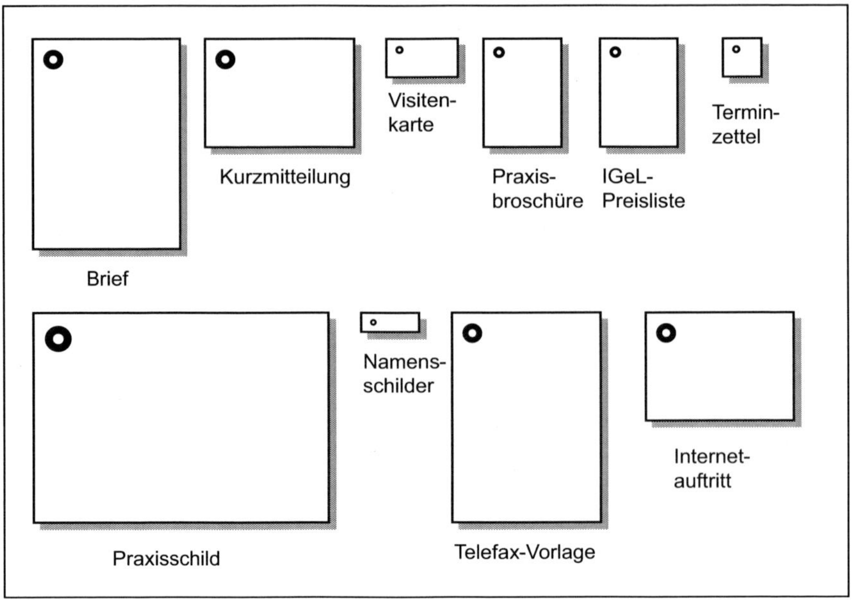

Abb. 5.5: Praxislogo als Wiedererkennungszeichen

Aber wie kommen Sie nun an Ihr Logo? Vielleicht denken Sie als Erstes an die Unterstützung einer Agentur. Ich empfehle Ihnen, sich zunächst einmal selbst mit dieser Aufgabe zu beschäftigen. Erstens können Sie auf diese Weise wesentlich genauer bestimmen, welche Vorstellungen Sie von Ihrem Logo haben, und zweitens findet sich in vielen Fällen bei diesen Überlegungen eine Lösung, die Sie dann evtl. vollständig selbst oder mit nur geringer Fremdunterstützung umsetzen können. Nutzen Sie zu diesem Zweck das in Marketinghilfe 5.10 aufgeführte Gestaltungsraster.

Schritt 1: Ideensuche. In der Kopfzeile der Marketinghilfe 5.10 finden Sie zunächst Ausgangspositionen für Ihre Ideenentwicklung. Versuchen Sie dabei, nicht gleich im ersten Schritt die richtige Lösung zu finden, sondern stellen Sie mehrere Ideen nebeneinander, die Ihnen besonders gut gefallen, und treffen Sie eine engere Auswahl erst später.

- Name des Praxisinhabers: Beispielsweise können Ihre Initialen oder Ihr gesamter Name als Logo-Basis fungieren.

Marketinghilfe 5.10: Gestaltungsraster für ein Praxislogo

		Name des Praxis-inhabers	Ort/ Region/ Haus	Praxisform	Therapie-schwer-punkt	Leistungs-prinzip	Service-aspekte	freie Assoziation	Kombina-tionen
Form	typografisch								
	geometrisch								
	bildlich								
	illustriert								
	symbolhaft								
	kombiniert								
Farbe	monochrom								
	zweifarbig								
	mehrfarbig								
Dimen-sion	begrenzt								
	freigestellt								

- Ort/Region/Haus: Ebenso sind örtliche und regionale Aspekte als Gestaltungsansätze verwendbar. Liegt Ihre Praxis vielleicht in der Nähe eines bekannten Kulturdenkmals? Dann könnte eine stilisierte Abbildung ein Teil Ihres Logos sein. Oder besitzt das Haus, in dem sich Ihre Praxisräume befinden, eine besonders charakteristische Fassade? Auch diese wäre logotauglich.
- Praxisform: Sind Sie Einzelkämpfer oder Teil einer Gemeinschaftspraxis bzw. Praxisgemeinschaft? Die beiden letztgenannten Aspekte lassen sich ebenfalls in ein Logo integrieren (z. B. drei Kreise für drei Partner). Sind Sie Teil eines Ärztenetzes oder sonstigen Verbundes? Auch dieser Aspekt lässt sich für eine Logo-Gestaltung verwenden.
- Therapieschwerpunkt: Über welche therapeutischen Schwerpunkte verfügen Sie? Lassen sich diese auf den Punkt bringen, z. B. Orthopädie durch eine Knochendarstellung, Kardiologe durch eine EKG-Kurve o. Ä.?
- Leistungsprinzip: Stehen bei Ihnen die sprechende oder die Apparatemedizin im Vordergrund? Gibt es bestimmte Geräte, die schwerpunktmäßig eingesetzt werden? Bieten Sie komplette Therapiekonzepte an, sind Sie Arbeitsprogrammen oder -gemeinschaften angeschlossen? Bekommt man bei Ihnen eine Rundum-Versorgung?
- Serviceaspekte: Welche Serviceleistungen erhalten Ihre Patienten? Setzen Sie auf den „Wohlfühlfaktor"? Steht bei Ihnen der Patient im Mittelpunkt?
- Freie Assoziation: Natürlich können Sie Ihren Ideen auch freien Lauf lassen und nach Ansatzpunkten suchen, die außerhalb der genannten Punkte liegen.
- Kombinationen: Nicht zuletzt sollten Sie prüfen, ob auch Kombinationen einzelner Punkte zu einer Idee für Ihr Praxismarkenzeichen führen.

Schritt 2: Visuelle Umsetzung. Nun geht es darum, Ihren Ideenansatz in eine gestalterische Realität umzusetzen. Hierfür stehen Ihnen drei Umsetzungsarten zur Verfügung:

Form

- Typografisch: Ihr Logo kann rein typografisch aufgebaut sein, d. h. aus Buchstaben und Symbolen bestehen. Gestaltungslemente sind hierbei die Schriftart, die Schriftgröße und der Buchstabenabstand.
- Geometrisch: Mit den geometrischen Grundformen Quadrat, Rechteck, Kreis, Elipse, Dreieck und Linie steht Ihnen eine fast unüberschaubare Vielzahl von Gestaltungsmöglichkeiten zur Verfügung. Beachten Sie hierbei jedoch, dass jede Grundform unterschiedlich auf den Betrachter wirkt: *Quadrat:* Es strahlt Stabilität, Ruhe und Geschlossenheit aus, auf eine Spitze gestellt wirkt es dynamisch. *Rechteck:* Auch hier stehen Effekte wie Stabilität und Ruhe im Vordergrund, die hochkante Variation führt zu einem Eindruck von Leichtigkeit und Dynamik. *Kreis:* Er ist ebenfalls ein Symbol der Geschlossenheit und Sicherheit, interessante Gestaltungsvarianten ergeben sich aus der Teilung des Kreises in Viertel und Hälften. *Elipse*: Sie hat ähnliche Wirkungen wie der Kreis, ein hochkanter Einsatz sollte jedoch vermieden werden (Instabilität). *Dreieck*: Es steht für Dynamik und hat eine Pfeil- und Warnwirkung. *Linie:* Sie besitzt den größten Gestaltungsspielraum, ihre Wirkung entsteht jedoch erst im Kontext der Gesamtgestaltung.
- Bildlich: Ein Logo kann auch aus einem oder mehreren Bildmotiven bestehen, wenn sich das Charakteristische Ihrer Praxis hiermit am besten darstellen lässt. Zu beachten ist hierbei jedoch, dass aufgrund der Größe des Logos keine Bilder mit hohem Detaillierungsgrad verwendet werden sollten, da die Details später gar nicht mehr erkennbar sein werden. Das Bildmotiv muss deshalb einfach und möglichst plakativ sein. Bilder haben in einem Logo einen ganz besonderen Wert, denn sie sind schneller zu erfassen und zu verarbeiten als Text. Bilder werden zudem länger gespeichert und schneller abgerufen; Vorteile also, mit denen Sie die Ziele Ihres Logos nachhaltig erreichen können.
- Illustriert: Ebenso können Zeichnungen, Skizzen oder Stilisierungen verwendet werden.
- Symbolhaft: Unser Leben ist durch eine Vielzahl von Symbolen – z. B. Piktogramme – gekennzeichnet, z. B. das auf der Spitze stehende Dreieck als Halteschild, der Äskulap-Stab als Symbol für die Medizin, der

mit seiner Spitze nach oben gerichtete Pfeil als Zeichen für Erfolg. Diese Symbole besitzen „erlernte" Bedeutungen, die für ein Logo verwendet werden können. Gleichzeitig ist darauf zu achten, dass Ihr Logo etwas Eigenständiges, Unverwechselbares darstellen soll und durch den Einsatz eines allgemeingültigen Symbols unter Umständen seine Kraft verliert.

- Kombiniert: Beziehen Sie in den Kreationsprozess auch Überlegungen zum kombinierten Einsatz verschiedener Elemente ein.

Farbe

Auch bei der Farbwahl haben Sie zunächst die Qual der Wahl. Eine Einschränkung ergibt sich aber von drei Seiten: zum einen durch Ihr Praxisdesign. Das Logo sollte in seiner Gestaltung in den von Ihnen gewählten Designrahmen passen und – besser noch – diesen repräsentieren. Zum anderen besitzen Farben die Eigenschaft, Eindrücke zu vermitteln, die Sie für Ihre Zeichengestaltung bewusst nutzen sollten:

- Weiß; *positiv*: Frische, Sauberkeit, Reinheit, Sterilität, Leichtigkeit; *negativ*: langweilig, eintönig
- Gelb; *positiv*: Licht, Wärme, Freundlichkeit, Sonnenschein; *negativ*: Eintönigkeit, Neid
- Orange; *positiv*: Lebhaftigkeit, Wärme, Freude; *negativ*: Gefahr, Aggressivität
- Rot; *positiv*: Lebhaftigkeit, Dynamik; *negativ*: Aggressivität
- Dunkelrot; *positiv*: Eleganz, Zurückhaltung; *negativ*: Müdigkeit, Trostlosigkeit
- Violett; *positiv*: ausgefallen, Alter/Reife, Weiblichkeit; *negativ:* zu präsent, Dominanz
- Blau; *positiv*: Ruhe, erfrischend, kühl; *negativ*: Eintönigkeit
- Grün; *positiv*: umweltbewusst, Natürlichkeit, Frische; *negativ*: Dominanz, Überstrahlung anderer Farben
- Olivgrün; *positiv*: Maskulinität, Eleganz, Ruhe; *negativ*: wenig reizvoll
- Braun; *positiv*: naturhaft; *negativ*: wenig dynamisch
- Grau; *positiv*: Eleganz, Understatement, Seriosität; *negativ*: Unscheinbarkeit

- Rosa; *positiv*: Jugend, feminin; *negativ*: zu auffällig
- Schwarz; *positiv*: Eleganz, Ruhe, Stabilität; *negativ*: Traurigkeit

Drittens sind die eingangs bereits erwähnten produktionstechnischen Aspekte zu beachten.

Dimension
Der dritte Gestaltungsaspekt bezieht sich auf die Darstellung des fertigen Praxislogos: Soll es z. B. einen Rahmen erhalten (Begrenzung) oder sieht es besser aus, wenn es freigestellt ist.

Schritt 3: Auswahl und Prüfung. Zum Ende des Ideenfindungs- und Gestaltungsprozesses verfügen Sie im Idealfall über drei Alternativen, die nun zur Auswahl stehen. Als Erstes sollten Sie nun die Größe des Logos variieren, am einfachsten mithilfe Ihres Kopierers. Welches Signet sieht auch verkleinert und vergrößert immer noch so gut aus wie das Original? Eine zweite Prüfinstanz sind Ihre Mitarbeiter. Diese arbeiten jeden Tag mit Ihren Patienten zusammen und können eine pragmatische Entscheidung fällen, welche Variante gefällt und welche nicht.

5.2.7.2 Praxiskorrespondenz

Die Medien der Praxispräsentation sind ein Teil des Praxisdesigns. Für sie gelten die gleichen Gestaltungsbedingungen der Einheitlichkeit und Wiedererkennbarkeit. Ebenso sollten für alle Druckwerke und die Korrespondenz verbindlich und einheitlich

- die Schriftart,
- die Schriftgröße,
- der Buchstabenabstand,
- der Zeilenabstand und
- die Linienstärke festgelegt werden.

Auch der Bereich der Korrespondenz verlangt eigenständige Ordnungs- und Gestaltungsmerkmale. Dies betrifft:

- Briefpapier
- Briefumschläge
- Visitenkarten
- praxisinterne Mitteilungsformulare
- Kurzmitteilungen für Patienten und zuweisende Ärzte
- Adressaufkleber
- Namensschilder

Auch muss festgelegt werden, wie die Aufbaustruktur Ihrer Briefe aussehen soll, z. B. welche Randbreite zu verwenden ist, ob linksbündig oder im Blocksatz geschrieben wird etc.

5.2.7.3 Praxisbroschüre

Die Praxisbroschüre gehört aus Patientensicht zur Grundausstattung einer Arztpraxis. Sie ist unter Kosten-Nutzen-Gesichtspunkten das wohl beste Medium der Praxispräsentation. Dennoch nutzen sie bislang nur knapp 40 % der deutschen Ärzte und verzichten damit auf ein vielseitiges und effektives Instrument zur Unterstützung ihrer Arbeit. Mittels einer Praxisbroschüre können Patienten schnell und umfassend über alle sie interessierenden Aspekte einer Praxis – Öffnungszeiten, Telefon- und Telefaxnummern, Abläufe und Angebote – informiert werden. Damit entspricht der Arzt nicht nur den Erwartungen der Patienten, sondern erleichtert auch sich und seinen Mitarbeitern die Arbeit, da viele Details nicht mehr immer wieder neu im direkten oder telefonischen Gespräch erklärt werden müssen. Darüber hinaus ermöglicht eine solche Broschüre, im zulässigen Rahmen Marketing und Imagewerbung für das Dienstleistungsunternehmen „Arztpraxis" zu betreiben. So kann eine Praxis anhand von Bildern (Arzt, Mitarbeiter, Geräte, Räume etc.) und Beschreibungen („Unsere Praxisphilosophie", „Was Sie von uns erwarten können") vorgestellt und hierdurch eine positive Grundstimmung bei den Patienten erzeugt werden.

Tipp: Insgesamt gilt: Kein Marketinginstrument besitzt für niedergelassene Ärzte unter dem Kriterium einer positiven Kosten-Nutzen-Relation eine solche Vielzahl legaler (!) Möglichkeiten, Patienten über die eigene Praxis zu informieren und Imagebildung für die Dienstleistung „Arztpraxis" zu betreiben wie die Praxisbroschüre.

Die Praxisbroschüre ist ein Serviceinstrument, um dem immer weiter steigenden Informationsbedürfnis der Patienten gerecht zu werden. Gleichzeitig ist es möglich, durch die Art der Beschreibung und den Umfang der Informationen das Profil der Praxis zu definieren und sich so von anderen Praxen abzugrenzen.

Die Realität des Einsatzes dieses Marketinginstrumentes zeigt jedoch immer wieder drei zentrale Schwachpunkte:

- Die meisten Broschüren werden als reine Organisationshilfen genutzt, um den Patienten die Abläufe in der Praxis (Erinnerung an die Versichertenkarte, Sprechzeiten, Hausbesuche etc.) darzustellen. Informationen, die es den Patienten ermöglichen, sich ein Bild über die Praxis zu machen (Leistungsphilosophie, Abbildung Praxisteam und Praxislogo) fehlen häufig. Ebenso dominieren die textlichen Elemente; Farben und Formen werden nur spärlich eingesetzt.
- Qualität wird bekanntlich nicht nur über konkrete Leistung, sondern auch über formale Elemente transportiert: Bei etwa der Hälfte der Broschüren sind die Druckqualität und die hieraus entstehende Wahrnehmung desolat: Patienten erhalten schlechte Kopien oder Ausdrucke mit verwischten Texten und Kopierstreifen auf minderwertigem Papier. Als Referenz müsste sich eine Praxisbroschüre jedoch mit dem heute verfügbaren, wesentlich höherwertigen Prospektmaterial messen lassen.
- Vielen Broschürentexten fehlt eine kundenorientierte, verbindliche Sprache. Vielmehr besitzen sie Anweisungscharakter und vermitteln dem Patienten Regeln, an die er denken und die er beachten soll, „damit ein reibungsloser Praxisablauf gewährleistet wird". Der Dienstleistungscharakter der Praxisarbeit wird nur selten kommuniziert, der Nutzen der meisten Broschüren liegt bei den Praxen, nicht beim Patienten.

Diese Punkte sind vielen Ärzten gar nicht bewusst, weil sie die Entwicklung und Produktion ihrer Broschüre allein aus der Sichtweise ihrer Praxis betreiben und auf eine möglichst kostengünstige Umsetzung achten. Kommunikations- und werbetheoretische Aspekte rücken dabei in den Hintergrund. Praxen, die Broschüren anbieten, die bei den Patienten sehr gut ankommen, haben dabei im Schnitt nicht mehr als 500 Euro ausgegeben, ein Betrag, der sich durch die erzielbaren Erfolge leicht amortisieren lässt.

In manchen Praxen werden statt der Praxisbroschüre sogenannte Praxisinformationsmappen verwendet. Hierbei handelt es sich um Ordner – meist im DIN-A4-Format –, die im Wartezimmer ausliegen und in denen alle relevanten Informationen zusammengefasst sind. Sie sind nicht zur Mitnahme, sondern lediglich zur Einsichtnahme gedacht. Der Vorteil dieser Mappen liegt in der schnellen und kostengünstigen Möglichkeit, Veränderungen vorzunehmen, doch dieses Prinzip hat mehrere gravierende Nachteile: Die Mappen wirken sehr schnell abgegriffen und benutzt, selbst wenn die einzelnen Blätter in Plastikfolie gehüllt sind. Die Patienten müssen sich – zweitens – an die Informationen erinnern, da die Mappen nicht zur Mitnahme bestimmt sind. Und hier liegt – drittens – der wesentliche Nachteil für die Marketingarbeit: Auch wenn eine Praxisbroschüre nur für den persönlichen Gebrauch der Patienten gedacht ist, werden diese dennoch Dritten gezeigt, sodass es zu einer Multiplikatorwirkung kommt. Diesen Effekt kann eine Mappe nicht erreichen.

Eine kommunikationsstarke Praxisbroschüre entwickeln Sie in drei Arbeitsschritten:

Schritt 1: Konzeption (Festlegung der Inhalte). Zunächst müssen Sie sich die Frage beantworten, was die Patienten über Sie und Ihre Praxis erfahren sollen (Inhalte). Hierzu zählen sicherlich organisatorische Dinge, aber darüber hinaus eben auch die Aspekte der Leistungsphilosophie. Die Zusammenstellung dieser Inhalte sollte gemeinsam mit den Mitarbeitern und unter Einbeziehung einiger Patienten erfolgen, die über eine solche Nachfrage ihres Arztes sehr oft positiv überrascht sind. Unter Verwendung der folgenden Checkliste können Sie die Inhalte Ihrer Praxisbroschüre eingrenzen.

Marketinghilfe 5.11: Checkliste zur Konzeption einer Praxisbroschüre

1. Art der Praxis	Einzelpraxis	
	Gemeinschaftspraxis	
	Praxisgemeinschaft	
	sonstige Form	
2. Adresse der Praxis	Straße	
	Postleitzahl	
	Ort	
	Gibt es Besonderheiten (Eingang in Toreinfahrt o. Ä.)?	
3. Erreichbarkeit der Praxis	innerhalb der Sprechzeiten	Telefonnummer
		Telefaxnummer
		Handynummer
		E-Mail-Adresse
		Adresse der Internetseite
	außerhalb der Sprechzeiten	Gibt es eine telefonische Hotline oder ein Servicetelefon für Fragen?
		Können Anfragen auch per Fax geschickt werden?
		Sollen auch allgemeine Telefonnummern (Notfallzentrale o. Ä.) aufgeführt werden?
		Gibt es einen Anrufbeantworter? Was soll der Patient beachten, wenn er eine Nachricht aufspricht?
4. Verständigung	Werden mehrere Sprachen gesprochen? Wenn ja, welche?	
	Gibt es Informationsblätter in verschiedenen Sprachen? Wenn ja, in welchen?	
5. Öffnungszeiten der Praxis (nach Wochentagen)		
6. Lage der Praxis	Mit welchen öffentlichen Verkehrsmitteln ist die Praxis erreichbar?	
	Gibt es Parkplätze in der Nähe?	
	Ist der Zugang zur Praxis behindertengerecht? Gibt es Hilfen für Behinderte? Existiert ein Fahrstuhl?	
7. Umfeld der Praxis	Wo findet sich die nächste Apotheke?	
	Gibt es ein Café o. Ä., um ggf. längere Wartezeiten dort zu verbringen?	
8. Mitarbeiter der Praxis (Einzelauflistung)	Name	
	Vorname	
	Funktion, Aufgabenbereich	

9. Kooperation	Ist die Praxis in regionale Netze o. Ä. (Name, Beschreibung) eingebunden?
	Wird mit Kliniken oder anderen Praxen eng zusammengearbeitet?
	Gibt es feste Vertretungen durch bestimmte Ärzte?
	Arbeitet die Praxis mit anderen Dienstleistern zusammen (z. B. Ergotherapeuten, Feldenkrais-Therapeuten)?
10. Urlaub	Wie wird der Urlaub angekündigt (z. B. Aushang, Merkblatt)?
	Wie wird während des Urlaubs mit der Praxisarbeit verfahren?
	Wie erfährt der Patient Name und Adresse der Vertretung (z. B. Anrufbeantworter)?
11. Terminsystem	Ist eine Terminvereinbarung notwendig?
	Warum arbeitet die Praxis mit einem Terminsystem?
	Was geschieht, wenn man unangemeldet kommt?
	Soll der Patient einen vereinbarten Termin absagen, wenn er verhindert ist?
	Gibt es bestimmte Leistungen (welche?), für die auf jeden Fall ein gesonderter Termin zu vereinbaren ist?
	Gibt es eine Telefonsprechstunde? Wenn ja, zu welchen Zeiten? Wie funktioniert sie (z. B. Rückruf)?
	Gibt es ein Recall-System? Wie funktioniert es?
	Gibt es zu bestimmten Zeiten eine offene Sprechstunde?
	Gibt es eine Abendsprechstunde?
	Gibt es bestimmte Sprechzeiten für ausgewählte Patientengruppen (z. B. Berufstätige)?
12. Warten	Gibt es erwähnenswerte Regelungen, die darauf ausgerichtet sind, die Wartezeit zu verkürzen oder möglichst angenehm zu gestalten (Kinderspielecke, Getränkeautomat, Ausgabe von elektronischen Erinnerungssendern, damit Patienten noch einkaufen können, Praxisbibliothek, aktuelles Zeitschriftenangebot etc.)?
	Führen Sie in Ihrer Praxis Kunstausstellungen o. Ä. durch?
13. Krankenversichertenkarte	Bis wann muss sie nachgereicht werden, falls sie einmal vergessen wird?
	Was geschieht, wenn die Karte nicht eingereicht wird?
	Sollen Patienten darauf hingewiesen werden, dass die Karte auch bei Überweisungen vorzulegen ist?
14. Hausbesuche	Werden Hausbesuche durchgeführt?
	Gibt es hierfür bestimmte Voraussetzungen (z. B. Anmeldung bis zu einer bestimmten Uhrzeit)?

15. Wiederholungsrezepte und Überweisungen	Wie können ein Wiederholungsrezept oder eine Überweisung angefordert werden (z. B. telefonisch, persönlich)?
	Gibt es einen Zeitpunkt, bis zu dem vorbestellt sein muss?
	Gibt es einen Zeitpunkt, bis oder zu dem die Unterlagen abgeholt werden können/sollten?
16. Bescheinigungen und Atteste	Welche Bescheinigungen und Atteste werden ausgestellt?
	Wie teuer ist deren Erstellung? Wenn keine Einzelpreise angegeben werden sollen: Wo findet der Patient eine Übersicht der Konditionen?
17. Laboruntersuchungen	Welche werden angeboten (Kurzbeschreibung)?
	Wann und wie (z. B. telefonisch, persönlich) können die Laborergebnisse erfragt werden?
18. Leistungsprofil	Richten sich Ihre Leistungen an bestimmte Patientengruppen?
	Gibt es Schwerpunktindikationen, auf die Ihre Praxis spezialisiert ist?
	Welche Leistungen bieten Sie konkret an (systematische Kurzbeschreibung)?
	Was ist – in kurzen Stichworten – das Besondere der einzelnen Leistungen? (Was hat der Patient davon?)
	Bieten Sie darüber hinaus Seminare, Gruppenberatungen, Gruppen-Patientengespräche o. Ä.? Wenn ja, zu welchen Themen und für welche Patienten? Wie kann man sich anmelden?
19. Corporate Identity (bitte Muster beifügen)	Existiert ein Praxislogo?
	Ist die Praxis nach einem bestimmten Farbprinzip gestaltet? Wie sieht dies aus?
	Wird eine bestimmte Typologie verwendet?
20. Hintergrundinformationen zur Praxis	Gibt es Bemerkenswertes/Interessantes zur Geschichte der Praxis zu berichten?
	Wie sieht der berufliche Werdegang des Arztes/der Ärzte aus?
	Gibt es eine Leistungsphilosophie? (Was kann der Patient von der Praxis erwarten? Was ist das Besondere der Praxis, das sie von anderen unterscheidet?)
	Gibt es Erwartungen seitens der Praxis an die Patienten (z. B. Offenheit, Compliance)?
	Werden in der Praxis Qualitätsmanagementmaßnahmen durchgeführt (z. B. Patientenzufriedenheitsbefragungen)?
	Werden die Mitarbeiter regelmäßig fortgebildet? Wenn ja, auf welchen Gebieten?
	Hat die Praxis ein Motto oder einen Leitsatz?

21. Gestaltung	Soll die Praxisbroschüre an jeden Patienten als persönliches Exemplar ausgegeben werden? (In diesem Fall wird auf der Vorderseite ein entsprechendes Feld eingefügt.)
	Soll die Broschüre Bilder beinhalten (z. B. Arzt, Praxisteam, Empfangsbereich)? Wenn ja, wie viele?
	Existiert bereits eine Vorstellung über den Titel der Broschüre (z. B. Patienteninformation, Praxiswegweiser)?
22. Weitere Punkte	Gibt es Inhalte, die bislang über die aufgeführten Punkte nicht erfasst wurden, aber unbedingt in Ihre Broschüre aufgenommen werden sollten?

Bestimmen Sie, welche Informationen Sie an Ihre Patienten weitergeben möchten und halten Sie diese stichwortartig fest (als Beispiel dafür vgl. Marketinghilfe 5.12). Grenzen Sie sich an dieser Stelle noch nicht im Hinblick auf die Anzahl der auszuwählenden Punkte ein. Bestimmen Sie dann, welche der von Ihnen ausgewählten Punkte die wichtigsten, die durchschnittlich wichtigen und ergänzend wichtigen sind und bewerten Sie diese Entscheidung mit der Vergabe der Prioritätskennziffern „1" = „sehr wichtige Information", „2" = „wichtige Information" und „3" = „ergänzend wichtige Information". Gehen Sie alle Punkte durch und tragen Sie Ihre Beurteilung in der Spalte „Priorität" der Konzeptskizze ein. Informationen, die in Ihren Augen gleichwertig sind, erhalten auch die gleiche Prioritätskennziffer.

Nun beginnt die eigentliche Arbeit: Formulieren Sie – am besten in Halbsätzen – aus, welche Details zu den von Ihnen mit der Priorität „1" bewerteten Punkten in Ihrer Broschüre mitzuteilen sind. Erfahrungsgemäß lassen sich bestimmte Informationen kurz und knapp darstellen (z. B. Sprechzeiten), an-

Marketinghilfe 5.12: Konzeptskizze zur Entwicklung einer Praxisbroschüre

Inhalte der Praxisbroschüre	
	Priorität

dere sind beschreibungsbedürftig und komplexer (z. B. das Spektrum der Praxisleistung). Die schwierigste Aufgabe besteht danach in der konkreten Formulierung des Broschürentextes. Der folgende Baukasten (vgl. Marketinghilfe 5.13) liefert Ihnen Anregungen, wie Sie Informationen aus den einzelnen Rubriken textlich umsetzen können. Übernehmen Sie hierzu einzelne Passagen, kombinieren Sie mehrere Formulierungen oder verwenden Sie die Texte einfach als Anregung für eigene Ideen:

Marketinghilfe 5.13: Textbaukasten für Praxisbroschüren

Rubriken	Textbausteine
Titel-vorschläge	Praxisinformation für meine Patienten
	Praxisinformation – Hinweise für unsere Patienten
	Persönliche Praxisinformation
	Praxisinfo
	Praxiswegweiser
	Praxiswegweiser – Information für unsere Patienten
	Patienteninformation
	Patienteninformationsblatt
	Informationsbroschüre für unsere Patienten
	Praxisportrait
	Praxisführer
	Informationsblatt für die Patienten der Praxis
	Praxiskompass
	Praxiskompass mit nützlichen Informationen zu Ihrer Orientierung
	Treffpunkt Praxis
	Praxisbegleiter
	Tipps für Patienten
	Praxisleitfaden
	Unsere Praxis – Informationen für unsere Patienten
Einleitung	Sehr geehrte Patientin, sehr geehrter Patient, mit dieser Praxisinformation möchten wir Ihnen alle Informationen an die Hand geben, die Ihnen die Orientierung in unserer Praxis erleichtern.
	Wir heißen Sie herzlich in unserer Praxis willkommen und freuen uns, dass Sie uns Ihr Vertrauen schenken. Das gesamte Praxisteam steht Ihnen jederzeit mit seinem Wissen und Können zur Verfügung.

Rubriken	Textbausteine
Einleitung	Wir möchten, dass Sie sich in unserer Praxis gut aufgehoben fühlen, und haben deshalb diese Praxisinformation zusammengestellt.
	Diese Information soll Ihnen helfen, Ihre Wartezeit auf ein Minimum zu beschränken und Ihre medizinische Betreuung optimal zu gestalten.
	Mit dieser Information erhalten Sie einen Überblick über die wichtigsten organisatorischen Abläufe unserer Praxis. Unser Gespräch kann sich nun ganz auf Ihr Anliegen konzentrieren.
	Diese Information ist als Hilfe für ein besseres Miteinander gedacht.
	Wir freuen uns, dass Sie sich für unsere Praxis entschieden haben.
	Wir möchten Sie mit unserem Angebot und unserer Arbeitsweise bekannt machen. Diese Broschüre hat das Ziel, unsere Zusammenarbeit zu vereinfachen.
	Wir möchten Sie herzlich als Patient in unserer Praxis begrüßen.
	Diese Information stellt Ihnen unser Praxiskonzept sowie unser Leistungsangebot vor und vermittelt Ihnen die wichtigsten organisatorischen Hinweise.
	Diese Information soll Ihnen als Orientierungs- und Merkhilfe dienen.
	Als ... Fachpraxis behandeln wir alle Erkrankungen. Diese Broschüre informiert Sie über die einzelnen Diagnose- und Therapieverfahren, die wir Ihnen anbieten können.
	Wir möchten nicht nur für Ihre Gesundheit sorgen, sondern auch Ihren Praxisaufenthalt so angenehm wie möglich gestalten.
Praxis-philosophie	Im Mittelpunkt unserer Arbeit steht die mit dem Patienten abgestimmte Suche nach dem richtigen, persönlichen Behandlungsweg.
	Unsere Praxis besteht seit ... Jahren. Wir betreuen Patienten auf dem Gebiet ...
	Wir möchten durch einen möglichst reibungslosen Ablauf dazu beitragen, Ihren Aufenthalt bei uns so angenehm wie möglich zu machen und Ihnen vor allem rasch und nachhaltig zu helfen.
	Unser Team ist bemüht, Sie bestmöglich nach Ihren individuellen Bedürfnissen und Anforderungen zu versorgen.
	Als hausärztlich-internistische Praxis bieten wir Ihnen eine umfassende medizinische Betreuung.
	Ein positives Miteinander ist für uns die Grundlage für den Behandlungserfolg und damit für Ihre Gesundheit.
	Für uns ist es ein Erfolg, wenn wir Ihnen helfen können und Sie sich gut betreut fühlen.
	Jeder Mensch ist einzigartig und ebenso individuell ist unser diagnostisches und therapeutisches Vorgehen angelegt.
	In unserer Praxis werden Sie von zwei Ärzten und einem erfahrenen Praxisteam betreut.

Rubriken	Textbausteine
Standort-beschreibung	Unsere Praxis liegt im Stadtzentrum, circa zehn Minuten vom Rathaus entfernt. Vor dem Nebenhaus befindet sich ein Taxistand, die nächste Bushaltestelle finden Sie wenige Gehminuten entfernt in der Musterallee.
	In der nächsten Umgebung finden Sie zudem kostenlos nutzbare Parkplätze.
Laborunter-suchungen	Wir können für Sie eine Vielzahl von Laboruntersuchungen durchführen. Blutentnahmen, zu denen Sie bitte nüchtern erscheinen, führen wir täglich in der Zeit von … bis … Uhr durch. Als besonderen Service bieten wir an, Ihnen das Ergebnis Ihrer Untersuchung am Folgetag telefonisch mitzuteilen.
Spezialunter-suchungen	Wir bieten Ihnen folgende Spezialuntersuchungen an, die jeweils eine gewisse Zeit in Anspruch nehmen. Der einzuplanende Zeitaufwand ist neben den Untersuchungen aufgeführt.
Leistungs-angebot	Neben der persönlichen Befunderhebung steht auch eine Vielzahl technischer Untersuchungsmöglichkeiten zur Verfügung.
	Unsere Praxis bietet Ihnen folgende Leistungen:
	Unser Leistungsprofil sieht wie folgt aus:
Medikamente	Wenn Sie zur Erhaltung oder Wiedererlangung Ihrer Gesundheit Medikamente benötigen, berücksichtigen wir bei der Auswahl sorgfältig deren Wirkung und Verträglichkeit. Der Gesetzgeber verpflichtet uns dabei, unter dem genannten Wirksamkeits-Verträglichkeits-Aspekt immer das preisgünstigste Medikament auszuwählen.
	Zudem bitten wir um Verständnis, dass aufgrund der gesetzlichen Bestimmungen auch nicht mehr alle Medikamente verordnet werden können.
	Wir beraten Sie, welches Medikament für Sie besonders geeignet ist, klären Sie über seine Wirkung auf und zeigen Ihnen auch – wenn möglich – alternative Behandlungsformen auf.
	Falls Ihnen bereits von anderen Ärzten Medikamente verschrieben wurden, bringen Sie bitte die Verpackung oder den Verordnungsplan mit. So können wir sicherstellen, dass ggf. zusätzlich notwendige Präparate passend auf Ihre bisherige Medikation abgestimmt werden.
Termin-vergabe	Wir arbeiten grundsätzlich nur mit Terminen, die Sie telefonisch vereinbaren können. Das gewährleistet Ihnen, dass wir uns uneingeschränkt und zeitlich passend Ihrem Anliegen widmen können.
	Sollten Sie Ihren Termin nicht einhalten können, bitten wir Sie, uns dies möglichst frühzeitig mitzuteilen.
	Für Notfälle kalkulieren wir bereits entsprechende Pufferzeiten ein, in Ausnahmesituationen kann es jedoch trotzdem dazu kommen, dass sich hierdurch die Wartezeit für Terminpatienten verlängert. Wir bitten hierfür um Verständnis.

Rubriken	Textbausteine
Termin-vergabe	Um Ihnen Wartezeit zu ersparen, arbeiten wir mit einem Termin-Bestellsystem. Bitte melden Sie sich telefonisch oder persönlich bei uns an und geben Sie uns rechtzeitig Bescheid, wenn Sie verhindert sein sollten.
	Damit auch Sie von den kurzen Wartezeiten in unserer Praxis profitieren, bitten wir um eine telefonische Terminvereinbarung.
	Nennen Sie uns schon bei der Terminvereinbarung den Grund Ihres Besuches, damit wir die voraussichtlich benötigte Zeit hierfür einplanen können.
	Sollte sich die Wartezeit auf Ihren Termin einmal verlängern, informieren wir Sie umgehend.
	Wir möchten einerseits jedem Patienten genügend Zeit widmen können, andererseits aber auch unnötiges Warten vermeiden. Deshalb arbeiten wir mit einer telefonischen Terminplanung.
	Es kann vorkommen, dass ein Patient, der nach Ihnen gekommen ist, vor Ihnen aufgerufen wird. Er wird Ihnen jedoch nicht vorgezogen, sondern ins Labor, zum EKG, zu einer Bestrahlung oder Spritze gebeten.
Telefon-sprechstunde	In der Zeit von ... bis ... Uhr sind wir telefonisch erreichbar. Sollten Sie nicht gleich durchgestellt werden können, da Herr/Frau Dr. K. gerade mit einem anderen Patienten spricht, rufen wir Sie zurück.
	Um Untersuchungen und Gespräche mit Patienten nicht unterbrechen zu müssen, haben wir eine Telefonsprechstunde eingerichtet.
Recall	Auf Wunsch erinnern wir Sie schriftlich oder telefonisch an Untersuchungs- und Behandlungstermine. Wenden Sie sich zur Vereinbarung eines solchen Erinnerungsservices bitte an ...
Rezepte	Bitte rufen Sie uns für Wiederholungsrezepte morgens zwischen ... und ... Uhr an. Sie können Ihr Rezept dann ab ... Uhr am Empfang abholen.
Anruf-beantworter	Außerhalb der Praxisöffnungszeiten erhalten Sie die notwendigen Informationen über unseren Anrufbeantworter.
	Die Praxis ist in der Zeit von ... bis ... Uhr nicht besetzt. Über den Anrufbeantworter erfahren Sie, wie Sie uns in Notfällen erreichen können.
Hausbesuche	Ich führe im direkten Umfeld der Praxis Hausbesuche durch. Sollte ein Hausbesuch bei Ihnen notwendig werden, rufen Sie uns bitte in der Zeit von ... bis ... Uhr an.
Zusatz-leistungen	Wir bieten Ihnen darüber hinaus eine Vielzahl individueller Gesundheitsleistungen zur Steigerung der Gesundheit, zur Vorbeugung von Krankheiten und zur Stärkung Ihrer Vitalität. Die beigefügte Information gibt Ihnen einen Überblick.

Rubriken	Textbausteine	
Chipkarte	Bei Ihrem ersten Besuch in einem Quartal benötigten wir Ihre Versicherten-Chipkarte.	
	Bitte denken Sie daran, bei einem Besuch in unserer Praxis Ihre Krankenversichertenkarte bereitzuhalten. Sie senken damit den Verwaltungsaufwand und vereinfachen den Praxisablauf. Vielen Dank.	
	Bitte bringen Sie bei Ihren Praxisbesuchen stets Ihre Versichertenkarte mit. Sie erleichtern uns damit die Arbeit und verkürzen Ihre Wartezeit.	
	Wenn Sie gesetzlich versichert sind, denken Sie bitte daran, uns im Behandlungsfall Ihre Versichertenkarte vorzulegen.	
Personenvorstellung	Arzt	Bereits während meiner schulmedizinischen Ausbildung (Schwerpunkte: …) habe ich mich intensiv mit den Grundlagen der Naturheilkunde beschäftigt. Ich bin seit … aktives Mitglied … Ein weiterer Schwerpunkt meiner Tätigkeit ist … Mein besonderes Interesse gilt … Ich engagiere mich zusätzlich für … und bin in … tätig.
		Sie können mich als … oder bei allen Fragen zu … in Anspruch nehmen.
		Zudem verfüge ich über folgende Zusatzqualifikationen …
	Erstkraft/ Praxismanager	(Name, Vorname) Meine Ausbildung zum Arzthelfer habe ich in einer internistischen Praxis absolviert und parallel im Abendstudium Betriebswirtschaftlehre studiert. Ich arbeite seit März im Team dieser Praxis und bin hier für … zuständig. Sie können mich bei allen Fragen ansprechen, die sich auf … beziehen.
	Arzthelfer	(Name, Vorname) Ich bin seit sechs Jahren in dieser Praxis tätig, in der ich als Auszubildende begonnen habe. Meine Aufgabe ist es, … In meiner Freizeit …
	Auszubildende	Ich bin seit September Auszubildende in dieser Praxis. Die Ausbildung zum Arzthelfer habe ich gewählt, da ich gern mit Menschen arbeite und ihnen helfen möchte. Ich bin zuständig für …
Urlaub	Da wir eine Gemeinschaftspraxis sind, ist unsere Praxis ganzjährig für Sie geöffnet.	
Allgemeine Hinweise	Bitte wundern Sie sich nicht, wenn trotz Ihres Termins Patienten, die später gekommen sind, vor Ihnen aufgerufen werden. Unsere Patienten kommen zu ganz unterschiedlichen Untersuchungen und Behandlungen in unsere Praxis, die teilweise auch parallel ausgeführt werden.	
	Unsere Praxis ist über einen Aufzug erreichbar, sodass auch gehbehinderte Personen und Rollstuhlfahrer uns problemlos erreichen können.	
	Bitte klären Sie organisatorische und terminliche Fragen mit unseren Mitarbeitern. Sie unterliegen der Schweigepflicht. Auf diese Weise bleibt noch mehr Zeit für Ihre ärztliche Beratung.	

Rubriken	Textbausteine
Weitere Zusätze	Anregungen zur Verbesserung unseres Praxisbetriebs nehmen wir immer gern entgegen. Zögern Sie nicht, uns anzusprechen.
	Falls Sie Wünsche oder Anregungen haben, sprechen Sie uns bitte jederzeit an.
	Zögern Sie nicht, uns Ihre Fragen und Wünsche mitzuteilen, wir sind immer bemüht, eine Lösung für Sie zu finden.
	Wir möchten unsere Patienten so individuell wie möglich behandeln. Zögern Sie deshalb nicht, uns Ihre Wünsche und Probleme mitzuteilen.
	Diese Information dient der persönlichen Unterrichtung unserer Patienten.
	Trotz all unserer Bemühungen kann es immer wieder zu kleineren organisatorischen Mängeln oder Missverständnissen kommen. Sprechen Sie uns in diesen Fällen bitte umgehend an, wir werden uns sofort um eine Lösung bemühen. Bitte bedenken Sie dabei: Auch unser Team besteht nur aus Menschen.
	Unsere Mitarbeiter am Empfang haben für Ihre Wünsche und Anliegen immer ein offenes Ohr.

Schritt 2: Gestaltung. Einen Anhaltspunkt für die Gestaltung gibt die folgende Marketinghilfe 5.14.

Nach Festlegung der einzelnen Gestaltungsparameter und unter Einbeziehung der fixierten Inhalte (als Text ausformuliert) können Sie einen Broschüren-Rohentwurf erstellen. Dies kann als einfache, per Hand gezeichnete Skizze, aber auch per Computer erfolgen. Eine Hilfestellung gibt Ihnen der Strukturierungsvorschlag in Abbildung 5.6 (S. 164). Diese Skizze – zusammen mit dem Text – dient später als Vorlage für die umsetzende Druckerei oder Agentur. Hierbei gilt: Je detaillierter und präziser die Vorlage, desto besser das Endergebnis. Außerdem sollte der Rohentwurf nochmals einigen Patienten zur Beurteilung vorgelegt werden.

Schritt 3: Produktion. Mithilfe des Rohentwurfes können dann gezielt (kleinere) Werbeagenturen und/oder Druckereien angesprochen werden. Diese erstellen dann Angebote, die miteinander verglichen werden können.

Tipp 1: Entwickeln Sie für Ihre Privatpatienten eine eigene Broschüre, wenn Sie für diese Zielgruppe eine eigene Marketing- und Betreuungsstrategie umsetzen.

Marketinghilfe 5.14: Gestaltungsoptionen für Praxisbroschüren

Gestaltungs-bereich	Gestaltungs-merkmal	Patientenanforderung
Form	Format	handlich („Westentaschen-Format")
	Papierqualität	nicht knitterndes Papier, möglichst mit versiegelter Oberfläche (schmutzabweisend)
	Druckqualität	Qualität von Werbeprospekten bildet den Referenzstandard
Anmutung/ Design	Übersichtlichkeit	klare Struktur durch Absätze, um sich schnell orientieren zu können
	Großzügigkeit	Freiflächen zwischen Texten und Bildern, zu viel Text schreckt ab
	Attraktivität	Kombination von Farben, Formen und Bildern
	Personalisierung	Anrede der Patienten, Bilder von Arzt und Mitarbeitern
	Corporate Identity	durchgehende Gestaltungslinie aller Praxisunterlagen wirkt professionell
Visuelle Gestaltung	Farben	Broschüre sollte unbedingt mehrfarbig sein
	Formen	grafische Symbole dienen der Auflockerung
	Bilder	zur besseren Anschaulichkeit (ein Muss-Bestandteil)
	Praxislogo	wird von einer „guten" Praxis erwartet
Textliche Gestaltung	Typografie	gut lesbare Schrift, auch für ältere Patienten erkennbar
	Textmenge	Inhalte knapp darstellen, kurze Aufzählungen erleichtern die Übersicht
	Verständlichkeit	laienverständliche Darstellung der Inhalte
	Gliederung	Überschriften und Absätze
	Satzstruktur	möglichst kurze Sätze

Tipp 2: Fügen Sie auf der Titelseite der Broschüre eine Zeile oder einen Kasten ein, über die/den Sie z. B. schreiben: „Praxisinformation für ...". In die Zeile oder den Kasten werden dann Vor- und Zuname des Patienten, der eine solche Broschüre erhalten soll, eingetragen. Dadurch wird die Broschüre zu einer persönlichen Unterlage.

Tipp 3: Für die Inhalte Ihrer Broschüre sind Sie selbst verantwortlich. Lassen Sie sich zur Sicherheit Ihre Patienteninformation durch Ihre zuständige Ärztekammer freigeben.

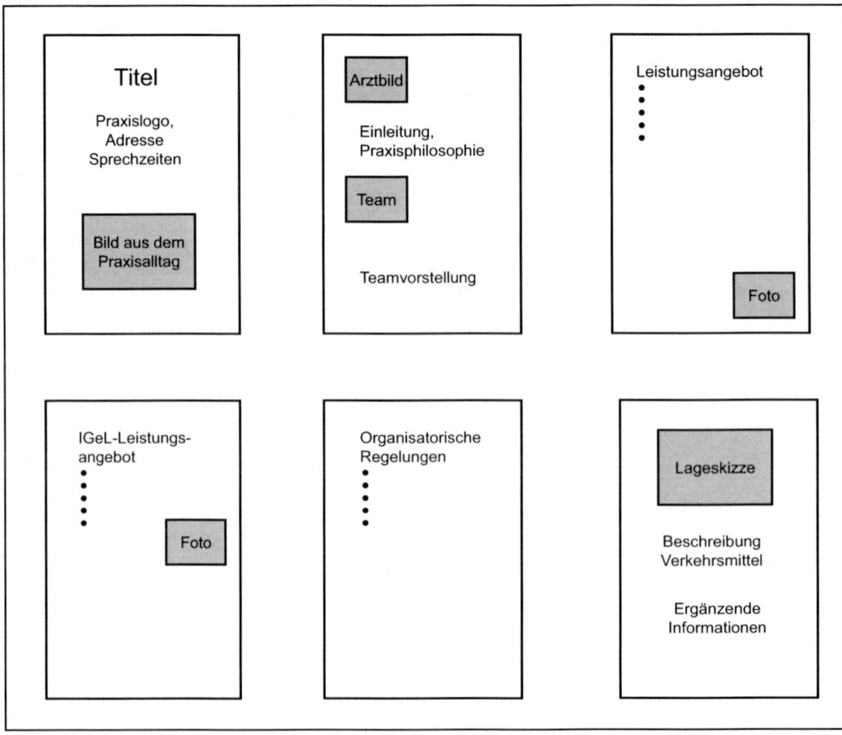

Abb. 5.6: Strukturierungsvorschlag für eine Praxisbroschüre

5.2.7.4 Praxiszeitung

Die Praxiszeitung ist in der Tradition der Kundenzeitschriften zu sehen und bietet eine weitere Möglichkeit, Wartezeit als Marketingzeit für die Praxis zu nutzen. Mit einem Umfang zwischen vier und sechs Seiten, am besten im DIN-A4-Format, ist die Zeitung gerade richtig bemessen. Als Erscheinungsrhythmus sind jährlich vier Ausgaben ideal, sie lassen Ihnen und Ihrem Team genügend Zeit für die Entwicklung der einzelnen Nummern. Inhaltlich beschäftigt sie sich mit allem, was für Patienten im Zusammenhang mit Ihrer Praxis wichtig und interessant sein kann. Um welche Punkte es sich hierbei handeln kann, wird anhand der folgenden drei Themenbereiche „Praxisteam“, „Leistungsangebot“ und „Organisation“ dargestellt:

- **Praxisteam:** Sie haben eine neue Auszubildende? Stellen Sie sie Ihren Patienten vor. Ihre Erstkraft hat einen Weiterbildungskurs absolviert? Das sollten Sie schnellstmöglich allen Praxisbesuchern mitteilen. Sie haben eine medizinische Fortbildung besucht? Lassen Sie Ihre Patienten – in laienverständlicher Sprache – an den Inhalten teilhaben. Sie haben einen Praxisausflug gemacht? Halten Sie ihn fotografisch fest und geben Sie Ihren Patienten einen Einblick in die Harmonie Ihres Teams.
- **Leistungsangebot:** Sie bieten Behandlungen mit saisonalem Bezug an? Sagen Sie Ihren Patienten, was Sie tun und wie sie rechtzeitig von Ihrer Therapie profitieren. Kennen alle Patienten Ihr IGeL-Angebot? In der Praxiszeitung können Sie die einzelnen Bausteine patientengerecht beschreiben. Ein bestimmtes medizinisches Thema, dem sich auch Ihre Praxisarbeit widmet, ist in der Presse hochaktuell? Nutzen Sie diese Entwicklung und stellen Sie die Möglichkeiten Ihrer Praxis heraus. Sie haben einen Patientenvortrag gehalten? Die wichtigsten Punkte sind sicherlich auch für Ihre Patienten interessant. Sie haben ein neues medizin-technisches Gerät angeschafft? Demonstrieren Sie die Möglichkeiten, die sich Ihren Patienten hierdurch bieten.
- **Organisation:** Sie haben neue Öffnungszeiten? Weisen Sie in Ihrer Praxiszeitung prägnant darauf hin. Sie bieten ein Recall-System an? Erläutern Sie die Vorteile dieses Verfahrens. Sie möchten die Termintreue Ihrer Patienten verbessern? Schildern Sie am Beispiel eines anonymen unpünktlichen Patienten, was in Ihrer Praxis alles durch ein solches Verhalten durcheinander gerät. Ihr Internetauftritt bietet Neues? Präsentieren Sie die Inhalte Ihren Patienten.

Ihre Praxiszeitschrift muss nicht als Hochglanzbroschüre produziert werden, es reicht vollkommen, wenn sie – farbig gestaltet – mit einem Farbdrucker oder -kopierer realisiert wird. Für die konkrete Umsetzung reichen bereits die marktgängigen Schreibprogramme aus, eine professionelle Desktop-Publishing-Software wird nicht unbedingt benötigt. Die Schreibprogramme verfügen z. T. bereits über Vorlagen, mit deren Hilfe vier- bis sechsseitige Zeitungen erstellt werden können.

Tipp: Die quartalsweise Entwicklung und Produktion der Zeitung ist auch ein Instrument zur Förderung des Teamgeistes Ihrer Mitarbeiter. Es ist sinnvoll, nach Benennung eines Projektverantwortlichen und eines Redaktionsteams, der/das auch von Ausgabe zu Ausgabe wechseln kann, Ihrer Belegschaft das Projekt weitgehend selbst zu überlassen. Legen Sie aber auf jeden Fall einen Zeitplan fest, der die Arbeit strukturiert, beispielsweise so:

- Sieben Wochen vor Erscheinen:
  - Festlegung der Themen
  - Aufteilung der Seiten
  - Erstellung eines Beschaffungsplans (Welche Unterlagen, Fotos etc. werden benötigt? Woher bekommt man sie?)
  - Fixierung des weiteren Vorgehens (Wer macht was bis wann?)
- Drei Wochen vor Erscheinen:
  - Fertigstellung des Layouts mit allen Texten und Bildern
  - Freigabe durch den Praxisinhaber
  - ggf. Durchführung von Veränderungen
- Eine Woche vor Erscheinen:
  - Druck der Praxiszeitung

5.2.7.5 Informationsbroschüren

Die sicherlich am weitesten verbreitete Aufklärungshilfe für Patienten ist die Informationsbroschüre zu bestimmten Themen. Sie dient dazu, Patienten in einer für den Laien verständlichen Sprache

- die Grundlagen ihrer Krankheiten vor Augen zu führen,
- diagnostisch-therapeutisch notwendige Maßnahmen zu beschreiben und
- unterstützende Begleitmaßnahmen, die der Patient selbst durchführen kann, in ihrer Anwendung und Wirkung zu erläutern.

Mithilfe von Broschüren kann der Arzt dem Patienten etwas in die Hand geben und die Inhalte des Gespräches verstärken, denn oftmals können die Informationen des Arztes nach Verlassen der Praxis nur unvollständig behalten werden. Der Patient profitiert von einer eingehenderen Beschäftigung mit diesem Medium durch ein intensiveres Verständnis für die eigene Krankheit.

Informationsbroschüren werden von pharmazeutischen Firmen, Selbsthilfegruppen, Verbänden und Krankenkassen herausgegeben und Ärzten zur Verfügung gestellt. Wichtig ist, dass Sie alle diese „Fremdbroschüren" vor der Abgabe an Patienten inhaltlich prüfen, damit es nicht zu Abweichungen zwischen Ihren persönlichen Aussagen im Patientengespräch und den Ausführungen der Broschüre kommt. Darüber hinaus können natürlich Patientenbroschüren – so gut sie auch gemacht sein mögen – das persönliche Gespräch nicht ersetzen.

Eine Variante ist die Erstellung individualisierter Patienteninformationen, z. B. auf der Grundlage PC-gestützter Textbausteine, die mit dem Namen des Patienten versehen zu einer persönlichen Information des Arztes werden. Neben den bereits angeführten Effekten hat diese Form der Information eine sehr starke Wirkung auf die Patientenbindung.

5.2.7.6 Praxisphilosophie

In einer Praxisphilosophie beschreiben Sie den Zweck Ihrer Arbeit, die Gründe für die Existenz Ihrer Praxis, Ihr Leistungsangebot und dessen Zielgruppe. Sie ist eine Art Praxis-Credo mit starker Innen- und Außenwirkung:

Innenwirkung

Ihre Mitarbeiter erhalten durch eine Praxisphilosophie ein klares Selbstverständnis. Dieser Effekt ist besonders ausgeprägt, wenn das Praxisteam in die Entwicklung der Philosophie eingebunden wird. Die hierbei festgelegten gemeinsamen Werte schaffen ein „ideelles Dach", ein Wir-Gefühl, das die Teambildung und den Zusammenhalt der Mitarbeiter, aber vor allem auch deren Engagement für die gemeinsame Sache, deutlich steigert. Die Folge: Motivation und Arbeitszufriedenheit steigen, Probleme und Reibungsverluste werden deutlich gesenkt. Hinzu kommt, dass die Mitarbeiter aufgrund der Identifizierungsmöglichkeit enger an Ihre Praxis gebunden werden: Ist die Praxisphilosophie so gestaltet, dass sie motiviert, entsteht eine emotionale Bindung der Mitarbeiter an das Unternehmen Arztpraxis und an ihren Arbeitsplatz. Eine spürbare Auswirkung ist die deutliche Senkung der Fluktuationsquote. Auch Ihre Mitarbeiterführung wird wesentlich unterstützt. Sie können bei Pannen, Fehlverhalten oder in sonstigen Konfliktsituationen Ihre

Kritik mithilfe der Philosophie objektivieren. Das neutralisiert die Auseinandersetzung und hilft, ohne große Emotionen zu einer Lösung zu kommen. Ebenso sind Sie nun in der Lage, gern benutzten Argumenten wie „Das haben wir doch immer so gemacht" unter Berufung auf die gemeinsamen Werte zu begegnen. Die Philosophie unterstützt weiterhin den Auswahlprozess neuer Mitarbeiter, weil Sie im Vorstellungsgespräch bereits testen können, inwieweit potenzielle neue Mitarbeiter mit ihren Einstellungen zu den Inhalten Ihrer Praxisphilosophie passen. Und auch bei der Einarbeitung ist die Philosophie wertvoll, da dem neuen Mitarbeiter die festgelegten Werte eine schnelle Orientierung bieten.

Außenwirkung

Die Praxisphilosophie – an einer prominenten Stelle in Ihrer Praxis zusammen mit den Bildern des Teams angebracht – unterstreicht die Professionalität Ihrer Praxis, schafft Vertrauen und erhöht die Attraktivität Ihres Praxisunternehmens für die Patienten. Marketinghilfe 5.15 enthält eine Struktur, mit der Sie Ihre Praxisphilosophie entwickeln können. Berücksichtigen Sie dabei folgende Gestaltungsregeln:

- Verwenden Sie eindeutige Beschreibungen für darzustellende Sachverhalte, vermeiden Sie interpretationsfähige Begriffe wie „guter Service". Legen Sie – wenn Sie solche Oberbegriffe dennoch verwenden wollen – dar, was unter den angeführten Begriffen zu verstehen ist.
- Wählen Sie Formulierungen, die auch bei Änderungen der internen Praxisstruktur und/oder des Umfelds nicht sofort eine Veränderung Ihrer Philosophie notwendig machen.
- Stellen Sie die Inhalte auf fundamentale Tatbestände und Schlüsselpraktiken ab, die keinen ständigen Veränderungen unterliegen.
- Zeigen Sie eine allgemeine Richtung und Schlüsselwerte für die Praxisdienstleistung auf, aber formulieren Sie noch keine Ziele oder Maßnahmen.
- Legen Sie den Fokus auf die Resultate der Praxisarbeit und zeigen Sie auf, warum diese erreicht werden sollen, aber nicht, auf welchem Weg.

Marketinghilfe 5.15: Gestaltungsraster für eine Praxisphilosophie

Themenbereiche	kurzfristige Perspektive	langfristige Perspektive
Leistungsangebot: Definition des medizinischen Angebotes, des regionalen Marktes und der anzusprechenden Zielgruppen. Beschreibung der Angebotsmerkmale, die Ihre Praxis von anderen Praxen unterscheiden und die Entscheidung der Patienten beeinflussen können		
Selbstverständnis: Formulierung der medizinischen, unternehmerischen und sozialen Beweggründe		
Betriebswirtschaftlicher Leistungsaspekt: Darlegung der wirtschaftlichen Ziele, die die Praxis als Unternehmen erreichen möchte und der zu ihrer Erreichung vorgesehenen Methodik		
Dienstleistungsdesign: Ausführungen zu den vorgesehenen Verhaltens-, Kommunikations- und Arbeitsweisen zwischen Kunden und Mitarbeitern der Arztpraxis; Festlegung der Leistungen für Patienten, zuweisende niedergelassene Ärzte und Öffentlichkeit		
Beschaffungsmarketing: Ausführungen zu vorgesehenen Verhaltens-, Kommunikations- und Arbeitsweisen zwischen Lieferanten und den Mitarbeitern der Praxis		
Zusammenarbeit: Fixierung des Führungsstils und der beabsichtigten Gestaltung der Zusammenarbeit zwischen den Mitarbeitern (Teamarbeit) sowie der internen Kommunikationsmittel und -wege		
Ressourceneinsatz: Definition der mit dem Ressourceneinsatz verbundenen ökonomischen und ökologischen Ziele		
Personalentwicklung: Festlegung der grundsätzlichen Aus- und Weiterbildungsstrategie sowie der grundlegenden Motivationsfaktoren		

- Formulieren Sie kurz, verständlich und glaubhaft, damit die Philosophie auch von Mitarbeitern und Patienten verstanden und behalten werden kann.
- Integrieren Sie motivatorische Elemente, die nach innen auf Ihre Mitarbeiter wirken.

Sicherlich ist es auch hilfreich, einmal konkrete Beispiele für Praxisphilosophien gesehen zu haben:

Beispiel 5.1:

„Unser Anliegen ist es, unseren Patienten ein ganzheitliches, natürliches und modernes allgemeinmedizinisches Gesundheitskonzept anzubieten, was sowohl Schwerpunkte in der Gesundheitsvorsorge, als auch in effektiver, zielgerichteter Krankheitsbehandlung setzt. Moderne Allgemeinmedizin bedeutet für uns ein Miteinander von Schulmedizin und Komplementärmedizin, mit dem Menschen im Mittelpunkt."
(http://www.praxis-ibach.de/, 26.09.2019)

Beispiel 5.2:

„Wir über uns – Selbstdarstellung und Philosophie

Wir führen eine fachärztliche Praxis, mit breitem diagnostischem und therapeutischem Leistungsspektrum. Wir stellen eine hochqualifizierte internistische Basisversorgung und eine subspezialisierte Betreuung auf dem Gebiet der Gastroenterologie und Endoskopie sicher. Ein weiterer Tätigkeitsschwerpunkt beschäftigt sich mit kardiologischen und angiologischen Fragestellungen. Die Breite unseres Leistungsspektrums, die hohe Qualität unserer Arbeit, unser Streben nach Innovation und Weiterentwicklung und schließlich die Flexibilität und Zuverlässigkeit unserer Praxis als Dienstleistungsunternehmen gewährleisten die Attraktivität unserer Praxis für unsere Partner.

Die Patienten stehen für uns im Mittelpunkt unseres Handelns

Die Bedürfnisse und Erwartungen unserer Patienten sind Orientierung und Maßstab für unser Handeln. Wir streben eine hohe Patientenzufriedenheit an. Der Umgang mit unseren Patienten ist geprägt von Empathie und medizinischer Kompetenz, wobei wir großen Wert auf eine offene Kommunikation und umfassende Patienteninformation im Sinne einer partnerschaftlichen Arzt-Patienten-Beziehung legen.

Kooperation mit unseren Partnern

Im Interesse unserer Patienten pflegen wir eine enge, vertrauensvolle, stets kollegiale Zusammenarbeit mit den zuweisenden Hausärzten und Fachärzten anderer Fachrichtungen sowie den Kliniken.

Allen Kostenträgern und Verwaltungsorganen gegenüber treten wir als zuverlässige, korrekte, ökonomisch verantwortungsbewusste Kooperationspartner auf.

Unsere Mitarbeiterinnen und wir

Wir legen großen Wert auf ein gutes Arbeitsklima in unserer Praxis. Das Verständnis für die Belange unserer Mitarbeiterinnen ist die Voraussetzung für eine vertrauensvolle Zusammenarbeit. Kritik ist erwünscht, sie wird offen und fair behandelt.

Unseren kooperativen Führungsstil betrachten wir als wesentlichen Bestandteil unserer Praxisstruktur. Wir beziehen unsere Mitarbeiterinnen in die Entscheidungs- und Entwicklungsprozesse mit ein. Wir fördern die fachliche und persönliche Entwicklung unserer Mitarbeiterinnen durch interne und externe Qualifikationsmaßnahmen. Unsere Fachkräfte zeigen ein weit überdurchschnittliches Engagement für die Praxis und setzen ihr Wissen und Können für die stetige Weiterentwicklung und Problemlösung ein: Der Erfolg der Praxis resultiert aus den Erfolgen des Praxisteams.

Wirtschaftlichkeit

Ökonomisches Handeln ist eine Notwendigkeit jeder Praxis als Unternehmen. Der medizinische Erfolg und die betriebswirtschaftlichen Ergebnisse gewährleisten das Bestehen der Praxis. In beidem sehen wir eine Verpflichtung." (www.wue-innere.de/praxisphilosophie, 06.12.2019)

Beispiel 5.3:

„Die Praxis bietet für alle Beschwerden und Krankheiten im neurologischpsychiatrischen Bereich ihre Möglichkeiten an. Am Anfang steht die körperliche Untersuchung, die mithilfe modernster Geräte durchgeführt wird. Parallel dazu erfolgt die seelische Untersuchung, die einen Einblick in die aktuelle Lebenssituation zu erlangen versucht und die seelischen Kräfte kennen lernen möchte. Die Ergebnisse beider Bereiche münden in die Diagnose ein. Die Behandlung erfolgt individuell und persönlich. Es stehen eine Vielzahl von Behandlungsmöglichkeiten zur Verfügung, die je nach Wunsch und Bedarf angepasst werden. Die Praxis versteht sich als Anlauf- und Ankerstelle für alle, die vorübergehend oder längerfristig eine persönliche Betreuung oder Unterstützung benötigen, um den jeweiligen Aufgaben im individuellen Umfeld gerecht zu werden." (www.dr-rausch-ulm.de/unsere_praxis/praxisphilosophie.html, 06.12.2019)

Beispiel 5.4:

„Unser Leitbild

Wir praktizieren eine individualisierte Ganzheitsmedizin auf hohem Niveau mit Kompetenz und Service zur Sicherung von Gesundheit und Wohlbefinden unserer Patientinnen und Patienten.

Praxisphilosophie

Unsere Praxis hat zum Ziel, in Vertrauen bildendem Rahmen Patientinnen (und Patienten) Sicherheit und Zufriedenheit zu gewährleisten, das Praxisteam kooperativ in alle Entscheidungen einzubinden und in einer Atmosphäre von Liberalität und Verständnis das ärztliche Tun mit Freude zu praktizieren. Drei Grundpfeiler tragen das Gesamtkonzept der Praxis:

1. hohe fachliche Qualität
2. Orientierung an Patient(inn)enbedürfnissen
3. ganzheitliche (psycho-somatische) Ausrichtungen bei Diagnose und Therapie

Zu 1: Die Praxistätigkeit wird von regelmäßigen internen, nationalen und internationalen Fort- und Weiterbildungen begleitet und ein QMS etabliert, um Service und Leistungen kontinuierlich zu optimieren. Wir nehmen diagnostische und therapeutische Neuerungen erst nach kritischer Prüfung in unser Repertoire auf. Wir stimmen das diagnostische und therapeutische Procedere konsequent auf die individuellen Bedürfnisse ab.

Zu 2: Durch strukturierte Fragebogenaktionen ermitteln wir Schwachstellen und bauen Stärken aus. Wartezeiten werden durch Zeitdisziplin auf ein Minimum reduziert. Bei offensichtlicher Unsicherheit der Patientin raten wir offensiv zur Einholung einer Zweitmeinung in einer anderen Praxis; bei nicht optimal zu erbringender Eigenleistung erfolgt die Empfehlung an eine renommierte Spezialpraxis (z. B. IVF). Wir beraten Englisch und Französisch sprechende Patient(inn)en in ihrer Sprache.

Um trotz reduzierter Ressourcen auch GKV-Patientinnen eine hohe Qualität bezüglich Diagnose, Therapie und Prophylaxe zu ermöglichen, bieten wir Zusatzleistungen zu sozial verträglichen Preisen an. Wir schätzen „kritische" Patientinnen, die willens und bereit sind, bei Entscheidungen Verantwortung mitzutragen. Patientinnen, zu denen kein Vertrauen aufgebaut werden kann, 0empfehlen wir einen Arztwechsel.

Zu 3: Unser Menschenbild orientiert sich an einer ganzheitlichen Sicht, d. h., Soma und Psyche betrachten wir als interferierende Elemente; schulmedizinische und „alternative" Methoden sind für uns nicht unvereinbare Gegensätze, sondern additive Möglichkeiten. Akupunktur, orthomolekulare Medizin, Ozon-Sauerstoff-Therapie sind Teile unseres Therapieangebotes. Auf wissenschaftlicher Basis begründete Anti-Aging-Maßnahmen praktizieren wir als sinnvolle Ergänzung zur rein kurativen Medizin. Dies sowohl für Frauen wie für Männer. Ernährungs-, Lifestyleberatung, Krisenintervention und kosmetische Maßnahmen wie Faltenunterspritzung sehen wir als integrative Elemente eines zeitgemäßen Angebotes, das die Bedürfnisse unserer Klientel ernst nimmt." (http://www.frauenarzt-muenchen.eu/praxisphilosophie/index.html, 06.12.2019)

Beispiel 5.5:

„Praxisphilosophie: Wir sehen den Menschen als Einheit aus Körper, Seele und Geist.

Schwerpunkt der Praxisarbeit sind Zivilisationskrankheiten und Zustandsbilder, die entweder schulmedizinisch nicht behandelbar sind oder als nicht behandlungsbedürftig angesehen werden. Wissenschaftlich definierte Krankheitsbilder, die schulmedizinisch behandelt werden können und sollen, spielen eine untergeordnete Rolle und werden nur bei unseren Stammpatienten mitbehandelt.

In der Regel kommen Patienten zu uns, die nach ausreichender Diagnostik und Therapie durch Fachärzte sich nicht zufriedenstellend behandelt fühlen.

Die normale klinische Diagnostik bis auf Labor wird bei uns nicht durchgeführt, sondern von befreundeten Fachärzten in der Umgebung, mit denen wir vertrauensvoll zusammenarbeiten. In den meisten Fällen führen wir unsere Therapien ergänzend zu den schulmedizinischen Behandlungen durch.

Wir haben unser Spektrum auch durch Zusammenarbeit mit vielen Heilkundigen anderer Sparten erweitert und sehen uns als Anlaufstelle, wo in einem ausführlichen Anamnesegespräch alle Aspekte von Krank sein, einschließlich der psychosozialen Ebene und der Seele und des spirituellen Hintergrundes angesprochen werden.

Nach einer wenn nötig ausführlichen Untersuchung und anschließenden Wertung der früheren Krankenunterlagen entwickeln wir ein Behandlungskonzept, welches nur zum Teil in unserer Praxis durchgeführt wird oder durchgeführt werden muss.

Viele Patienten vermitteln wir an die für sie zum jetzigen Zeitpunkt geeigneten Therapeuten aus dem inzwischen sehr großen Freundeskreis. Hinweis Heilwesen am Bodensee.

> Bei entfernt wohnenden Patienten geben wir auch gern Empfehlungen an den Hausarzt zu Therapien, die dort durchgeführt werden können. Wir führen nur die Therapien bei uns durch, die von anderen Kollegen so nicht erbracht werden können, oder wenn unsere Patienten dies ausdrücklich wollen. Hierzu stehen Hotelbetten bei befreundeten Gastronomen zur Verfügung." (www.praxis-schlaadt.de/docs/praxisspektrum/praxis/philosophie.htm, 06.12.2019)

5.2.7.7 Weitere Medien der Praxispräsentation

Zur Praxispräsentation stehen Ihnen zahlreiche weitere Möglichkeiten zur Verfügung. Im Folgenden ein Ausschnitt und Informationen über zusätzliche Medien, die sich für die Praxispräsentation eignen können.

Anamnesebogen

Normalerweise dient dieser nur der Erhebung von Daten zum Gesundheits- bzw. Krankheitszustand eines neuen Patienten. In dieser Funktion ist er ein Fragebogen, den Sie um weitere Punkte ergänzen können, z. B. um Fragen an die Patienten zu deren

- Interesse an ausgewählten Gesundheitsthemen, mit denen sie sich besonders intensiv beschäftigen,
- Wünschen hinsichtlich der Information über IGeL-Leistungen,
- Bereitschaft, an Seminaren und Veranstaltungen teilzunehmen,
- Überlegungen, Mitglied einer Selbsthilfegruppe zu werden
- etc.

Auf diesem Weg erhalten Sie einen deutlich schnelleren Zugang zu Ihren Patienten und deren Interessen und Anliegen.

Fotowand

Untrennbar mit einer marketingaktiven Praxis ist die Fotowand mit den Bildern, Namen und Funktionsbezeichnungen des gesamten Praxisteams verbunden. Sie macht nicht nur einen guten Eindruck, sondern hilft auch neuen Patienten bei der Orientierung.

Zertifikate

Sie, Ihre Mitarbeiter oder das ganz Team haben an Fortbildungsmaßnahmen teilgenommen? Ihre Praxis ist zertifiziert? Einzelne Mitarbeiter verfügen über besondere, beurkundete Fähigkeiten? Alle genannten Aspekte können und sollten Sie für Ihr Marketing nutzen. Hängen Sie die Qualifikationsbelege in Ihrer Praxis, am besten im Wartezimmer, in einem ansprechenden Rahmen aus, der den Wert der bescheinigten Kenntnisse und Fähigkeiten unterstreicht. Haben Sie keine Scheu, Ihre Leistungsqualität auf diese Weise zu dokumentieren, denn an solchen „Beweisen" ist allen – Stamm- wie Neupatienten – gelegen. Zertifikate dienen der Orientierung und Einschätzung (neue Patienten), aber auch der fortwährenden Bestätigung (Patientenstamm), in der „richtigen" Praxis zu sein.

Sonderdrucke Ihrer Fachartikel

Vielleicht haben Sie ja Freude daran, in Fachzeitschriften Artikel zu veröffentlichen. Legen Sie Kopien Ihrer Artikel in Ihrer Praxis aus, ergänzen Sie bei für Laien schwer verständlichen Inhalten den Artikel durch eine vorangestellte, kurze, in patientengerechter Sprache abgefasste Zusammenfassung.

Ausdrucke Ihres Internetauftritts

Nicht alle Patienten nutzen das Internet. Das sollten Sie berücksichtigen und für diesen Personenkreis aktuelle Informationen Ihrer Website ausdrucken und in der Praxis auslegen. So erreichen Sie nicht nur diese Patienten, sondern erinnern die Internetnutzer Ihres Klientels immer wieder an Ihren Auftritt.

Visitenkarten

Dieses Medium wirkt in der Aufzählung der Möglichkeiten zur Praxispräsentation zunächst eher unscheinbar, da allein seine Größe die Mitteilungsfunktion deutlich limitiert. Das ändert sich jedoch schlagartig, wenn Sie nicht in der Dimension der klassischen Visitenkarte denken, sondern eine Klappkarte konzipieren. Und schon verfügen Sie über den Platz, auch Ihr Leistungsspektrum, ja, vielleicht sogar ein Foto zu integrieren. Zudem schaffen Sie ein Dauerwerbemittel, da Klappkarten deutlich weniger häufig weggeworfen werden als die Normalform.

Tablet-PCs

Das Angebot von IGeL-Leistungen zählt inzwischen zum Standard in den meisten Arztpraxen. Die hierbei verwendeten Unterlagen zur Patienteninformation zählen ebenfalls zu den Medien der Praxispräsentation, da ihre Gestaltungsqualität nachhaltig das Praxisimage beeinflusst. Ein neues Medium, das in diesen Bereich Einzug hält, ist der Tablet-PC. Das zurzeit bekannteste Gerät ist das iPad der Firma Apple. Es besteht aus einem ultra-flachen und leichten Gehäuse, das die technischen Komponenten und das hochauflösende Display beinhaltet. Die einfache Bedienung, für die keine besonderen technischen Kenntnisse erforderlich sind, erfolgt über den berührungssensitiven Bildschirm (optional über eine anschließbare Tastatur). Von der Funktionalität her bietet das Gerät alle Möglichkeiten der Textverarbeitung, Tabellenkalkulation, Präsentation etc. wie „normale" PCs. Das iPad – wie auch alle anderen Tablet-PCs – ist problemlos mit Apple- und Windows-PCs synchronisierbar. Bei seinem Einsatz entwickelt sich keine Wärme (sodass man das iPad gut in der Hand halten kann) und es entstehen keine Geräusche (durch Lüfter, Festplatte etc.). Ein weiterer Vorteil ist die sofortige Betriebsbereitschaft nach dem Einschalten, sodass langwierige Startvorgänge entfallen. Leichtigkeit und Portabilität, das hochauflösende Display, ein lang ausdauernder Akku, kurze Einarbeitungszeit sowie die softwarebasierten Anwendungsmöglichkeiten machen das Gerät auch als Hilfsinstrument für den IGeL-Verkauf und die Praxispräsentation geeignet. Die wichtigsten Vorteile auf einen Blick:

- **Einfache Nutzung:** Der schnellste Weg, IGeL-Informationsunterlagen für das iPad aufzubereiten, ist deren Integration, z. B. durch Scannen. Auf dem Gerät können die Unterlagen vor- und rückwärts durchgeblättert werden, indem man einfach mit einem Finger von einer Folie zur nächsten wechselt.
- **Schneller Zugriff auf Details:** Ebenso ist es möglich, Details aus den Informationen, z. B. Abbildungen oder Grafiken, mit einer einfachen Fingerbewegung zu vergrößern.
- **Argumentationsunterstützung:** Die Praxismitarbeiter können mithilfe des iPads gezielt auf Fragen eingehen, da auch weiterführende Informationen, die nicht unmittelbarer Bestandteil der Gespräche sind, be-

reitgestellt und im Bedarfsfall herangezogen werden können, ohne Nachschlagen oder langes Suchen.

- **Unabhängigkeit und Flexibilität in der Gestaltung:** Im Zeitablauf müssen IGeL-Materialien immer wieder überarbeitet werden. Das ist mithilfe des iPads problemlos möglich. Die Inhalte der IGeL-Information sind – im Gegensatz zu gedruckten Medien – jederzeit schnell, sogar tagesaktuell, und vor allem (fast) kostenlos veränderbar.
- **Einsatz verschiedener Präsentationsformen:** Neben Folien mit Texten, Übersichten, Bildern und Grafiken können auch Video-Sequenzen integriert und präsentiert werden.
- **Präsentationsmonitor:** In der Zeit, in der das iPad nicht genutzt wird, kann es in einer der am Markt erhältlichen Docking-Stationen aufgestellt werden (in denen das Gerät gleichzeitig aufgeladen wird) und automatisiert z. B. IGeL-Präsentationen abspielen.
- **Attraktivitätsgrad:** Der Einsatz modernster PC- und Präsentationstechnik stellt einen Imagefaktor dar und weckt die Aufmerksamkeit der meisten Patienten. Wen die Technik nicht fasziniert, der ist zumindest von der Präsentationsform angetan. Zudem erscheinen die Inhalte auf dem iPad „wertiger" als auf Papier.

Erste Einsätze des iPads im IGeL-Verkauf belegen, dass die aufgeführten Aspekte im Alltag umgesetzt werden können. Neben einer sehr kurzen Einarbeitungszeit besitzt das Gerät einen hohen Motivationsfaktor für die mit dem IGeL-Angebot betrauten Mitarbeiter. Eine Kurzbefragung des Autors von 35 medizinischen Fachangestellten, die das iPad für ihre IGeL-Arbeit testeten, ergab folgendes Meinungsbild (Basis: Schulnotenskalierung):

- Handhabung des Gerätes: 1,4
- Darstellbarkeit der Informationen: 1,5
- Verfügbarkeit der Informationen: 1,2
- Aufmerksamkeit der Patienten: 1,7
- Unterstützung der Gesprächsführung: 1,3
- Akzeptanz durch die Gesprächspartner: 1,5
- Nachhaltigkeit der Einwandsentkräftung: 1,3
- Individualisierung der Gespräche: 1,6

5.2.8 Warten

Das Marketinginstrument in dieser Phase des Patient-Praxis-Kontakts (vgl. Abb. 5.3, S. 90) heißt „Wartekomfort". An seiner Ausprägung zeigt sich für den Patienten, wie das Praxisteam ihn wirklich sieht: als Gast oder als Behandlungsfall. Selbst wenn in allen bisherigen Kontaktphasen ein hervorragendes Marketing umgesetzt wurde, können Fehler beim Wartekomfort den aufgebauten, positiven Eindruck wieder partiell oder sogar vollkommen zunichte machen. Die besondere Brisanz des Wartekomfort-Themas beruht darauf, dass der Komfortbegriff ein Qualitätskriterium ist, das sich an den allgemeinen, nicht nur den arztpraxisbezogenen, Erfahrungen der Patienten orientiert. Ihre Praxis muss sich hierbei nicht nur mit anderen Praxen messen, sondern generell mit Dienstleistungsbetrieben, die Ihre Patienten als Kunden aufsuchen. Hierzu gehören Friseure, Kosmetikinstitute, Autowerkstätten etc. Diese Betriebe haben natürlich ganz andere Möglichkeiten, die Wartezeit zu beeinflussen, dennoch formen sie ein Bild über das Warten und schaffen vor allem Standards, mit denen Ihre Praxis verglichen wird.

Experimentelle Untersuchungen zeigen, dass ein optimierter Wartekomfort das subjektive Gefühl der Patienten für die Länge der Wartezeit deutlich beeinflusst. In zwei Vergleichsgruppen wurden Patienten in Wartezimmern mit und ohne Wartekomfort nach 15 Minuten gebeten, ohne auf die Uhr zu sehen, die Länge ihrer Wartezeit zu schätzen. Die Patienten im Wartezimmer mit wenig Komfort veranschlagten, durchschnittlich 24,2 Minuten gewartet zu haben, die Befragungspersonen im wartezeitverkürzenden Umfeld tippten lediglich auf 10,3 Minuten. Um das Marketinginstrument „Wartekomfort" adäquat auszurichten, existieren drei Gestaltungsansätze:

- **Organisation:** Den Wartekomfort in seiner zeitlichen Dimension können Sie durch die Regelungen der Aufbau- und Ablauforganisation und Ihr persönliches Zeitmanagement beeinflussen.
- **Atmosphäre:** Zu diesem Gestaltungsansatz zählen die Gestaltung des Wartezimmers sowie die Licht-, Wärme- und Geruchsverhältnisse.
- **Service:** Der Bereich „Service" beinhaltet alle Instrumente, die den Wartekomfort verbessern, wie Zeitschriften, Getränke, Musikuntermalung oder eine Kinderspielecke, aber auch Informationen zur Wartezeit.

5.2.8.1 Organisation

Den zeitlichen Aspekt des Wartekomforts – im Sinne kurzer, kalkulierbarer Wartezeiten – bestimmen Sie maßgeblich über die Regelungen Ihrer Praxisorganisation. Keine andere Größe des Praxismanagements steht so sehr im Mittelpunkt des Interesses (und leider auch der Kritik) wie die Wartezeit der Patienten.

Ablauforganisation

Eine im Vorfeld der Veröffentlichung dieses Buches durchgeführte Untersuchung des Autors aus dem Jahr 2005 in Form einer Meta-Analyse von 610 Arbeits- und Zeitstudien in Arztpraxen ergab, dass im Durchschnitt über alle Fachrichtungen betrachtet Patienten in deutschen Arztpraxen 48 Minuten warten (vgl. Tab. 5.2). Hieraus resultiert – im Vergleich zu Praxen mit optimierter Wartezeit – eine Reihe von Problemen, die über eine Vielzahl von Mechanismen unmittelbar auch die Qualität und Effektivität des Praxismarketings beeinflussen.

Tabelle 5.2: Wartezeiten nach Fachrichtungen

Fachrichtung	durchschnittliche Wartezeit (min.)
Allgemeinmediziner	56
Internisten	53
Gynäkologen	41
praktische Ärzte	64
Chirurgen	21
HNO-Ärzte	47
Augenärzte	51
Urologen	41
Dermatologen	43
Orthopäden	64
Kinderärzte	23
Neurologen	71

Zu lange Wartezeiten ...

- **... strahlen auf die Gesamtzufriedenheit der Patienten ab.** Lange Wartezeiten wirken sich nicht nur negativ auf die Beurteilung der Patientenbetreuung durch die Patienten aus, sondern auch auf alle anderen Leistungsmerkmale. So konnte in der Untersuchung ermittelt werden, dass in Praxen mit Wartezeitproblemen die Beurteilungsnoten für die ärztliche Behandlung im Durchschnitt um ein Drittel schlechter waren als in den Praxen ohne dieses Defizit.

- **... reduzieren die Arbeitsproduktivität der Mitarbeiter.** Sind die Wartezeiten überlang, muss sich das Praxisteam intensiver um die Patienten kümmern, z. B. durch Informationen zum aktuellen Stand des Wartens oder durch Umplanungen. In der Untersuchung wurden hierdurch verursachte Reduktionen der Arbeitsproduktivität bis zu 65 % gemessen, im Durchschnitt ergab sich eine Einschränkung in Höhe von 34 %.
- **... erhöhen die Stressbelastung der Mitarbeiter.** Durch die Nachfragen der Patienten, die hierdurch aufkommende Hektik und nicht zuletzt auch durch die sich entwickelnden innerbetrieblichen Konflikte entsteht Stress für das Praxisteam. Bewerten die Mitarbeiter in Arztpraxen mit gut organisierten Wartezeiten auf einer Skala von „1" = „kein Stress" bis „10" = „absoluter Stress" ihren Zustand mit der Note 2,6, liegt der Wert für Praxen mit überlangen Wartezeiten bei der Note 7,2.
- **... erhöhen die Arbeits- und Stressbelastung des Arztes.** Ist die Wartezeit sehr lang, kann der Arzt die ihm zur Verfügung stehende Zeit nicht allein für die Behandlung nutzen, sondern muss zusätzlich auch noch seine Patienten beruhigen. Hieraus resultiert wiederum eine Vielzahl kleinerer Konflikte mit den Mitarbeitern, sodass die Stresswerte für Ärzte in Praxen mit langen Wartezeiten im Durchschnitt bei 6,4 liegen, in Praxen „ohne" bei der Note 2,4.
- **... steigern die Erwartung der Patienten an die Länge der Gesprächs- und Behandlungszeit.** Als „Ausgleich für ihre Geduld" erwarten die Patienten nun eine zeitintensive Zuwendung des Arztes. Je länger das Warten, desto höher der Anspruch. Wird ihre Erwartung nicht erfüllt, entstehen Frustration und Unzufriedenheit, die relativ schnell zu einem Praxiswechsel führen.

Weitere Resultate:

- Die durchschnittliche Mitarbeiterzufriedenheit liegt in den Praxen mit Wartezeitproblemen bei einem Wert von 4,8, in Praxen mit funktionierender Organisation bei 2,2 (Basis: Schulnotenskalierung).
- Die Mitarbeiterfluktuation in Praxen mit zu langen Wartezeiten ist 43 % höher als in anderen Praxen.
- Der Anteil der Flüchtigkeitsfehler ist in diesen Praxen doppelt so hoch wie in Praxen „ohne".

Wartezeiten wirken sich jedoch nicht nur kurz-, sondern auch mittel- und langfristig aus. In 83 % der untersuchten Praxen waren die Teammitglieder der Meinung, dass die Patienten sich mit der Zeit an die Wartezeiten gewöhnt hätten, Negativeffekte wurden nur erwartet, wenn sich diese noch weiter verlängern würden. Aufgrund von Nachuntersuchungen zu den Praxisanalysen konnte auch der Frage nachgegangen werden, was langfristig passiert, wenn das Problem einer zu langen Wartezeit nicht beseitigt wird. Aus einem Vergleich von Praxen mit und ohne Veränderung nach einem Jahr ergab sich, dass Praxen ohne Veränderung durchschnittlich 19 % weniger Stammpatienten hatten, die mit Veränderung jedoch 8 % mehr.

Um die Wartezeit als Gestaltungsinstrument des Praxismarketings nutzen zu können, kann ein Blick auf die Fehler geworfen werden, die zu langen Wartezeiten führen. Hierbei können drei Gruppen unterschieden werden:

- **Fehler in der Praxisführung:** Nur 8 % der in die Untersuchung einbezogenen Praxisinhaber hatten schon einmal ihre Organisation grundsätzlich überprüft.
- **Fehler in der Aufbauorganisation:** In 76 % der Praxen bucht jeder Mitarbeiter Termine, lediglich in 34 % der Praxen gibt es einen nur für diese Tätigkeit zuständigen Mitarbeiter. In diesem Fall lag die Termin-Fehlerquote (Buchung falscher Termine, Doppelbuchungen, vergessene Termine etc.) bei 6,3 %, in allen anderen Fällen bei durchschnittlich 34 %.
- **Fehler in der Ablauforganisation:** In diesem Bereich liegt das größte Fehlerpotenzial: Lediglich in 19 % der Praxen werden konsequent schon am Telefon die Anliegen ermittelt und der Zeitbedarf kalkuliert.

Nur 13 % der Praxen berücksichtigen bei ihrer Terminplanung Pufferzeiten, sodass der Bestellrhythmus seinem Namen auch gerecht wird. In 49 % der Praxen sind Arbeitsbeginn und Sprechstundenbeginn nicht deckungsgleich; im Durchschnitt warten bei Sprechstundenbeginn die erstbestellten Patienten bereits 23,5 Minuten. Ursache war vor allem ein zu später Arbeitsbeginn der Praxisinhaber. In 62 % existierte – vor allem aus Patientenbindungsgesichtspunkten – eine halboffene Sprechstunde, die nicht mit der Terminsprechstunde kompatibel war. Nur 23 % der Ärzte hatte jederzeit ein genaues Bild von der Wartesituation. In 35 % der Praxen existieren Planzeiten für unterschiedliche Kontakt- und Behandlungsformen, aber nur 18 % der Ärzte halten sich auch daran. 89 % der Mitarbeiter in Terminpraxen geben an, regelmäßig Patienten ohne Termin „dazwischenzuschieben", auch wenn hierfür eigentlich keine Zeit ist.

Hinzu kommen Fehler im ärztlichen Zeit- und Selbstmanagement, denn 77 % der Praxisinhaber realisieren ein Zeit- und Selbstmanagement, das nicht auf die Praxisorganisation abgestimmt ist. So kommt es in 69 % der Praxen regelmäßig zu Störungen der Arzt-Patienten-Kontakte durch Mitarbeiter und Telefonate, die die Patientengespräche unnötig unterbrechen, verlängern und den Ablauf dadurch insgesamt verzögern.

Eine optimierte und marketingorientierte Gestaltung der Wartezeit erreichen Sie durch die strikte Vergabe von Terminen, der Arbeit mit Planzeiten sowie der Überprüfung Ihres eigenen Zeitmanagements.

Strikte Vergabe von Terminen: Etwa zwei Drittel der deutschen Arztpraxen arbeiten mit einer offenen bzw. halboffenen Sprechstunde. Geschieht dies aktiv, ist der Beweggrund des Angebots sogar ein Marketingziel: die Erhöhung der Patientenzufriedenheit. Doch das Ziel wird aufgrund der organisatorischen Konsequenzen nicht erreicht, denn das Patientenaufkommen ist nicht kalkulierbar und der Arbeitsfluss wird durch den Zufall bestimmt. Bei halboffenen Sprechstunden sind meist auch zusätzlich die Patienten mit Termin von einer verlängerten Wartezeit betroffen.

Im Vergleich von Praxen mit striktem Terminsystem und solchen, die halboffene oder offene Sprechzeiten anbieten, schneiden die Praxen mit Terminsystem in jeder Hinsicht besser ab:

- Die Patienten sind deutlich zufriedener.
- Die Stressbelastung für Arzt und Mitarbeiter ist geringer.
- Administrative Arbeiten können zeitnah erledigt werden.
- Die Anzahl der Überstunden kann deutlich gesenkt werden.
- Die Arbeitsproduktivität der Mitarbeiter ist höher.
- Die Anzahl der pro Tag behandelten Patienten ist aufgrund einer genauen Planbarkeit größer.

In den meisten Fällen entsteht die halboffene Sprechstunde jedoch nicht geplant als Prinzip, sondern eher zufällig aus der Terminvergabe der Mitarbeiter. Sie schieben Patienten, die sie lange kennen, gern mögen oder mit denen sie nicht argumentieren möchten, zwischen die vergebenen Termine ein. Der Praxisinhaber weiß hiervon oft gar nichts und ist der Meinung, nach einem Terminsystem zu arbeiten. Hier ist eine eindeutige Absprache mit Ihren Mitarbeitern notwendig.

Tipp: Die einzige Lösung ist die strikte Vergabe von Terminen, denn nur dann wird Ihr Praxistag kalkulierbarer – von Notfällen abgesehen. Patienten, die ohne Termin kommen, nehmen Sie nur auf, wenn eine „echte" Lücke im Patientenplan entstanden ist, z. B. durch Nichterscheinen. Ansonsten erhalten sie einen neuen, eigenen Termin. Ihre Mitarbeiter brauchen vor der Umsetzung dieser Regel nicht zurückzuschrecken, weil sie vielleicht meinen, Patienten könnten durch diese Stringenz verärgert werden. Diese vermeintliche Verärgerung steht in keiner Relation zu einer überproportionalen Wartezeit, die ein Patient in Kauf nehmen müsste, und zur Störung Ihrer praxisinternen Abläufe.

Arbeit mit Planzeiten: Mit einer strikten Terminvergabe allein haben Sie den Praxisablauf und die Wartezeit noch nicht im Griff. Hierzu gehört auch, dass pro Tag nicht zu viele Patienten einbestellt werden. Wie viele möglich sind, können Sie mithilfe einer Arbeitsanalyse ermitteln. So lassen sich Aufbau- und Ablauforganisation, Bestellsystem und ärztliches Zeitmanagement mit der Patientenstruktur überprüfen und synchronisieren. Vor allem aber können Sie Planzeiten für Patiententypen, Untersuchungen und Behandlungen entwickeln.

Die Umsetzung der Arbeitsanalyse erfolgt am einfachsten mittels eines Patientenlaufzettels (vgl. Marketinghilfe 5.16), auf dem alle Arbeiten für die Dauer einer Woche nach Art, Dauer und Verantwortlichem/Ausführendem dokumentiert werden. Diese Datenbasis gibt Ihnen ein Abbild Ihrer Arbeitsprozesse, die dann optimiert werden können. Durch die Zusammenführung aller Daten entsteht ein mehrdimensionales Schema der Praxisarbeitsabläufe. Daraus wird u. a. erkennbar,

- was in der Praxis geschieht, während Sie Patientengespräche führen,
- in welchem Umfang und mit welchen Konsequenzen unangemeldete Patienten die Abläufe beeinflussen,
- welche Aufgaben die Mitarbeiter mit welcher Arbeitsauslastung ausführen (Grundlage der Personalplanung),
- ob die Arbeitsabläufe optimal koordiniert sind,
- wie sich die Aufenthaltszeit der Patienten zusammensetzt,
- welche Patiententypen welche Gesprächszeiten benötigen.

Eine Übersicht über mögliche Analysefragen und -ziele zeigt Ihnen die Marketinghilfe 5.17.

Marketinghilfe 5.16: Patientenlaufzettel

Name Patient: ___________		Datum: ___________		
Aufnahme in die Praxis: ________ Uhr		Bestellzeit: ________ Uhr		
Aktivitäten	zuständig	Beginn	Ende	Raum
Verlassen der Praxis: ________ Uhr				

Marketinghilfe 5.17: Auswertungsfragen einer Arbeitsanalyse

Analysefragen	Analyseziele
Wie viele Patienten kommen pro Tag in Ihre Praxis?	Wie hoch ist der Auslastungsgrad der Praxis?
Wie lang ist die durchschnittliche Aufenthaltszeit der Patienten?	Gibt es typische Kurz- und Langkontakte?
Wie genau stimmen Bestellzeit und Aufnahmezeit überein?	Wie effektiv ist Ihr Terminsystem?
Wie lange ist die durchschnittliche Wartezeit der Patienten?	Wie effektiv ist Ihre Ablauforganisation?
In welchem Verhältnis steht die Arztkontaktzeit der Patienten zur Gesamt-Aufenthaltszeit der Patienten?	Wie effektiv ist das Patienten-Zeitmanagement?
Wie hoch ist die Auslastung Ihrer Räume?	Stimmt Ihre Raumplanung?
Wie hoch ist die Auslastung Ihrer Geräte?	Stimmt Ihre Geräte-Einsatzplanung?
Wie hoch ist die Auslastung der einzelnen Mitarbeiter?	Wie effektiv ist Ihre Kapazitätsplanung?
Welche Aufgaben werden pro Patient erledigt?	Wie effektiv ist die Patientenbetreuung?
Erledigen die Mitarbeiter ihre ihnen übertragenen Arbeiten?	Wie klar ist die Aufgabenbeschreibung?
Gibt es Doppelarbeiten?	Wie gut ist die Arbeitskoordination?
Welche Zeit benötigen verschiedene Mitarbeiter für gleiche Arbeiten?	Wie hoch ist die Arbeitseffizienz des Einzelnen?
Wie ist das Verhältnis patientenbezogener zu administrativen und vorbereitenden Aufgaben?	Wie effektiv ist die generelle Arbeitsorganisation?
Wie ist das Verhältnis patientenbezogener zu administrativer und vorbereitender Aufgaben je Mitarbeiter?	Wie effektiv ist die mitarbeiterbezogene Arbeitsorganisation?
Stimmen dokumentierte und in die Abrechnung übernommene Aktivitäten überein (Stichprobe)?	Wie effektiv ist die Leistungsdokumentation?
Gibt es Aufgaben, die immer zu bestimmten Zeiten anfallen?	Wie effektiv ist die Aufgabenzeitstruktur?

Reservieren Sie zudem Pufferzeiten für Unvorhergesehenes oder ungeplante Verschiebungen ein. Das gibt Ihnen und Ihren Mitarbeitern das Gefühl, immer „Herr der Lage“ zu sein und nicht in Hektik oder Stress geraten zu müssen.

Tipp 1: Bereits die Durchführung Ihrer Arbeitsanalyse können Sie für Ihr Marketing verwenden. Ihre Mitarbeiter händigen den Patienten zu Beginn des Praxisaufenthalts den Laufzettel mit einer kurzen Erklärung aus, dass man auf diesem Weg die Organisation noch besser auf die Belange der Patienten ausrichten möchte. Das Resultat ist ein eindeutiges Image-Plus: In dieser Praxis kümmert man sich um die Patienten.

Tipp 2: Beauftragen Sie Ihre Mitarbeiter, die das Praxistelefon bedienen, bei allen anrufenden Patienten den Grund für ihren Praxisbesuch zu ermitteln. Hieraus lässt sich annähernd der später benötigte Zeitbedarf ableiten und mit der Terminaufteilung koordinieren.

Tipp 3: Prüfen Sie, ob es möglich ist, bestimmte Termintypen – z. B. Kurz- und Langtermine – zu unterscheiden und bündeln Sie diese. Auf diese Weise steigern Sie nicht nur die Anzahl der pro Tag behandelbaren Patienten, sondern können den Patienten einen speziellen Service anbieten („Sie haben es sehr eilig? Dann kann ich Ihnen als Termin in unserer Kurzsprechstunde den ... anbieten").

Persönliches Zeitmanagement: Jeder dritte Arzt klagt heute über Arbeitsüberlastung, Zeitmangel und Probleme bei den praxisinternen Abläufen. Die Ursachenforschung wird meist durch den Blick auf externe Faktoren bestimmt: Vor allem gesundheitspolitische Regelungen, unzuverlässige Mitarbeiter und überzogene Patientenansprüche werden hier identifiziert. Doch inzwischen weiss man, dass etwa 80 % der o. a. Probleme hausgemacht sind, d. h., durch den Praxisinhaber selbst verursacht. Folgende Hauptgründe konnten hierfür im Rahmen von Praxisanalysen ermittelt werden:

- **„Tresen-Tourismus":** Praxisinhaber kommen täglich im Durchschnitt 53-mal aus ihren Besprechungszimmern an den Empfang, um dort Anweisungen zu geben oder Organisatorisches zu erledigen. Die mittlere Aufenthaltsdauer dort beträgt 57 Sekunden, da sie zusätzlich häufig von wartenden Patienten angesprochen werden. Insgesamt ergibt sich hieraus ein täglicher Verlust an Arbeitszeit von gut einer Stunde – für Arbeiten, die eigentlich zu den Aufgaben der Mitarbeiter gehören.
- **Mangelnde „Zeitfresserabwehr":** Pro Tag werden die Ärzte durchschnittlich elfmal bei begonnenen administrativen Aktivitäten unterbrochen, z. B. durch Telefonate. Der Vergleich zwischen der für eine

ungestörte Ausführung benötigten Zeit mit den bei Unterbrechungen aufzuwendenden Zeitspannen ergab einen mittleren zeitlichen Zusatzaufwand von 2,9 Minuten pro Vorgang. Insgesamt resultierte hieraus ein weiterer täglicher Verlust an Arbeitszeit in Höhe von 31,9 Minuten, einer guten Dreiviertelstunde.

- **Fehlende Prioritätenabsprache mit den Mitarbeitern:** Störungen erfolgen nicht nur bei administrativen Tätigkeiten, sondern auch bei der Patientenkonsultation. Der Zeitverlust durch Anfragen der Mitarbeiter zu Sachverhalten, die nicht unmittelbar den behandelten Patienten betrafen, beträgt je Arbeitstag im Durchschnitt 17 Minuten.
- **Durchführung von Fremdarbeiten:** „Herr Doktor, haben Sie irgendwo die Akte von Herrn Meyer gesehen?", „Mit wie viel Porto sollen wir diesen Brief frankieren?". Täglich war zu diesen oder anderen Themen der Problemlösungseinsatz der Praxisinhaber gefragt. Der hieraus entstehende mittlere Zeiteinsatz pro Tag beläuft sich auf elf Minuten.
- **Arbeitszeit ungleich Sprechzeit:** Ein weiteres Zeitproblem entsteht daraus, dass der Sprechzeitenbeginn z. B. auf acht Uhr gelegt wird und Patienten bereits für diese Zeit bestellt werden, die Ärzte aber im Durchschnitt erst dreizehn Minuten später in die Praxis kommen. So beginnt jeder Arbeitstag bereits mit einer Terminverschiebung und unnötiger Wartezeit für die Patienten. Um die Zeit wieder aufzuholen, arbeiten viele Ärzte dann ohne Pause bis zum Mittag durch.
- **Fehler beim Patientenmanagement:** Eigentlich als reine Terminpraxis angelegt, haben dennoch viele Patienten, die unangemeldet in die Praxen kommen, bei den Mitarbeitern leichtes Spiel (vgl. oben). Mit dem Hinweis, dass es ein bisschen länger dauern könne, werden häufig alle Patienten ohne Termin einfach in den Tagesplan eingeschoben. Der hieraus resultierende Zeitaufwand beträgt durchschnittlich 34 Minuten pro Tag.

Aufsummiert kann sich so im Durchschnitt ein Arbeitszeitverlust von mehr als 2,5 Stunden pro Tag ergeben; eine Größe, die auch mit 1,5 Stunden täglicher Mehrarbeit nach Praxisschluss nicht aufgeholt werden kann.

Mithilfe der folgenden Optimierungsregeln ist Ihr Zeitmanagement gut ausgerichtet:

- Strukturieren Sie Ihre Arbeit durch die Definition kurz-, mittel- und langfristig ausgerichteter Ziele.
- Informieren Sie Ihre Mitarbeiter über Ihre Ziele.
- Vermeiden Sie während Ihrer Patientengespräche konsequent jegliche Störung.
- Weisen Sie Ihre Mitarbeiter ausdrücklich auf die Einhaltung dieses Prinzips hin.
- Klassifizieren Sie die von Ihnen zu erledigenden Aufgaben nach ihrer Wichtigkeit (A-B-C-Prinzip).
- Orientieren Sie Ihre Arbeit ausschließlich an dieser Prioritätenregelung.
- Stimmen Sie Ihre Prioritätenregelung mit Ihrem Team ab.
- Delegieren Sie konsequent alle nicht ärztlichen Arbeiten an Ihre Mitarbeiter.
- Lassen Sie keine Rückdelegation zu.
- Reservieren Sie sich für jeden Arbeitstag Zeitblöcke für ungestörtes Arbeiten.
- Setzen Sie die Zeitblockbildung konsequent um.
- Planen Sie Ihre Arbeit grundsätzlich schriftlich bzw. elektronisch.
- Überprüfen Sie bei Veränderungen einzelner Planungselemente deren Auswirkungen auf Ihre Gesamtplanung.
- Optimieren Sie den Kommunikationsfluss innerhalb Ihres Praxisteams.
- Stellen Sie sicher, dass er auch bei hoher Arbeitsanspannung funktioniert.
- Optimieren Sie Ihre Arbeitsplatzorganisation (Ablage, Eingangspost etc.).
- Streben Sie an, stets mit Ihrer Arbeit „auf der Höhe der Zeit" zu sein.

Aufbauorganisation und interne Kommunikation

Ein wesentliches Kennzeichen überdurchschnittlich erfolgreicher Arztpraxen ist eine reibungslos funktionierende interne Kommunikation. Mit ihrer Hilfe stellen die Praxisinhaber nicht nur sicher, dass jeder Mitarbeiter jederzeit über die für seinen Aufgabenbereich relevanten Informationen verfügt, sondern sie nutzen auch konsequent die betriebswirtschaftlichen und marketinggerichteten Effekte der Informationstransparenz: Doppelarbeiten und Kompetenzstreitigkeiten werden vermieden, die organisatorischen Abläufe funktionieren reibungslos. Insgesamt werden die Arbeitseffizienz gesteigert und das Betriebsklima verbessert; zwei Größen, die maßgeblich das Image einer Praxis und ihre Anziehungskraft bestimmen. Um von diesen Effekten auch in Ihrer Praxis zu profitieren und eine sichere Grundlage für Ihre Marketingarbeit zu legen, sollten Sie folgende Punkte im Praxisalltag berücksichtigen:

Führungsstil: Partizipativ ist besser! Interne Kommunikation ist dann effizient, wenn sie zweiwegig ist, d. h., wenn sie nicht nur von Ihnen zu Ihren Mitarbeitern erfolgt („Bitte diskutieren Sie jetzt nicht mit mir, so geht das nicht!"), sondern dialog- und feedbackorientiert ist („Aus meiner Sicht haben Sie hier einen Fehler gemacht, wie kam es denn dazu?"). Den Rahmen hierfür bildet Ihr Führungsstil. Welche Formen es gibt, wie häufig diese auftreten und welche Kommunikationsart mit den jeweiligen Stilen verbunden ist, zeigt Tabelle 5.3.

Tabelle 5.3: Führungsstilformen

Bezeichnung	Charakteristika	Häufigkeit des Einsatzes in Arztpraxen	Charakterisierung der internen Kommunikation
autokratischer Führungsstil	Der Praxisinhaber fällt die Entscheidungen und teilt sie seinen Mitarbeitern mit.	in ca. 40 % der Praxen	100 % Einweg-Kommunikation
paternalistischer Führungsstil	Der Praxisinhaber trifft die Entscheidungen und vermittelt sie seinen Mitarbeitern so, dass diese sie verstehen und akzeptieren können.	in ca. 25 % der Praxen	90 % Einweg-Kommunikation, 10 % Zweiweg-Kommunikation
beratender Führungsstil	Der Praxisinhaber bespricht anliegende Entscheidungen mit seinen Mitarbeitern, nimmt deren Meinungen auf und entscheidet auf dieser Grundlage.	in ca. 15 % der Praxen	90 % Zweiweg-Kommunikation, 10 % Einweg-Kommunikation
partizipativer Führungsstil	Der Praxisinhaber bespricht die anstehenden Entscheidungen mit seinen Mitarbeitern und fasst anschließend gemeinsam mit ihnen die Entschlüsse.	in ca. 10 % der Praxen	100 % Zweiweg-Kommunikation

Kommunikations- und Informationskultur: Mit Grundsätzen erfolgreich! Mithilfe von am besten im Team entwickelten Grundsätzen für Führung und Zusammenarbeit legen Sie – abgeleitet aus Ihrem Führungsstil – die praktischen Regeln fest, nach denen die interne Kommunikation in Ihrer Praxis umgesetzt werden soll. Mit ihrer Hilfe schaffen Sie Transparenz und einen nachvollziehbaren, verbindlichen Rahmen für den internen Informationsfluss. Die Konsequenz: Missverständnisse, Unzufriedenheit und Unruhe werden vermieden, die Mitarbeiterfluktuation wird verringert und insgesamt werden Arbeitsrhythmus und Produktivität gefördert.

Tipp: Ist z. B. Ihr Ziel, dass Ihre Mitarbeiter Eigenverantwortung übernehmen und selbstständig arbeiten, müssen Sie im Rahmen der Grundsätze festlegen, dass alle über eine kontinuierliche Information in die für sie relevanten Entscheidungsprozesse der Praxis einbezogen werden. Mittel hierzu können Praxisbesprechungen, aber auch Führungsgespräche sein. Mittels solcher und ähnlicher Ausführungen bestimmen Sie maßgeblich die Ausprägung Ihrer internen Kommunikations- und Informationskultur.

Informationswege: Zuordnung schlägt Rotation! Eine weitere, wesentliche Voraussetzung erfolgreicher Praxiskommunikation ist die Zuordnung von Aufgaben auf die einzelnen Mitarbeiter. Je klarer und fester diese Zuordnung ist, desto effizienter ist die interne Kommunikation, da die Verantwortlichen, deren Informationsbedarf und die notwendigen Kommunikationsschnittstellen, also die Informationswege, definiert werden können. Zwar wird von vielen Ärzten eher das Wechsel- oder Rotationsprinzip präferiert, weil sie der Meinung sind, auf diese Weise ihre Mitarbeiter besser motivieren zu können (Verhinderung von Monotonie und Vermeidung von Pannen und Unterbrechungen bei Ausfall eines Mitarbeiters sei es durch Krankheit oder Kündigung). Vergleicht man jedoch Praxen, in denen Mitarbeiter fest für definierte Aufgaben zuständig sind, mit solchen, die das Rotationsprinzip favorisieren, im Hinblick auf die Qualität der praxisinternen Kommunikation, so ist diese bei dem erstgenannten Beispiel deutlich besser. Die Gründe liegen auf der Hand, wie ein Beispiel aus der Praxis verdeutlicht:

Mitarbeiter 1 hat z. B. einen telefonischen Termin angenommen, muss aber sofort nach Beendigung des Telefonats in einen Behandlungsraum und nimmt sich vor, die Terminvereinbarung nach Rückkehr an den Empfang einzutragen. Mitarbeiter 2 löst ihn ab, nimmt ebenfalls einen Termin an und bucht ihn auf den vermeintlich freien Zeitraum. Mitarbeiter 1 kehrt zurück, die Doppelbuchung fällt auf, man diskutiert, wie verfahren werden soll, und beschließt, nichts zu tun („Da muss Herr S. eben ein paar Minuten warten ..."). Kommt an dem betreffenden Tag noch ein ungeplanter Patient oder ein Notfall dazwischen, ist im Ablauf bereits „der Wurm drin" und das Chaos vorprogrammiert. Die Ursachenforschung („Wie konnte das denn passieren?") bleibt ergebnislos, eine Ursachenvermeidung ist ebenfalls nur schwer möglich.

Kommunikationspartner: Orientierung durch Fixierung! Ebenso wichtig wie die Aufgabenzuordnung selbst ist ihre Fixierung in Form von Stellenbeschreibungen. Mit ihnen legen Sie die Ziele und Aufgabendetails für jeden Mitarbeiter und damit auch die Kommunikationsbeziehungen fest. Die Stellenbeschreibung ist keine – wie sehr oft angenommen – Papiergröße, sondern ein zeitgemäßes Führungsinstrument und ein Baustein erfolgreicher Praxisführung. In ihr dokumentieren Sie Ihre Vorstellung eines Arbeitsplatzes und Ihre Erwartungen an die beschriebene Stelle. So erhält jeder Mitarbeiter eine klare Orientierung – vor allem auch im Hinblick auf Informationsrechte und -pflichten – und Ihnen wird es möglich, auf der Basis aller Stellenbeschreibungen mit Ihren Mitarbeitern auf einer gemeinsamen Grundlage zusammenzuarbeiten.

Informations- und Kommunikationsstruktur: Effektiv mit Zwischenhierarchie! In Abhängigkeit von der Anzahl Ihrer Mitarbeiter vergrößert sich für Sie die Zeit, die Sie auf die interne Kommunikation und Information verwenden müssen. Gleichzeitig verringern sich Ihre Möglichkeiten, Ihren medizinischen Aufgaben nachzukommen. In dieser Situation erweist es sich als hilfreich, einen Praxismanager zu beschäftigen. Er ist hierarchisch zwischen dem Arzt bzw. den Ärzten und den Mitarbeitern einer Praxis angeordnet und besitzt gegenüber den anderen Teammitgliedern fachliche und disziplinarische Befugnisse. Seine Aufgabe ist – einfach formuliert – die Führung der Praxis. Der oder die Praxisinhaber übertragen dem Praxismanager im Zuge einer Arbeitsteilung alle Aufgaben, die mit dem Management der Praxis zu tun haben, um sich selbst voll und ganz auf die Patientenbetreuung konzentrieren zu können. Gleichzeitig wird die Kommunikation für den Arzt/die Ärzte wesentlich erleichtert, da sie nur noch einen direkten Ansprechpartner haben. Von dieser Situation profitieren natürlich auch die Mitarbeiter, denen nun ein jederzeit verfügbarer Kommunikationspartner zur Verfügung steht und das Warten auf die „Sekunde mit dem Arzt" hört auf.

Den Informationsfluss mit Praxisbesprechungen intensivieren: Neben der Definition der Informationswege müssen Sie natürlich auch den tatsächlichen Informationsfluss als kontinuierlichen Meinungsaustausch, z. B. zur Wirkung einzelner Marketinginstrumente, sicherstellen. Das Instrument hierfür ist die Praxisbesprechung. Erfolgreiche Praxisbesprechungen zeichnen sich nicht nur dadurch aus, dass sie regelmäßig durchgeführt werden, sondern auch strukturiert ablaufen, z. B. auf der Grundlage einer Agenda, in die die Punkte eingehen, die die Mitarbeiter im Vorfeld der Besprechung aufgestellt und gesammelt haben. Hinzu kommt die Notwendigkeit eines offenen Kommunikationsklimas, in dem jeder seine Meinung äußern kann und eine gegenseitige Akzeptanz und Wertschätzung besteht. Ziel des Informationsaustausches in Form der Praxisbesprechung ist, Lösungen gemeinsam zu verabschieden, die dann für alle verbindlich sind, ohne dass Sie als Praxisinhaber diese Verbindlichkeit Kraft Ihres Amtes anordnen müssen. Damit sich später auch alle erinnern und die Informationen handlungsrelevant werden, ist es unerlässlich, die Ergebnisse zu protokollieren.

Den Informationsfluss über Mitarbeitergespräche kanalisieren: Mithilfe des Mitarbeiter-Einzelgesprächs tauschen Sie diejenigen Informationsinhalte aus, die nicht das ganze Team, sondern nur Sie und den einzelnen Mitarbeiter angehen. Das Mitarbeitergespräch umfasst nicht die im Vorübergehen ausgetauschten Informationen, sondern das vertrauliche, zielorientierte und ungestörte Zweiergespräch mit jedem Ihrer Mitarbeiter. Wie die Praxisbesprechung erfordert es, um nachhaltig zu wirken, eine kontinuierliche Durchführung. Auch hier müssen alle Ergebnisse schriftlich in Form von Zielvereinbarungen fixiert werden. Die Schriftform dient dazu, die Verbindlichkeit der Gesprächsinhalte zu unterstreichen. Außerdem haben Sie und Ihre Gesprächspartner zu jedem späteren Zeitpunkt exakt die Beschlüsse präsent und vermeiden lästige Interpretationsspielräume („Das habe ich aber ganz anders in Erinnerung").

Entwicklung des Kommunikations- und Informationssystems: Durch Motivation den Wandel erfassen! Ihr Dienstleistungsunternehmen unterliegt im Zeitablauf einem Wandel, der durch veränderte Umfeldbedingungen, gestiegene Patientenansprüche und neue technische Möglichkeiten verursacht wird. Dem müssen Kommunikationswege und Informationsinhalte permanent angepasst werden. Sie als Praxisinhaber erkennen aber nur einen Teil des notwendigen Veränderungsbedarfs. Deshalb ist es von größter Wichtigkeit, dass Sie vor allem auch Ihre Mitarbeiter motivieren, Veränderungsbedarf in der internen Kommunikation zu erkennen. Dieser kann zum einen aus den o. a. Zusammenhängen resultieren, zum anderen aber auch aus Überlegungen und Ideen der Mitarbeiter selbst. Fördern Sie die Entwicklung von Ideen gezielt im Rahmen eines Vorschlagswesens und motivieren Sie Ihre Mitarbeiter durch eine Belohnung – finanziell oder ideell – für besonders gute Vorschläge.

Informationsinhalte: Die Form macht's! Im Kontext der Kommunikationswege und des Informationsflusses spielt die Form der Informationsinhalte eine ergänzende, wichtige Rolle. Sachliche Inhalte, falsch verpackt, verfehlen selbst bei optimaler Kommunikationsorganisation ihr Ziel. An erster Stelle der Erfolgsfaktoren steht – auch im Umgang miteinander – die Verwendung einer positiven Sprache. Hierzu zählen im internen Umgang nicht nur Wörter wie „bitte" und „danke" statt „machen Sie mal", sondern auch die Formulierung eindeutiger Aussagen. Mit einem in den Raum geworfenen „Das kann ja später jemand erledigen" initiieren Sie zum einen keine gezielte Aktion und werden sich in Ihrer vagen persönlichen Definition von „jemand" wahrscheinlich „später" darüber ärgern, dass immer noch nichts geschehen ist. Die Eindeutigkeit von Aussagen und Anweisungen entsteht immer dann, wenn klar benannt wird, was wer bis wann tun soll. Weil dies meist nicht geschieht, stellen täglich hunderte von Ärzten ihren Mitarbeitern die Frage „Warum hat das denn wieder nicht geklappt?" und verlagern somit das Problem auf ihre Mitarbeiter, die jedoch häufig gar nicht verantwortlich sind. Zum Dritten müssen Sie mit Ihren Helfern eine Klassifikation zu den Prioritäten von Informationen erarbeiten: Bei welchen eingehenden Telefonaten darf man Sie bei der Behandlung stören oder welche Informationen über den nächstfolgenden Patienten benötigen Sie? Wichtig ist: Diese Prioritätenregelung muss – bis auf Widerruf – dauerhaft sein, denn nur dann ist sie wirklich praktizierbar.

Marketingwirkung der internen Kommunikation: Den Imagefaktor nutzen! Die Art und Weise, in der Sie intern miteinander kommunizieren, hat auch eine Außenwirkung auf das Image Ihrer Praxis. Vor Patienten ausgetragene interne Streitigkeiten, ein rüder Umgangston zwischen Praxisinhaber und Mitarbeitern am Behandlungsplatz oder ein gereiztes innerbetriebliches Klima werden von Ihren Kunden registriert und als Baustein in die Beurteilung Ihrer Praxis aufgenommen. Insbesondere die Abkanzelung von Mitarbeitern durch den Praxisinhaber in Gegenwart von Patienten weckt Widerstände und Abneigung. Gleiche Wirkung haben dauernde Störungen des Arzt-Patienten-Gesprächs durch die Mitarbeiter, die „mal eben" dem Herrn Doktor eine Information geben möchten. Eine optimierte interne Kommunikation schafft hier Abhilfe und unterstützt die Image- und Corporate-Identity-Profilierung Ihrer Praxis.

5.2.8.2 Atmosphäre

Dieser zweite Gestaltungsansatz bezieht sich auf die Ausstattung des Wartezimmers sowie auf die dort herrschenden Licht-, Wärme- und Geruchsverhältnisse. Alle Elemente dieses Ansatzes sind darauf ausgerichtet, dem Patienten die notwendige Wartezeit so entspannt wie möglich zu machen.

Untersucht man den Wartekomfort in deutschen Arztpraxen (Meta-Analyse aus 900 Praxisanalysen des Autors), so lassen sich folgende Hauptdefizite ausmachen (Mehrfachnennungen):

- ungemütliche Stühle (zu hart, keine Lehnen) (84 %)
- ungemütliche Gestaltung (76 %)
- schlechtes Raumklima (Temperatur, Gerüche) (74 %)
- zu wenig Sitzplätze (64 %)
- offen zur Rezeption, keine Diskretion (57 %)
- zu kleines Wartezimmer (51 %)
- keine Kinderspielecke (47 %)

Eine marketinggerechte Warteatmosphäre schaffen Sie mittels folgender Maßnahmen:

Großzügigkeit

Ihr Wartezimmer muss keine Halle sein, es sollte aber selbst bei Belegung aller Plätze keine spürbare Enge vermitteln. Je kleiner ein Wartezimmer ist, desto mehr muss über organisatorische Maßnahmen versucht werden, eine Überlastung zu vermeiden. Abzuraten ist dabei explizit

- von sogenannten Kurzwartezonen vor Sprechzimmern – Patienten fühlen sich hier wie auf einem Präsentierteller,
- von der Aufforderung, dass Patienten an der Rezeption warten sollen und
- von der Nutzung eines Zweitsprechzimmers als Interimswarteraum.

Wichtig ist, die Stühle nicht zu eng zu stellen und auch zur Garderobe – soweit sie im Wartezimmer untergebracht ist – einen Zugang freizuhalten. Achten Sie darauf, dass die Garderobe nicht nur groß genug ist, sondern dass der Platz vor der Garderobe ausreicht, um Jacken und Mäntel an- und ausziehen zu können, ohne sitzende Patienten zu behelligen.

Raumgestaltung

Eine patientengerechte Raumgestaltung erhalten Sie wie folgt:

- Wählen Sie warme, helle Farben für Wände und Möbel sowie einen Fußbodenbelag, der leicht zu reinigen ist.
- Kontrollieren Sie den Warteraum wie auch Ihre gesamte Praxis regelmäßig auf Gebrauchsspuren und lassen Sie diese umgehend beseitigen.
- Möblieren Sie sparsam – so sieht es immer aufgeräumt aus. Dekorieren Sie die Wände mit gerahmten Bildern, nicht mit per Heftzwecken befestigten Postern.
- Runden Sie die Raumgestaltung mit einigen Pflanzen ab.
- Manche Praxen „schwören" auf ihr Aquarium, eine Anschaffung sollte aber im Hinblick auf den hohen Pflege- und Wartungsaufwand sorgfältig geprüft werden. Alternativ ist ein Zimmerspringbrunnen denkbar, der gleichzeitig beruhigend wirkt und für eine gereinigte Raumluft sorgt.

- Versuchen Sie, das Wartezimmer möglichst gegen Außen- und Innenlärm abzuschirmen. Wenn möglich und wenn vorhanden, sollte die Tür zum Wartezimmer immer geschlossen sein.
- Hängen Sie keine Uhr ins Wartezimmer, denn damit lenken Sie vielleicht das Bewusstsein Ihrer Patienten auf einen Punkt, der ja gerade durch den Wartekomfort vermieden werden soll.
- Denken Sie an einen Papierkorb.

Sitzmöbel

Eigentlich gehören die Stühle in die Rubrik „Raumgestaltung"; aufgrund der Wichtigkeit des Sitzkomforts soll hierauf gesondert eingegangen werden. In vielen Praxen nehmen die Patienten auf „Sitzgelegenheiten" Platz, auf Stühlen also, die ihrem Namen alle Ehre machen: Sie sind unbequem und unansehnlich. Der ideale Praxisstuhl ist körpergerecht geformt, fest, aber bequem und mit Armlehnen ausgestattet.

Sauberkeit

Erstellen Sie einen Reinigungsplan für das Wartezimmer und sprechen Sie ihn mit Ihrer Reinigungskraft ab. Denken Sie auch daran, mindestens einmal pro Jahr Jalousien und Vorhänge zu reinigen.

Raumklima

Achten Sie auf eine jahreszeitlich passende Klimatisierung. Lässt sich das nicht mit Fenster und Heizung realisieren, ist die Anschaffung einer auf die Raumgröße ausgerichteten Klimaanlage sinnvoll. Verabreden Sie mit Ihren Mitarbeitern, dass der Raum regelmäßig gelüftet wird.

Beleuchtung

Sparen Sie nicht an Licht – vor allem in der Herbst- und Winterzeit. Es sollte warm und hell sein und den ganzen Raum ausleuchten. Richtig eingesetzt wirkt Licht positiv auf Ihre Patienten. Vermeiden Sie jedoch, dass Patienten direkt angestrahlt und geblendet werden, setzen Sie lieber indirektes Licht geschickt ein. Auch eine Glastür oder Glasbausteine können den Helligkeitseindruck im Wartezimmer verstärken.

Kinderspielecke

Sind Kinder Ihre Zielgruppe oder kommen viele Mütter mit Kindern zur Behandlung in Ihre Praxis, ist eine Kinderspielecke sehr hilfreich, um die Wartezeit zu verkürzen. Achten Sie aber darauf, dass es keine Pseudo-Spielecke ist, sondern ihrer Bezeichnung auch gerecht wird. Es sollte eine breitere, auf die hauptsächlich in der Praxis vertretenen Altersgruppen ausgerichtete Auswahl an Spielsachen bereitstehen, die Utensilien müssen vollständig und voll funktionsfähig sein. Das betrifft auch die Kinderbücher. Je nach Platzangebot ist auch an ein separates Kinderwartezimmer zu denken.

Tipp: Setzen Sie sich nach Praxisschluss in Ihr Wartezimmer, betrachten Sie den Raum mit den Augen Ihrer Patienten und fragen Sie sich, ob Sie sich hier wohlfühlen würden. Bitten Sie Ihre Mitarbeiter, das Gleiche zu tun und notieren Sie alle Punkte, die Ihnen auffallen. Ebenso können Sie Patienten, die Sie gut kennen, hierzu befragen.

5.2.8.3 Service

Die Nummer 1 auf der Liste von Patientenbeanstandungen hinsichtlich des Wartezimmerservices ist das Zeitschriftenangebot. Unter Beachtung folgender Punkte können Sie dieses Serviceinstrument gezielt für Ihr Marketing nutzen:

- Bieten Sie ein breites Zeitschriftenangebot („für jeden etwas") an, das auf die von Ihnen betreuten Patientenzielgruppen abgestimmt ist.
- Tragen Sie Sorge dafür, dass die angebotenen Zeitschriften stets aktuell sind.
- Sprechen Sie mit Ihren Mitarbeitern ab, dass zerlesene Hefte umgehend aussortiert werden.

Planen Sie mit Ihren Mitarbeitern eine Routine ein, die gewährleistet, dass die Zeitschriften mehrmals am Tag geordnet werden.

Ergänzen Sie das so gestaltete Zeitschriftenangebot durch weitere Serviceleistungen, z. B. eine leise Hintergrundmusik, die für Entspannung sorgt. Praxisinhaber, die Musik im Pulstakt von 60 Schlägen verwenden, berichten über eine deutlich ausgeprägtere Gelassenheit und Ruhe ihrer Patienten. Auch ein Getränkeangebot ist immer willkommen, z. B. in Form eines Wasserspenders mit Einwegbechern. Etwas aufwendiger sind Kaffee- und Teeautomaten, da sie einer regelmäßigen Wartung bedürfen, gleichzeitig ist aber der Serviceeffekt nachhaltiger. Damit für Sie hierdurch keine zusätzlichen Kosten entstehen, können Sie die Getränke zum Selbstkostenpreis anbieten.

Gut überlegen sollten Sie, ob Sie ein Wartezimmer-TV bereitstellen. Auf den ersten Blick überzeugt dieses Medium durch Vorteile wie Unterhaltungs- und Informationswert, insbesondere, wenn medizinische Themen behandelt werden. Andererseits genießen Patienten auch gerade die Ruhe des Wartezimmers, wo sie einmal von allen optischen und akustischen Reizen weitgehend abgeschirmt sind. Hinzu kommt: Wenn Sie Ihr Wartemanagement optimal ausgerichtet haben, ist es den Patienten nur möglich, kurze Sequenzen wahrzunehmen – ein für den Zuschauer wiederum höchst unbefriedigender Zustand.

In den Servicebereich fallen auch alle Informationen und der Aufruf zur Behandlung durch Ihre Mitarbeiter. Hierbei ist auf Folgendes zu achten: Formulierungen wie „Nehmen Sie doch kurz im Wartezimmer Platz" oder „Es wird nicht lange dauern, dann hat Herr Dr. K. für Sie Zeit" sollten unterbleiben. Ihre Mitarbeiter dürfen den Patienten keine – wie auch immer gearteten – Versprechungen zur Länge der Wartezeit machen. Der einfache Hinweis „Nehmen Sie bitte bis zur Behandlung im Wartezimmer Platz" genügt vollkommen. Ebenso sollten Patienten, die für Spritzen, Blutentnahmen oder andere Kurzanwendungen aufgerufen werden, immer unter Angabe dieser Anwendung aus dem Wartezimmer abgeholt werden („Frau Karl, kommen Sie bitte zur Spritze!"). Damit beugen Sie Beschwerden von Patienten vor, die unter Umständen vorher in die Praxis gekommen sind. Im Hinblick auf den aufgerufenen Patienten bleibt die Diskretion gewahrt, da ja keine Krankheit genannt wird. Ist eine längere Wartezeit unvermeidlich, sollten Sie Ihre Patienten über die Gründe informieren. In dieser Situation ist es angebracht, eine ungefähre Zeitangabe zu machen, damit sich Ihre Patienten hierauf einrichten können. Zudem ist es empfehlenswert, mit Ihrem Praxisteam abzustimmen, in welchen Situationen wartenden Patienten ein neuer Termin angeboten werden sollte.

Tipp: Ein marketingorientierter Warteservice basiert grundsätzlich auf einer persönlichen Abholung der Patienten, ein Aufruf über eine Sprechanlage ist marketingschädlich!

Das Wartezimmer ist – neben allen genannten Aspekten – der ideale Ort für eine marketingorientierte Patienteninformation. Das Interesse von Patienten an Gesundheitsfragen nimmt ständig zu. Nutzen Sie diesen Trend, um Ihre Patienten über alle Aspekte der Gesundheitsversorgung, die Sie und Ihr Team bieten, zu informieren. Hierzu gehören auf jeden Fall Ihre Praxisbroschüre und Ihre Patientenzeitung, aber auch alle Informationen zu den IGeL-Leistungen Ihrer Praxis. Wichtig: Wenn Broschüren angeboten werden, sollten diese sich in Ständern befinden, die – parallel zu den Zeitschriften – regelmäßig neu geordnet werden. Weitere Informationen können Sie auch an einem schwarzen Brett aushängen, allerdings ist dabei darauf zu achten, dass die Informationen auch stets aktuell sind.

Aus Marketingsicht nicht empfehlenswert ist der Aushang von standespolitischen Stellungnahmen und Aufrufen, so richtig sie sein mögen. Patienten möchten in der Situation des Arztbesuchs, bei der es ja primär um sie geht, nicht mit gesellschaftspolitischen Problemen belastet werden. Zudem sollten Sie Ihr Marketing nicht mit Standespolitik verbinden, da dies zu einer Abschwächung der Wirkung Ihrer Instrumente führt.

In Abhängigkeit von der Erkrankung kann es notwendig werden, dass Patienten für die Durchführung von Therapien längere Zeit in der Praxis bleiben müssen (Infusionen, Bestrahlungen etc.). Für solche Anlässe sollten ebenfalls Serviceleistungen bereitstehen, z. B. tragbare CD-Player mit Kopfhörern und ein Angebot an CDs, aus dem die Patienten auswählen können; optional könnten sie auch einfach ihre Lieblings-CDs mitbringen.

5.2.9 Arztkontakt

Im Rahmen der Patient-Praxis-Kontaktstrecke (vgl. Abb. 5.3, S. 90) kommt dem Arzt-Patienten-Gespräch – neben dem eigentlichen Ziel, der medizinischen Patientenbetreuung – die wohl größte Marketingwirkung zu. Um es als Marketinginstrument zu nutzen, hilft eine ganz einfache, aber leider viel zu wenig beachtete Regel: Versuchen Sie, sich in die Lage Ihrer Patienten zu versetzen und stellen Sie sich vor, wie Sie behandelt werden möchten. Das Gespräch mit Ihren Patienten ist nichts anderes als eine Beratung, sodass Sie für eine konkrete Gestaltung zusätzlich auf die betriebswirtschaftlichen Grundlagen und Regeln zurückgreifen können, die für Beratungsgespräche gelten.

5.2.9.1 Beratungsatmosphäre

Hierzu zählt das Umfeld, in dem das Arzt-Patienten-Gespräch stattfindet. Es wird zum einen durch die schon behandelten Bereiche der Praxisgestaltung und Organisation bestimmt, zum anderen durch die Gestaltung Ihres Sprechzimmers:

- Vermeiden Sie in der Ausstattung Ihres Zimmers unbedingt, dass ein Eindruck technischer Sterilität oder Kälte aufkommt. Wandfarbe, Licht, Bilder und Mobiliar sollten einen sachlichen, aber auch persönlichen Eindruck erzeugen, in dem sich Ihre Patienten geschützt und wohlfühlen. Auch hier gelten die Hinweise, die bereits bei der Raumgestaltung aufgeführt wurden.
- Achten Sie darauf, dass Stellung, Größe und Form Ihres Schreibtisches und die Sitzgelegenheiten für den Patienten und Sie eine partnerschaftliche, gleichberechtigte Ebene entstehen lassen. In manchen Fällen empfiehlt es sich auch, Patienten nicht vor oder neben dem Schreibtisch zu platzieren, sondern eine Besprechungsecke einzurichten oder – bei hierzu geeigneten Systemmöbeln – den Schreibtisch um einen Besprechungstisch zu erweitern.
- Stellen Sie über Absprachen mit Ihren Mitarbeitern sicher, dass Ihre Gespräche nicht gestört werden, weder durch Telefonate noch durch persönliches Erscheinen Ihrer Mitarbeiter.
- Räumen Sie konsequent alle Zeitungs- und Unterlagenstapel aus dem Blickfeld Ihrer Patienten.
- Helfen Sie z. B. älteren Patienten durch die Bereistellung von Schuhlöffeln oder Trittstufen, damit sie leichter die Untersuchungsliege erreichen oder sich wieder anziehen können.

5.2.9.2 Beratungsinhalt

Der Beratungsinhalt bezieht sich auf die diagnostisch-therapeutischen Maßnahmen und Ratschläge und orientiert sich am Krankheitsbild jedes einzelnen

Patienten. Die Gestaltung des Inhalts kann aber in Teilbereichen ebenfalls für Ihr Marketing genutzt werden:

- Wenn Ihre Mitarbeiter bereits am Telefon konsequent die Anliegen der Patienten ermitteln, sollten Sie diese Information als Einstieg in das Patientengespräch nutzen. Damit zeigen Sie dem Patienten, dass Sie sein Anliegen ernst nehmen und sich auf sein Erscheinen vorbereitet haben.
- Ebenso ist es marketingwirksamer, sich vor dem Gespräch mit einem Patienten die Informationen des letzten Kontakts zu vergegenwärtigen als erst zu Beginn des Gesprächs. Statt „Ich schaue eben einmal nach, was bei Ihrem letzten Besuch angefallen war" sagen Sie besser „Beim letzten Mal hatten wir ja über … gesprochen". Mit einer kurzen Gesprächsvorbereitung und diesem Satz schaffen Sie sich treue Stammpatienten.
- Ergänzend sollten Sie darüber informiert sein, wie lange ein Patient in der Praxis gewartet hat, ehe er zu Ihnen gekommen ist. Musste er wider Erwarten länger auf das Gespräch mit Ihnen warten, sollten Sie diesen Umstand aktiv thematisieren („Heute mussten Sie leider etwas länger warten, weil …"). Auf diese Weise beugen Sie einer möglichen Manifestierung von Unzufriedenheit vor.

Tipp: Das Ziel eines Patientengesprächs ist, für das Patientenanliegen die bestmögliche Lösung zu finden. Von entscheidender Bedeutung für die Marketingwirkung des Arzt-Patienten-Kontakts ist dabei, dass der Patient den Nutzen der Lösung für sich erkennt und verinnerlicht. Der Nutzen bezeichnet hierbei nicht nur die objektiv-sachliche Antwort auf die Frage, warum eine bestimmte Therapie notwendig ist, sondern auch die marketingbasierte Erklärung, in welcher Form der Patient hiervon ganz individuell profitiert, d. h. eine Nutzenargumentation, z. B. mit folgenden Argumenten:

- leichte Anwendbarkeit
- geringe Nebenwirkungen
- keine Einschränkung der Lebensqualität
- Langzeitwirkung
- Prophylaxe

- Vermeidung weiterer medizinischer Interventionen
- Rückerlangung der Leistungsfähigkeit
- Verbesserung des Gesamtstatus

5.2.9.3 Kommunikationstechnik

Grundsätzlich stehen Ihnen zwei Grundformen der Patientenkommunikation zur Verfügung: der direktive und der partizipative Kommunikationsstil.

Der am häufigsten verwendete **direktive Kommunikationsstil** drückt sich zum einem in einem starken Anweisungscharakter aus („Sie nehmen ...", „Sie sollten ...", „Sie gehen ..."), zum anderen schließt er durch die Art des Vortragens der Argumente und Informationen mögliche Rückfragen oder die Äußerung von Bedenken seitens des Patienten aus. Das spart Zeit, ermöglicht eine hohe Patientenfrequenz und erleichtert die Praxisplanung. Doch den vermeintlichen Vorteilen steht eine Reihe von Nachteilen gegenüber. So übernehmen in Praxen, in denen die direktive Kommunikation praktiziert wird, sehr häufig die Mitarbeiter die Rolle des Ko-Therapeuten. Die Patienten wenden sich mit ihren Fragen an die Mitarbeiter („Das habe ich nicht ganz verstanden ..."), die ihrerseits bereitwillig Auskunft geben, oftmals leider nicht im Sinne des Arztes („Da brauchen Sie sich nicht akribisch dran zu halten ..."). Hinzu kommt, dass die Patienten zusätzlich Dritte (Familienangehörige, Verwandte, Bekannte) um Interpretationen der ärztlichen Empfehlung bitten. Auf diesen Grundlagen treffen die Patienten dann ihre Entscheidung, ob sie der Therapieempfehlung des Arztes folgen. Oftmals tun sie dies, allerdings in abgewandelter Weise, sodass negative oder zumindest unbefriedigende Resultate vorprogrammiert sind. Beim Folgetermin sind dann Arzt und Patient enttäuscht und eine Negativkommunikation beginnt („Warum haben Sie nicht ...", „Sie hätten doch ..." etc.), die auf Dauer dazu führen kann, dass der Patient die Praxis verlässt.

Wesentlich mehr Vorteile bietet der **partizipative Kommunikationsstil**. Er ist auf einen Dialog zwischen Arzt und Patient angelegt, sodass alle Fragen des Patienten direkt beantwortet werden. Inhaltlich kann der Arzt seine Therapieanweisungen als Empfehlungen deklarieren, die dann in Form einer gemeinsamen Entscheidung umgesetzt werden. Der Nachdruck, den Patienten im eigenen Interesse zu bestimmten Handlungen zu veranlassen, muss bei dieser Kommunikationsform nicht weniger ausgeprägt sein als beim direktiven Stil, die Form ist lediglich anders. Auch die Bedenken, man brauche deutlich mehr Zeit für die Gespräche, können die ärztlichen Anwender zerstreuen. Zudem: Eine deutlich höhere Compliance und zufriedene Patienten sind das Resultat, das dann im Zuge der Mund-zu-Mund-Propaganda an Dritte weitergegeben wird.

Doch wie führt man ein produktives Gespräch, das Ihren und den Patientenzielen gerecht wird? Vor allem kommt es auf eine effektive Patientenkommunikation an, die sich durch folgende Merkmale auszeichnet:

- Geben Sie Ihrem Gespräch einen roten Faden.
- Versuchen Sie, flüssig zu sprechen (ohne „Ähs").
- Verwenden Sie einen patientenangepassten Sprachstil, keine Auftürmung von Fachargumenten ohne weitere Erläuterungen.
- Achten Sie auf eine deutliche Aussprache (so kann z. B. ein Verschlucken von Silben als Zeitnot interpretiert werden).
- Formulieren Sie in knappen, kurzen Sätzen.
- Formulieren Sie so konkret wie möglich.
- Nutzen Sie vollständige Sätze in logischem Bezug zueinander.
- Verwenden Sie einfache Wörter (z. B. „Frage" statt „Fragestellung", „einfach" statt „unkompliziert").
- Praktizieren Sie ein aktives Zuhören (zeigen Sie durch Blickkontakt und Kopfnicken dem Gegenüber Ihre Aufmerksamkeit).
- Lassen Sie Ihren Gesprächspartner ausreden.
- Verwenden Sie immer die Ich-Form („Ich denke ...", „Ich meine ...", „Aus meiner Sicht ...").
- Vermeiden Sie Behauptungen.
- Steuern Sie das Gespräch über W-Fragen (was, wann, wie viel etc.).
- Wiederholen Sie wichtige Gesprächsinhalte.
- Erklären Sie Verbote/Ablehnungen (statt „Sie dürfen kein Fett mehr essen" sagen Sie „Die Aufnahme von Fett ist für Sie ungünstig, weil...").
- Kleiden Sie ein „Nein" immer in positive Redewendungen (statt „Diese Untersuchung kann ich jetzt nicht durchführen" sagen Sie „Am besten ist es, wenn wir die Untersuchung am ... durchführen).

- Verwenden Sie eine angepasste Wortwahl (statt des Wortes „warten" (negativ) das Wort „gedulden" (positiv)).
- Konkretisieren Sie Gesprächsinhalte (statt „Welche Alternative wäre für Sie passend?" sagen Sie "Es gibt folgende Therapiealternativen. Ich empfehle Ihnen ..., weil ...").

Vermeiden Sie unbedingt:

- sprachliche Weichmacher wie „eigentlich", „eventuell", „in der Regel" oder die Verwendung des Konjunktivs
- Abschwächungsfloskeln wie „andererseits" oder „sicherlich"
- Reizwörter wie „trotzdem", „dennoch" oder „aber"
- Fremdwörter und Fachbegriffe (es sei denn, Sie erklären sie dem Patienten anschließend)
- Killerphrasen wie „Sie müssen ...", „Unbestritten ist doch ..." oder „Das ist Ihr Fehler"
- Rede-Unarten wie „äh", „Sage ich mal ..."
- Modewörter jeder Art
- Beschuldigungen (statt „Das haben Sie wohl falsch verstanden" wird gesagt „Wahrscheinlich habe ich mich nicht ganz deutlich ausgedrückt, ich meine ...")
- Bankrottphrasen (statt „Das ist jetzt sehr ungünstig, wir haben ganz viel zu tun" wird gesagt „Für die Klärung Ihrer Frage ist etwas mehr Zeit nötig, dafür müssen wir einen neuen Termin ausmachen")
- Befehle und Anordnungen (statt „Sie müssen die Tablette jeden Morgen genau um acht Uhr einnehmen!" sagen Sie „Für die Wirkung des Medikaments ist es sehr wichtig, dass Sie es jeden Morgen pünktlich um acht Uhr einnehmen")

5.2.9.4 Beratungsverhalten

Patientenzufriedenheitsbefragungen zeigen immer wieder, dass Patienten ein ärztliches Beratungsverhalten erwarten, das durch Offenheit, Ruhe und Empathie gekennzeichnet ist. Je mehr der folgenden Fragen Sie mit „ja" beantworten, desto eher entspricht Ihr persönliches Gesprächsverhalten den Patientenanforderungen und ist damit marketingoptimiert:

- Besitzen Sie eine positive Ausstrahlung?
- Gehen Sie offen auf Menschen zu?
- Haben Sie ein positives Menschenbild?
- Lernen Sie gern neue Menschen kennen?
- Freuen Sie sich auf Ihre Patienten?
- Lächeln Sie während Ihrer Patientengespräche?
- Drücken Sie in Mimik, Gestik und Körperhaltung aus, dass Sie positiv eingestellt sind?
- Legen Sie Wert auf Ihr äußeres Erscheinungsbild?
- Fühlen Sie sich in Ihrer Kleidung wohl?
- Halten Sie Blickkontakt?
- Ist Ihr Kopf leicht geneigt, wenn Sie auf andere zugehen?
- Halten Sie eine mittlere Körperdistanz (etwa 80 bis 100 cm) ein?

Tipp: Ein Arztkontakt ist unter Beachtung der bislang aufgeführten Aspekte dann auch marketingorientiert richtig ausgelegt, wenn folgende Punkte erfüllt sind:

- Setzen Sie sowohl verbale als auch nonverbale Techniken ein, um eine angenehme Gesprächsatmosphäre und somit die Grundvoraussetzung effektiver Patientenkommunikation zu schaffen und Vertrauen aufzubauen. Seien Sie ein guter Zuhörer und kontrollieren Sie vor allem, ob der Patient auch Ihnen zuhört und alles versteht. Einfaches Kopfnicken ist hierfür ein schlechter Indikator. Führen Sie das Gespräch mit Fragen, um den Antworten nicht nur Informationen für die Behandlung zu entnehmen, sondern auch den Grad des Verständnisses seitens Ihres Gegenübers zu ermitteln.
- Sichern Sie sich den Respekt Ihrer Patienten, indem Sie selbst auch Ihre Patienten respektieren. Verwerfen Sie deshalb Patientenmeinungen nicht einfach und blocken Sie deren Argumente nicht gleich ab. Dieses Verhalten fördert Ablehnung und schadet zudem Ihrer Souveränität. Versuchen Sie vielmehr, mit Fakten und einfachen Beispielen eine gemeinsame Gesprächsgrundlage zu schaffen. Sprechen Sie ruhig und entspannt, zeigen Sie in der gleichen Weise dem Patienten aber auch

die Grenzen des Möglichen, z. B. bei besonderen Verordnungswünschen, auf.

- Halten Sie sowohl von der Raumausstattung als auch von der Sitzposition her eine „nahe Distanz", d. h. den richtigen Körperabstand zu Ihrem Gegenüber. Die Kontrolle ist einfach: Beobachten Sie die Reaktionen Ihrer Patienten. Lehnt sich dieser zurück? Dann besteht eine zu große Nähe. Bewegt er sich in Ihre Richtung? Dann empfindet er die Distanz als zu groß.
- Geben Sie keine Anweisungen, sondern suchen Sie immer die Kooperation des Patienten und bitten Sie ihn direkt darum. Verdeutlichen Sie, dass nur ein gemeinsames, abgestimmtes Vorgehen zum Erfolg führt. Stellen Sie immer beim Patienten seine Verantwortung für sich selbst heraus und verdeutlichen Sie Ihre Rolle als Berater.
- Gehen Sie auf die Individualität Ihrer Patienten ein und versuchen Sie nicht, Standard-Kommunikationsformen für alle Ihre Gesprächspartner einzusetzen. Verdeutlichen Sie dem zurückhaltenden Patienten, dass ihm nur dann optimal geholfen werden kann, wenn er Ihnen alle notwendigen Informationen bereitstellt. Bitten Sie den redefreudigen Patienten freundlich aber direkt, auf den Punkt zu kommen.
- Fixieren Sie Therapieziele und Behandlungsstrategien. Hierdurch geben Sie nicht nur sich selbst einen Anhaltspunkt, sondern vermitteln dem Patienten eine Perspektive, welcher Erfolg mit dem für ihn gewählten Behandlungskonzept angestrebt wird. Legen Sie die möglichen Ziele im Gespräch mit dem Patienten gemeinsam fest. Hierbei werden die Wünsche des Patienten, die ja meistens mit den Zielen des Arztes identisch sind (Beschwerdelinderung oder Beschwerdefreiheit), miteinbezogen. Das stärkt nicht nur das Vertrauensverhältnis zwischen Arzt und Patient, sondern verbessert gleichzeitig auch die Compliance. Zudem schaffen Sie sich einen größeren „Kritikspielraum", falls der Patient therapeutische Maßnahmen vernachlässigt. Im Hinblick auf die Festlegung der Behandlungsstrategie eignen sich begleitend zum Gespräch die Erstellung eines kurzen schriftlichen Plans sowie die Fixierung von Kontrollterminen, ggf. ergänzt um ein Patiententagebuch.

5.2.9.5 Der Marketingeffekt gesprächsunterstützender Aufklärungshilfen

Kompliziertere Sachverhalte und umfangreichere Erklärungen lassen sich am besten unter Zuhilfenahme von Aufklärungshilfen darstellen. Sie erleichtern Ihren Patienten nicht nur das Verständnis, sondern sind auch ein Beleg für die Sorgfalt und das Engagement, mit dem Sie Ihre Patienten betreuen. Die medialen Möglichkeiten zur Unterstützung der Patienteninformation sind inzwischen fast grenzenlos. Der Arzt kann auf klassische Schaubilder, Abbildungen oder Bücher zurückgreifen, Modelle verwenden oder Videopräsentationen und Computeranimationen einsetzen. Doch was zeichnet eine optimale Patienteninformation aus? Ihre Effektivität und Effizienz bemessen sich an dem Ausmaß, mit dem die vier Grundfunktionen der Patienteninformation erfüllt werden:

- Aufklärungsfunktion: Erfolgt die Patienteninformation so patientengerecht, ausführlich und nachhaltig, dass der Patient das Gefühl hat, Umfang, Chancen und Risiken einer Behandlung oder Therapie verstanden zu haben und sich „informatorisch gut versorgt" fühlt?
- Motivationsfunktion: Können Patienten mithilfe der vermittelten Informationen motiviert werden, den vorgestellten Behandlungs- oder Therapieplan zu akzeptieren und vor allem zu befolgen?
- Clienting-Funktion: Entsteht aufgrund der vermittelten Informationen eine so ausgeprägte Patientenzufriedenheit, dass die Grundlage für eine langfristige Kundenbindung geschaffen wird?
- Werbefunktion: Ist die Art der Informationsvermittlung und Aufklärung so patientenorientiert und prägnant, dass die erzielte positive Einstellung des Patienten an Dritte (Freunde, Bekannte, Arbeitskollegen, Familienangehörige etc.) weitergegeben wird?

Die geschilderten vier Funktionen sind deckungsgleich mit den Anforderungen, die Patienten in Zufriedenheitsbefragungen immer wieder anführen:

- Die Informationen, die die Diagnose und Therapie vorbereiten und begleiten, sollten so beschaffen sein, dass Unsicherheiten beseitigt und Bedenken überzeugend ausgeräumt werden.
- Dem Patienten ist an einer objektiven Darlegung der Vor- und Nachteile medizinischer Maßnahmen gelegen. Die Argumente sollen sich

dabei nicht nur auf die medizinische, sondern auch auf die monetäre Komponente beziehen und den Nutzen klar herausstellen.
- Ebenso wichtig ist ihnen, ein Vertrauensverhältnis zum Arzt aufzubauen und im Hinblick auf eine Langzeitversorgung verlässliche Ansprechpartner zu haben.

Sind diese Voraussetzungen gegeben, besteht eine hohe Bereitschaft, dass Patienten ihre positiven Erfahrungen an Dritte weitergeben. Trotz der hohen Kompatibilität zwischen Möglichkeit und Anspruch ist die Realität der Patienteninformation durch große Diskrepanzen und demzufolge eine hohe Unzufriedenheit von Patienten geprägt. Ursache hierfür ist die scheinbare Unvereinbarkeit des Patientenwunsches, nach einer weitgehend individualisierten, auf den jeweils persönlichen Bedarf ausgerichteten Information, mit dem Arztziel einer möglichst weitgehenden Standardisierung des Informationsprocederes. Vielen Medizinern erscheint dies als ein generell unlösbares Problem. Aus ihrer Sicht ist das Eingehen auf Patientenwünsche schon aus ablauforganisatorischer Sicht gar nicht realisierbar. Doch die grundlegende Frage sollte nicht heißen „Wie kann dem Patienten mehr Zeit gewidmet werden?“, sondern „Wie kann man in der zur Verfügung stehenden Aufklärungszeit dem Patienten das Gefühl einer individuellen Betreuung vermitteln?“ Der alleinige Einsatz neuer Medien wie Computeranimationen oder der Verweis auf ein Buch oder eine Publikation, auf die oftmals als „Informationszugpferde“ gesetzt wird, löst das geschilderte Problem nicht. Eine aus Praxis- und Patientensicht optimierte Information benötigt ein Kommunikationskonzept, dessen Bausteine exakt aufeinander abgestimmt sind.

Erster Ansatzpunkt des Konzeptes ist die Inhaltsplanung der Arztgespräche. Hier wird festgelegt, welche Basisinformationen die Patienten auf jeden Fall (sogenannte Muss-Botschaften zur Erfüllung der Aufklärungs- und Motivationsfunktion) benötigen und welche Zusatzinformationen wichtig sein können (sogenannte Kann-Botschaften zur Unterstützung von Aufklärung und Verkauf sowie zur Vorbereitung von Clienting und Werbung). Hiervon ausgehend wird die Gesprächstechnik entwickelt. Sie folgt den beiden Grundregeln „Dialog statt Monolog“ und „Feedback-Steuerung“.

Durch den gezielten Einbau von Rückfragemöglichkeiten oder die Vor-Formulierung von Fragen („Sicher haben Sie sich auch schon gefragt, wie ...") werden die Patienten aktiv in den Aufklärungsprozess einbezogen und das Gefühl einer persönlichen Betreuung wird geschaffen. Zielsetzung ist die Vermittlung der Basisinformationen. Durch eingestreute Rückfragen kann überprüft werden, ob die Inhalte verständlich waren und welche Fragen offen sind.

Zur Unterstützung eignen sich sowohl visuelle als auch audio-visuelle Medien, allerdings muss bei deren Einsatz darauf geachtet werden, dass die Aufmerksamkeit der Patienten nicht vom Gespräch abgelenkt wird. Dies wird gewährleistet, indem jeweils nur kurze Informationseinheiten zu den Kernbotschaften angeboten werden. Alle Zusatzinformationen sollten auf unpersönlichem Wege, z. B. durch Broschüren oder Bücher vermittelt werden. Hierbei ist es im Hinblick auf Clienting und Verkauf unerlässlich, dass alle abgegebenen Unterlagen personalisiert sind („Informationsbroschüre für Frau/Herrn ..."). Zudem müssen die Unterlagen ein Angebot enthalten, was die Patienten im Falle von Rückfragen tun können.

Wesentlich ist, dass der Patient Informationen direkt aus der Praxis mitnimmt. Das vermittelt ihm nicht nur das Gefühl, „gut bedient" worden zu sein, sondern unterstreicht die Kompetenz des Arztes und der Praxis. Hinzu kommt eine starke Werbewirkung im Umfeld der Patienten. Hinweise auf im Buchhandel erhältliche Publikationen tragen nur unzureichend zur Imagebildung bei. Ebenso bewährt haben sich individualisierte Behandlungspläne und Patienteninformationsblätter, die die Basisinformationen zusammenfassend und patientenverständlich erklären.

Am einfachsten um- und einsetzbar sind folgende 4 Formen der begleitenden Patienteninformation:

- **Anschauungsmaterial zur Information während des Gesprächs:** Zur Unterstützung Ihrer Patientenaufklärung eignen sich sehr gut Schaubilder und Poster, aber auch Abbildungen aus Büchern oder reale Modelle (z. B. eine Prothese). Wichtig ist, dass sich vor allem auf Abbildungen und Schaubildern nicht zu viele Details befinden, da Patienten in der Regel aufgrund der speziellen Situation des Gesprächs nur wenige Einzelheiten aufnehmen können. Bildliche Darstellungen helfen

Ihnen, theoretische Zusammenhänge zu veranschaulichen oder typische Erscheinungsformen bzw. Verläufe eines Krankheitsbildes darzustellen. Ihr Einsatz intensiviert das Gespräch („Mein Arzt hat mir alles ganz detailliert erklärt") und verbessert das Verständnis des Patienten. Das wiederum hat direkten Einfluss auf dessen Mitarbeit und Compliance, aber auch auf Ihr Image. Auch Animationen (Video, PC) sind geeignet, wenn die Inhalte kurz und patientenverständlich aufbereitet vorliegen.

- **Informationsbroschüren zur Vertiefung nach dem Gespräch:** Die sicherlich am weitesten verbreitete Aufklärungshilfe für Patienten ist die Informationsbroschüre (vgl. auch Kap. 5.2.7). Sie dient dazu, Patienten in einer für den Laien verständlichen Sprache die Grundlagen ihrer Krankheit vor Augen zu führen, diagnostisch-therapeutisch notwendige Maßnahmen zu beschreiben und unterstützende Begleitmaßnahmen, die der Patient selbst durchführen kann, in ihrer Ausgestaltung und Wirkung zu erläutern. Aus Marketingsicht ist es allerdings unerlässlich, alle Broschüren durch einen Stempel oder einen Aufkleber mit Ihrer Praxisadresse zu versehen und so als Praxiswerbemittel einzusetzen.
- **Patientenpass zur Kontrolle zwischen den Arztkontakten:** Patientenpässe dienen dazu, wesentliche Informationen zu einem Krankheitsbild (Gehstrecke, Blutdruck) als eine vom Patienten selbst durchgeführten Verlaufsbeobachtung zu erhalten.
- **Informationsrezept:** Das Internet ist inzwischen für viele Patienten zu einer selbstverständlichen Informationsquelle über Krankheiten, ihre Prävention und Behandlung sowie über Medikamente und Operationsverfahren geworden. Immer häufiger werden Ärzte deshalb in ihren Patientengesprächen mit der Aussage konfrontiert: „... und im Internet steht, dass ..." Für niedergelassene Ärzte stellt sich die Frage, wie sie auf dieses Informationsverhalten reagieren und vor allem, wie sie die Patienten zu einer Nutzung derjenigen Informationsquellen im Netz motivieren können, die ihre persönlichen Behandlungsstrategien am besten unterstützen. Die Lösung ist das sogenannte Informationsrezept. Hierbei handelt es sich um einen einfachen, mit jedem Praxis-

PC gestaltbaren Zettel im Rezeptformat, auf den unter der Überschrift „Informationsrezept" die Basisdaten des jeweiligen Patienten gedruckt werden, gefolgt von dem Text: „Im Hinblick auf die bei Ihnen festgestellte(n) Erkrankung (Beschwerden) empfehle ich Ihnen folgende Internetseiten zur weiteren Information." Hieran schließt sich eine Auflistung von Internetadressen an, deren Eignung als seriöse Informationsquelle für das spezifische Krankheitsbild vom Arzt geprüft wurde. Mittels Textbausteinen lässt sich die Zuordnung von Internetadressen und Krankheitsbildern auch automatisieren. Besteht das Patientenklientel zu einem großen Anteil aus jüngeren Patienten, sollten ergänzend die QR-Codes der empfohlenen Internetseiten aufgeführt werden, sodass diese auch mit einem Smartphone direkt angesteuert werden können. Das Informationsrezept bietet in der dargestellten Form mehrere Vorteile:

- Die Praxis kann ihren Patienten eine zusätzliche Serviceleistung anbieten.
- Die Netzrecherche der Patienten verläuft gezielt im Sinne der ärztlichen Empfehlung.
- Es wird eine ausgewogenere Gesprächsebene zwischen Arzt und Patient geschaffen.
- Die Rezeptform fördert das Praxisimage im Hinblick auf Modernität und einen Up-to-date-Status.

5.2.10 Verabschiedung

Als Grundregel für die Verabschiedung als letzte Station des Patienten-Praxis-Kontakts (vgl. Abb. 5.3, S. 90) gilt: Kein Patient verlässt die Praxis ohne einen letzten persönlichen Kontakt mit dem Praxisteam. Auch wenn es einmal hektisch zugeht, müssen Ihre Mitarbeiter auch auf Patienten achten, die die Praxis verlassen und sie mit einem Gruß, ggf. ergänzt durch Besserungswünsche, verabschieden. Der „Betreuungsbogen", der mit dem persönlichen Erscheinen des Patienten in Ihrer Praxis begonnen hat, muss mit der gleichen Wärme, Intensität, Herzlichkeit und Aufmerksamkeit geschlossen werden, um den maximal möglichen Marketingeffekt zu erreichen.

5.2.10.1 Terminzettel

In dem meisten Fällen verlassen Ihre Patienten die Praxis wahrscheinlich nicht direkt, nachdem sie aus Ihrem Sprechzimmer kommen, sondern wenden sich noch einmal an den Empfang (Rezeptausstellung, Fragen etc.). Ist ein Folgetermin notwendig, wird dieser in der Regel auch gleich ausgemacht. Hierbei kommen häufig Terminzettel von pharmazeutischen und medizin-technischen Anbietern zum Einsatz, auf die zur Kennzeichnung der Arztstempel aufgebracht ist. Diese Art von Terminzettel schont zwar Ihr Praxisbudget, unterstützt aber nicht den einheitlichen Auftritt Ihrer Praxis, denn Ihr Logo fehlt. Zudem wollen Sie ja für sich selbst werben, nicht für einen pharmazeutischen oder medizin-technischen Hersteller.

Tipp: Nutzen Sie Terminzettel für Ihr Marketing und z. B. als praxiseigene Erinnerungshilfen. Aus Ihrer Kartei oder Praxis-EDV kennen Sie das ungefähre monatliche Patientenaufkommen Ihrer Praxis. Entwerfen Sie zusammen mit Ihrem Team einen Terminzettel, der neben der Angabe des nächsten Praxiskontaktdatums monatlich einen neuen Gesundheitstipp enthält.

Tipp: Geben Sie den Patienten mit dem Terminzettel noch einen Aufkleber mit Ihrer Praxisanschrift und Telefonnummer, den diese an oder neben ihrem Telefon anbringen können. So ist Ihre Nummer stets präsent.

5.2.10.2 Recall-System

Ein zentrales Marketingziel ist die langfristige Bindung von Patienten an die Praxis. Ein zu diesem Ziel passendes Instrument ist das sogenannte Recall-System. Mit seiner Hilfe erinnern Sie Ihre Patienten an Kontroll- und Früherkennungsuntersuchungen, Gesundheitschecks, Impfungen und andere für sie wichtige Leistungen und schlagen ihnen gleichzeitig entsprechende Termine vor. Natürlich ist das Recall-System auch für IGeL-Leistungen geeignet. Die gezielte Erinnerung Ihrer Patienten bietet Ihnen eine ganze Reihe von Vorteilen:

- Sie und Ihr Team können gezielt und aktiv auf Ihre Patienten zugehen und müssen nicht deren Erscheinen abwarten.
- Ihre Planung wird auch mittel- und langfristig verbessert, da Patienten gezielt einbestellt werden können.
- Die Praxisauslastung wird optimiert.

- Ihre Patienten erhalten ein Serviceangebot mit hohem Nutzen sowie das Gefühl, umfassend betreut zu werden.

Das Recall-System ist somit ein Marketinginstrument, von dem beide Partner – Patient und Praxis – profitieren. Voraussetzung ist jedoch, dass es sich um einen autorisierten Recall handelt, d. h. dass Ihre Patienten vor Beginn des Recalls eine schriftliche Einverständniserklärung abgeben, in der sie einer Benachrichtigung explizit zustimmen (vgl. Marketinghilfe 5.18 und 5.19). Für die Abwicklung Ihres Recall-Systems, das am besten PC-gestützt geführt wird, bietet sich z. B. der Postweg in Form von Erinnerungsbriefen (vgl. Marketinghilfe 5.20) an; allerdings dürfen hierbei keine Postkarten verwendet werden, da der Inhalt für jedermann einsehbar ist und damit nicht den Anfor-

Marketinghilfe 5.18: Vereinbarung für ein Recall-System

Vereinbarung über die Erinnerungen an Untersuchungen und Therapien

Name: ____________ Vorname: ____________

Straße: ____________ PLZ: ________ Ort: ____________

Hiermit erkläre ich mich damit einverstanden, dass

____

(Arztstempel)

mich (Zutreffendes bitte ankreuzen)

☐ schriftlich per Brief

☐ telefonisch

☐ per E-Mail

an ausstehende Kontrolltermine, Behandlungen oder Untersuchungen erinnert und mir hierzu einen Termin in seiner Praxis vorschlägt.

____

Ort, Datum, Unterschrift

derungen des Datenschutzes genügt. Ebenso ungeeignet sind deshalb auch Telefax-Erinnerungen. Einige Zielpersonen erreichen Sie ggf. per E-Mail. Kostenintensiver, aber natürlich auch persönlicher sind Telefon-Recalls. Sie bieten gleichzeitig den Vorteil, dass Sie die anfallenden Termine gleich „festmachen" können und eine direkte Planungsgrundlage erhalten. Denkbar ist auch ein schriftlich-telefonisch kombiniertes Vorgehen, indem Sie Personen, die auf Ihre Erinnerungsschreiben nicht reagieren, telefonisch nachfassen und so das gesamte Recall-Patientenpotenzial systematisch ausschöpfen.

Sie können Ihr Recall-System natürlich auch nutzen, um Ihre Patienten über Leistungen Ihrer Praxis zu informieren und z. B. Informationen zu Ihrem IGeL-Angebot beifügen. Die Vereinbarung sollte dann gemäß Marketinghilfe 5.19 erweitert werden.

Marketinghilfe 5.19: Vereinbarung für ein kombiniertes Recall-Informationssystem

Vereinbarung über die Erinnerungen an Untersuchungen und Therapien sowie über Informationen zu Praxisleistungen

Name: ____________ Vornamen: ____________

Straße: ____________ PLZ: ________ Ort: ____________

Hiermit erkläre ich mich damit einverstanden, dass

____
(Arztstempel)

mich (Zutreffendes bitte ankreuzen)

- ☐ schriftlich per Brief
- ☐ telefonisch
- ☐ per E-Mail

an ausstehende Kontrolltermine, Behandlungen oder Untersuchungen erinnert und mir hierzu einen Termin in seiner Praxis vorschlägt sowie mich über Leistungen der Praxis informiert.

____
Ort, Datum, Unterschrift

Marketinghilfe 5.20: Beispiel für ein Recall-Schreiben

Sehr geehrte Frau/sehr geehrter Herr ____________________,

vereinbarungsgemäß möchten wir Sie an folgende Untersuchung/Behandlung/folgenden Kontrolltermin erinnern:

____

____

Die Untersuchung/Behandlung dient dazu, ______________________________

Als Termin schlagen wir Ihnen vor: ____________________________

Sollte dieser Terminvorschlag Ihnen zusagen, bitten wir Sie, Frau ... unter der Telefonnummer ... eine kurze Bestätigung zu geben. Ist ein anderer Termin notwendig, wird Frau ... Ihnen ebenfalls gern weiterhelfen.

Mit freundlichen Grüßen

Außerdem sollte ein kostenloser Taxiruf für ältere Patienten zum Standardangebot Ihrer Praxis gehören. Eine gute Idee ist auch, je nach Fachrichtung und betreuten Krankheitsbildern Schulungsvideos (z. B. Rückengymnastik, Raucherentwöhnung, Entspannungstechniken etc.) oder Blutdruckmessgeräte auszuleihen.

5.2.10.3 Beschwerdemanagement

Erfahrungsgemäß beschwert sich nur ein kleiner Teil der unzufriedenen Patienten aktiv, meist bei den Mitarbeitern. Nicht eingehaltene Termine, zu langes Warten, „ungerechte" Behandlung – die Liste der möglichen Gründe ist lang. In vielen Praxen ist die Beschwerde ein negativ belastetes Thema, das nahtlos in die Suche nach dem Schuldigen übergeht. Aus Marketingsicht steht jedoch bei berechtigten Beschwerden eine Klärung im Sinne des Patienten im Vordergrund, um seine Zufriedenheit wieder herzustellen. Aus dem Marketingblickwinkel ist eine berechtigte Beschwerde nichts anderes als der hilfreiche Hinweis auf einen Servicefehler, der korrigiert werden sollte, damit er nicht wieder eintritt. Eine Beschwerde zeigt somit durchaus Optimierungsmöglichkeiten oder -notwendigkeiten auf.

Grundlegende Voraussetzung für diese Sichtweise ist natürlich, dass Beschwerden in ihrer emotionalisierenden Wirkung entschärft werden. Ziehen alle Praxismitarbeiter an einem Strang, scheiden böser Wille oder grobe Fahrlässigkeit als Beschwerdegründe bereits aus. Dies ist der Ausgangspunkt dafür, dass das Erkennen und Beseitigen von Beschwerdeanlässen ein für die Praxisarbeit förderlicher Prozess sein kann.

In vielen Branchen (Hotels, Gaststätten, Flugreisen, Autovermietungen) werden Beschwerden sogar explizit stimuliert. Sicherlich kennen Sie die Hinweise in Broschüren und Prospekten, im Falle hoffentlich nicht eintretender Beschwerden diese persönlich oder besser noch schriftlich vorzubringen. Auf diese Möglichkeit können Sie auch in Ihrer Praxisbroschüre hinweisen. Zudem tragen regelmäßig durchgeführte Patientenzufriedenheitsbefragungen dazu bei, Defizite bereits in der Entstehungsphase zu identifizieren. Hier die wichtigsten Tipps für den entschärfenden Umgang mit Beschwerden:

- Nehmen Sie die Beschwerden von Patienten zunächst entgegen, ohne sie zu unterbrechen. Ziel ist, dass der Gesprächspartner seinen Ärger loswird, erst dann kann er sich auf Ihre Argumentation einstellen.
- Unterstützen Sie die Beschwerdeschilderung mit Kommentaren wie „Ja, ich verstehe“; „Das ist wirklich ärgerlich“, „Dadurch haben Sie ja wirklich eine Menge Ärger gehabt“, „Das tut mir leid“.
- Werten Sie den geschilderten Vorgang nicht.
- Entschuldigen Sie sich nicht voreilig.
- Verhalten Sie sich in der Schilderungsphase möglichst ruhig, damit Ihr Gesprächspartner seine Aufregung langsam ablegt.
- Lassen Sie es nie zu einer Eskalation oder zu einem Streit kommen.
- Versuchen Sie, sich möglichst frei von Vorurteilen gegenüber den Patienten zu machen („Schon wieder Frau Z.!“).
- Versuchen Sie – falls notwendig – im Anschluss an die Beschwerdeschilderung den Beschwerdegrund näher einzugrenzen.
- Liegt die Ursache beim Patienten, erklären Sie ihm freundlich aber direkt, warum es zum Problem kam.
- Liegt der Fehler bei Ihnen, entschuldigen Sie sich.

- Liegt der Fehler bei Ihrer Praxis, ist aber die Ursache nicht genau einzugrenzen, bieten Sie dem Patienten eine Klärung des Sachverhalts an. Machen Sie eine genaue Angabe, bis wann und auf welchem Weg die Patienten mit einer Information hierzu rechnen können.
- Drücken Sie zum Abschluss des Gesprächs nochmals Ihr Bedauern aus und bieten Sie eine konkrete Lösung an. („Ihr Termin ist uns einfach durchgegangen. Ich sehe gleich einmal nach, was ich organisatorisch ändern kann, um Ihnen schnell eine Alternative für diese bedauerliche Panne anzubieten. Wie wäre es mit dem ...?“)
- Informieren Sie bei nächster Gelegenheit Ihr Team über die Beschwerde, damit alle Mitarbeiter den gleichen Informationsstand haben.

5.3 Ausblick: Marketing-Instrumente unter dem Aspekt der Digitalisierung

5.3.1 Umbruch des Gesundheitswesens

Die digitale Transformation wird das Gesundheitswesen grundlegend verändern. Für die ambulante medizinische Versorgung besteht dieser Wandel u. a. darin, dass

- die Möglichkeiten zur Früherkennung von Krankheiten und Optionen – wie das Telemonitoring von Patienten – eine Verlagerung des Tätigkeitsschwerpunkts niedergelassener Ärzte von der Kuration auf die Prävention bewirken,
- die Digitaltechnik die Entwicklung neuer Formen der Arzt-Patienten-Beziehung ermöglicht und die Tätigkeiten, Aufgaben und Berufsbilder in den Praxisbetrieben (Stichwort „Digitalmedizinische Fachangestellte“) verändert,
- medikamentöse Therapien sich zu App-gestützten ganzheitlichen Betreuungskonzepten entwickeln werden (Smartphones und -watches fungieren bereits heute auch als Medizintechnik-Geräte),
- das Datenmanagement und der Datenschutz in den Mittelpunkt des Praxisgeschehens rücken.

Vor diesem Hintergrund eröffnet sich für Sie als Praxisinhaber eine Vielzahl völlig neuer Optionen für die Gestaltung Ihrer Arbeit, die in den Details ihrer konkreten Umsetzung und in ihren Auswirkungen derzeit noch gar nicht vollständig erfassbar sind. Das gilt natürlich auch für die hiermit verbundenen Marketingmöglichkeiten, die sich in vielen Aspekten ebenfalls fundamental von den gegenwärtigen unterscheiden werden, wobei die Grundlagen des Marketinggedankens erhalten bleiben. Die marketingbezogene Verwendung von Digitalinstrumenten steht noch ganz am Anfang und ist weit von einer systematischen Aufarbeitung entfernt, da es für Haus- und Fachärzte aktuell darum geht, für sich Best-Practice-Techniken zu entwickeln, die ihnen helfen, sich der Transformation ihrer Betriebe überhaupt anzunähern. Dennoch lassen sich erste Ausblicke auf die zukünftigen Marketingmöglichkeiten ableiten, von denen einige in diesem Kapitel skizziert sind.

5.3.2 Begriffsdefinition der Digitalisierung

Um sich dem Wesen der Marketinginstrumente unter dem Aspekt der Digitalisierung zu nähern, ist es zunächst hilfreich, die Vielschichtigkeit der Digitalisierung zu drei Bereichen zu verdichten:

(1) Die systembezogene Digitalisierung

Die systembezogene Digitalisierung ist das „digitale Pflichtprogramm" der Ärzte und definiert den gesetzlich verbindlichen Grundausstattungs- und Handlungsrahmen. Hierzu zählen vor allem die Bausteine des Telematik-Projekts, aber auch die Labordaten-, die Klinikkommunikation oder die elektronische Version des Medikationsplans.

(2) Die patientenbezogene Digitalisierung

Unter der patientenbezogenen Digitalisierung werden alle Digitallösungen subsumiert, die von Ärzten – über den Systemrahmen hinaus – bei der direkten Patientenbetreuung und -versorgung einsetzbar sind. In dieser Kategorie finden sich bereits heute genutzte Techniken wie die Online-Videosprechstunde oder die Kommunikation über Messenger. Zukünftig werden unter diesen Begriff jedoch vor allem die Verwendung von Apps, Sensoren, Chat-Bots und Trackern sowie der Einsatz von Künstlicher Intelligenz und Experten-

Systemen zur Unterstützung der diagnostischen und therapeutischen Arbeit fallen.

(3) Die managementbezogene Digitalisierung
In der Kategorie der managementbezogenen Digitalisierung geht es um die Transformation der Administration und Organisation in Arztpraxen. Im Mittelpunkt stehen hierbei die Praxis-Software sowie die Datenerfassung mithilfe mobiler Endgeräte oder die Anwendung von Speech-to-Text-Programmen. Digitalisierung ist damit für das „Unternehmen Arztpraxis" einerseits mit der Umsetzung von Vorgaben und Standards identisch, zum größten Teil aber eine individuelle unternehmerische Entscheidung, deren Richtung und Ausmaß durch

- das Digitalinteresse des einzelnen Arztes oder des Ärzteteams,
- die Praxisstrategie,
- die medizinischen Schwerpunkte der Praxis,
- die Patientenstruktur,
- die praxisbezogenen Behandlungskonzepte und durch
- die persönliche ärztliche Arbeitsweise

bestimmt werden.

5.3.3 Marketing und Digitalisierung

Die bereits existierenden und die sich entwickelnden Digitallösungen für Arztpraxen werden gegenwärtig primär unter dem Aspekt der Technik, der Versorgungsqualität und der Effizienz- bzw. Produktivitätssteigerung betrachtet, jedoch kaum unter dem Marketingaspekt. Doch auch hier bieten Digitallösungen Ihnen vielfältigen Nutzen, denn

- sie eröffnen den Zugang zu einer Vielzahl neuer Informations-, Kommunikations- und Interaktionsansätze, die sich sogar patientenindividuell ausrichten lassen,
- gleichzeitig entsteht aus einer Aufhebung der Grenze zwischen persönlicher und unpersönlicher Kommunikation ein neuer Handlungsraum für die Marketingarbeit, deren
- Marketing-Effekte oft ohne Zusatzaktivitäten in Form von „Windfall Profits" aus der Primärwirkung von Digitallösungen resultieren. Wie

das funktioniert, verdeutlichen die nachfolgend beschriebenen Beispiele.

Parallel nimmt die gesundheitsbezogene Nutzung von Internetquellen und Anwendungen (Apps) innerhalb der Bevölkerung immer mehr zu. Insgesamt ist deshalb davon auszugehen, dass Haus- und Fachärzte mithilfe von digitalen Instrumenten eine neue Dimension der Praxisführung realisieren können, die sich noch stärker, direkter und individueller an den Anforderungen und Wünschen der Patienten orientiert, um auf diese Weise Stammpatienten zu binden und Neupatienten zu gewinnen. Oder „marketingtheoretisch" formuliert: das Praxisleistungsangebot noch bewusster, zielgerichteter und geplanter mit den Patientenanforderungen in Übereinstimmung zu bringen, um auf diese Weise die Praxisziele schneller und einfacher zu erreichen. Doch dieser Funktions- und Nutzenzuwachs erfordert von Ihnen – ganz im Gegensatz zu den bisherigen „klassischen" Praxismarketinginstrumenten – kontinuierliche Betriebs- und Betreuungsaktivitäten, wie die folgenden Beispiele zeigen.

5.3.4 Die Praxis-App

Während ein Teil der Ärzteschaft sich noch mit einer adäquaten Gestaltung ihrer Praxis-Homepages beschäftigt, haben andere Praxisinhaber erkannt, dass für Bestandspatienten eine viel leistungsfähigere Alternative existiert: die Praxis-App. Hierbei handelt es sich um Anwendungen für mobile Endgeräte, mit deren Hilfe Praxisteams nicht nur die Standardinformationen präsentieren können, die ihre Praxisinternetauftritte bieten, sondern die – je nach programmiertem Leistungsumfang der Anwendungen – auch weitere Möglichkeiten bieten, aus denen eine Marketingwirkung resultiert und die sich in drei Bereiche gliedern:

(1) Unterstützung des Praxismanagements

Neben der Praxisselbstdarstellung werden Ihnen der Informations- und Datenaustausch sowie die Administration (Rezepte, Überweisungen, Termine) erleichtert. Das hilft nicht nur Ihren Praxismitarbeitern, sondern auch Ihren Patienten, z. B. wenn Wiederholungsrezepte rasch zur Verfügung stehen oder Anfragen problemlos gestellt werden können.

(2) Begleitung der Behandlung

Existieren entsprechende Module, können Sie auf dem App-Weg Verlaufsbeobachtungen (z. B. Langzeit-Blutdruckmessungen) durchführen sowie individuelle Hilfestellungen bei Behandlungen oder der Früherkennung von Gesundheitsrisiken geben.

(3) Intensivierung der Aufklärung

Immer mehr Menschen informieren sich im Internet zu Gesundheitsfragen und kommen anschließend mit Fragen in die Praxen. Dem können Sie mithilfe Ihrer App begegnen, indem Sie auf diesem Weg eigene Informationen bereitstellen. Ob als Angebot eines Verbandes nutzbar oder mithilfe eines Baukasten-Systems erstellt, für Haus- und Fachärzte existiert inzwischen eine Vielzahl kostenfreier bzw. -günstiger Optionen, Patienten eine eigene Praxis-App anzubieten. In Verbindung mit der Praxis-Software bietet sich hiermit nicht nur eine Möglichkeit, das Praxismanagement effizienter und produktiver zu gestalten, sondern auch gezielt Praxismarketing zu betreiben, denn für Praxisbesucher sind diese Apps Convenience-fördernde Serviceinstrumente. Die meisten Anwender nutzen sie auf ihrem Smartphone und haben damit die Verbindung zu ihren Praxen stets griffbereit – ein Vorteil vor allem für chronisch Kranke. Die meisten Apps sind übersichtlich strukturiert und einfach bedienbar. Voraussetzung für den Marketingnutzen der Anwendungen ist jedoch, dass

- der App-Betrieb in die Praxis-Software integriert ist und kein Parallelsystem („Insel-Lösung“) aufgebaut wird, denn hierdurch entsteht zusätzliche Arbeit, keine Entlastung,
- die Mitarbeiter auf Anfragen zeitnah reagieren und dass
- alle dynamischen Informationsinhalte wie z. B. Urlaubszeiten regelmäßig aktualisiert werden, um die Apps so „am Leben zu erhalten“.

Praxisteams, die über eine eigene App verfügen und diese Vorgaben berücksichtigen, berichten über einen starken und positiven Zuspruch der Nutzer sowie über spürbare eigene Entlastungeffekte.

Deutlich mehr Aspekte müssen Sie berücksichtigen, wenn die Marketingeffekte von Gesundheits-Apps genutzt werden sollen.

5.3.5 Apps auf Empfehlung und Rezept

Bereits heute ist das Angebot sogenannter Gesundheits-Apps, deren Möglichkeiten von der Informationsvermittlung bis hin zur langfristig angelegten Therapieunterstützung reichen, nahezu unüberschaubar. Deshalb bittet eine zunehmende Anzahl von Patienten ihre behandelnden Ärzte um entsprechende Empfehlungen, denn diese sind für die Praxisbesucher eine Art Gütesiegel. Demnächst werden auch Verordnungen derartiger Anwendungen möglich sein. Sowohl aus therapeutischer als auch aus Marketingsicht bieten Gesundheits-Apps Haus- und Fachärzten eine hervorragende Möglichkeit der direkten und vor allem persönlichen Patientenbindung. Doch was theoretisch zunächst so einfach klingt, bedarf praktisch einer sorgfältigen Vorbereitung vonseiten der Praxis:

(1) Know-how

Um Apps verordnen zu können, benötigen Sie als Mediziner eigene Erfahrungen im Umgang mit den für Sie infrage kommenden Lösungen, um deren Leistungsfähigkeit im Detail kennenzulernen, sodass Sie eine grundsätzliche Einordnung in Ihre persönlichen Diagnostik- und Therapieschemata vornehmen können und überhaupt wissen, was Sie empfehlen oder verordnen.

Hinzu kommt ein Einblick in die User Experience (UX), d. h. die positiven oder negativen Erfahrungen, die Anwender bislang beim Gebrauch der Anwendungen gemacht haben. Gerade bei chronischen Erkrankungen ist sie von großer Bedeutung, denn die Apps müssen – neben kontinuierlichen Anstößen der Ärzte – auch aus sich selbst heraus eine dauerhafte Nutzer- und Nutzungsmotivation bieten. Wie ausgeprägt die UX einer App ist, lässt sich für Ärzte aber nur schwer bestimmen, ihr Augenmerk liegt in der Hauptsache auf den medizinischen Inhalten und auf der Kompatibilität zu ihren Behandlungskonzepten. Die UX ist jedoch von einer Reihe weiterer Aspekte wie ästhetischer Anmutung, Benutzerfreundlichkeit oder Performance abhängig, die darüber entscheiden, ob Anwendungen zum „ständigen Begleiter" werden. Deshalb müssen Sie zunächst Informationen zu diesen Parametern sammeln, um gezielt „Langläufer" empfehlen zu können. Als Quellen können hierfür beispielsweise die Bewertungen von Anwendern aus Internetforen oder eigene Befragungen einer Patienten-Testgruppe dienen.

(2) Patienten-Information

Patienten erwarten, dass der Arzt, der ihnen eine App empfiehlt oder verordnet, sie zumindest im Überblick informiert, wie sie funktioniert und vor allem, wie sie in sein Behandlungsschema integriert werden soll. Diese Erklärungen sind für die Mediziner umso einfacher, je weniger die Anwendungen leisten. Dienen sie lediglich der Patienteninformation, genügt ein entsprechender Hinweis des Arztes, geht es jedoch z. B. um therapiebegleitende Apps, mit deren Hilfe auch Daten zwischen Ihren Patienten und Ihrer Praxis ausgetauscht werden (beispielsweise bei Chronikern), sind die Anforderungen deutlich komplexer. Ärzte fühlen sich aber derzeit – wie Interviews zeigen – nicht berufen, ihre Patienten intensiver in die Materie einzuführen, da ihnen die Zeit hierfür fehlt. Eine Lösung des Problems könnte in entsprechend aufbereiteten Informationsunterlagen liegen, die die Hersteller der Apps den Ärzten zur Abgabe an die Patienten zur Verfügung stellen.

(3) Management

Soweit Patienten mithilfe der Anwendungen persönliche Vital- und Verhaltensdaten erheben, die in Ihre Praxis fließen, müssen die technische Integrationsmöglichkeit in die Praxis-Software sichergestellt und das Praxismanagement hierauf ausgerichtet werden. Aber viele Praxisbetriebe arbeiten derzeit mit Systemen, Strukturen und Abläufen, die eher hinderlich als effizient und produktiv sind. Dadurch wird gegenwärtig eine entsprechende Einbindung deutlich erschwert. Zudem entstehen bei Apps mit Patientenselbstkontrollen große Datenmengen, für deren sichere Verarbeitung in Arztpraxen bislang keine Erfahrungen vorliegen.

(4) Motivation

Gesundheitsanwendungen sind – vor allem, wenn sie die Mitarbeit Ihrer Patienten erfordern – keine Selbstläufer, denn die Anwender müssen kontinuierlich zur App-Nutzung motiviert werden. Sobald die initiale Attraktivität abnimmt, reicht die ärztliche Empfehlung/Verordnung alleine nicht mehr aus. Hier müssen Sie entsprechende Programme entwickeln, um Ihre Patienten praxisseitig kontinuierlich zu erinnern und zu motivieren, die Apps zu nutzen und Daten regelmäßig zur Verfügung zu stellen. Anhaltendes Engagement entsteht aber nur, wenn

- Patienten sehen, dass der App-Support für Sie als Arzt ein wichtiger Baustein Ihrer Verlaufsbeobachtung bzw. Entscheidungen ist und
- sie für ihre Datensammlung ein substanzielles Feedback erhalten, z. B. durch eine entsprechende Thematisierung in jedem Arzt-Patienten-Gespräch.

Wie schwierig diese Aufgabe in der Umsetzung ist, zeigt die bisherige Praxis der Patienteninformation und Einnahmemotivation bei medikamentösen Therapien. Der für die administrativen und kommunikativen Aktivitäten eines derartigen aktiven App-Managements benötigte Zeitaufwand wird grob geschätzt den bisherigen zeitlichen Einsatz pro Patient etwa verdoppeln. Das erfordert – unabhängig von Fragen des Zeitmanagements und der Abrechnung – eine Umstrukturierung der Praxisführung und eine stärkere Einbindung der Medizinischen Fachangestellten; zwei Aspekte, dem die gegenwärtigen Managementbedingungen entgegenstehen.

Im Gegensatz zu den skizzierten Aspekten ist die Beantwortung der Frage nach der Zielgruppe des Angebots von Apps einfach, denn jeder Patient, bei dem die Nutzung einer App medizinisch angezeigt ist, sollte von Ihnen darauf angesprochen werden, unabhängig davon, ob Sie die Vermutung haben, dass das Angebot unter Umständen abgelehnt werden könnte. Denn selbst bei Praxisbesuchern, die keine App-Nutzung wünschen, hat die Offerte einen Effekt. Sie prägt das Praxis-Image und beeinflusst die Empfehlungsbereitschaft („... meine Praxis ist innovativ und modern ...“); ein Verhalten, das in Zusammenhang mit anderen Digitalangeboten (Online-Terminvereinbarung, Video-Sprechstunde) bereits bekannt ist.

Ein wichtiger Marketingaspekt, der in Ihre Auswahl von Gesundheitsanwendungen einfließen sollte, ist die Verfügbarkeit einer Option zur Individualisierung der empfohlenen/verschriebenen App für die Praxis. Hierbei kann es sich um die Integration Ihres Logos oder Ihres Praxisnamens, die Anpassung des App-Layouts an die Farbgebung, aber auch um die Einbeziehung von Bildern und eigenen Informationsinhalten handeln. Patienten würden dann – nach den Vorstellungen der Ärzte – beim Download eine „praxiseigene App“ erhalten. Eine derartige Möglichkeit verbindet den medizinischen

Nutzen der Verschreibung und Anwendung mit dem Praxis-Marketing, fördert die Patientenbindung und unterstützt das Praxis-Image.

5.3.6 Die Digitalinteressen des Patientenstamms erkunden

Anforderungsgerechte Digitalangebote setzen als Erstes voraus, dass Praxisteams die diesbezüglichen Interessen ihrer Praxisbesucher kennen und hierauf basierend einen adäquaten Service anbieten können. Ergebnisse aus allgemeinen Untersuchungen zum Digitalinteresse der Bevölkerung helfen aufgrund der unterschiedlichen Versorgungszielgruppen jedes Praxisbetriebs nur bedingt weiter, denn die Anforderungen variieren von Praxis zu Praxis und können am besten und schnellsten im Rahmen der üblichen Patientenbefragungen ermittelt werden. Diese können Sie mittels einer Zusatzfrage – etwa in der Form: „Haben Sie Wünsche oder Ideen zu möglichen digitalen Angeboten unserer Praxis, die für Sie hilfreich sein könnten?" – in Erfahrung bringen.

Wichtig ist hierbei, Ihren Patienten keine Auswahl von Digitaloptionen anzubieten, sondern die Wünsche offen abzufragen. Bei Auswahllisten werden ansonsten oft Items ausgewählt, die die Patienten gar nicht richtig kennen oder es bleiben Möglichkeiten unberücksichtigt, die eigentlich gewünscht sind, sodass man nur ein verwässertes Meinungsbild erhält. Die Integration einer derartigen Abfrage ist zugleich selbst ein Marketinginstrument, das die Modernität und Fortschrittlichkeit des Praxisteams unterstreicht.

5.3.7 Die Praxis-Software als Patient Relationship Management- und Marketingzentrale

Basis jedes Digitalisierungsprojektes sowie der zukünftigen Marketingarbeit ist die Praxis-Software, in der alle Daten zusammenfließen. Niedergelassene Ärzte nutzen sie gegenwärtig hauptsächlich für Dokumentations-, Abrechnungs- und Statistikzwecke. Doch im Rahmen der Transformation werden die Systeme zukünftig als aktive Steuerungsinstrumente im Sinne eines Patient Relationship Managements (PRM) auch für die Marketingarbeit eingesetzt.

Die Entwicklung der heutigen Software-Systeme in die PRM-Richtung ist gleichermaßen notwendig wie sinnvoll, weil die für eine Arztpraxis infrage kommenden Digitallösungen ausschließlich dann vollständig nutzbar sind, wenn sie direkt mit der Praxis-Software verbunden sind. Nur in diesem Fall sind alle erhobenen bzw. übermittelten Informationen und Daten an einer Stelle systematisiert verfügbar und integriert nutzbar. Der Praxis-Software kommt damit die Aufgabe einer Steuerungs- und Synergiezentrale zu, die im Kontext der gesamten Praxistätigkeit den größtmöglichen medizinischen und produktiven Nutzen für die Patientenversorgung, das Praxismanagement und das Marketing sicherstellt.

Die Transformation wird vielfach als eine Substitution analoger Tätigkeiten und Prozesse durch digitale interpretiert. Das trifft auf einen Teil der Arbeiten in Arztpraxen zu. Es werden jedoch gleichzeitig vollkommen neue Ansätze hinzukommen, z. B. in Form der bereits erwähnten Gesundheitsdaten, die Patienten selbst erheben. Sie müssen erfasst, analysiert und mit anderen Parametern abgeglichen werden. Insgesamt ist davon auszugehen, dass das Datenaufkommen in Praxisbetrieben hierdurch, aber auch bedingt durch den digitalen Informationsaustausch generell, deutlich steigen wird. Im Hinblick auf diesen Aspekt wird die Praxis-Software für die Integration, Nutzung, Speicherung und Ad-hoc-Abrufbarkeit aller Informationen benötigt.

Die heute verfügbaren Software-Lösungen sind technisch bereits weit entwickelt: Neben der individuellen Gestaltung von Nutzeroberflächen oder der freien Auswahl und Kombination von Leistungsmodulen stehen Cloud-Lösungen zur Verfügung, die auch die Einbindung mobiler Endgeräte ermöglichen. Doch der entscheidende Entwicklungsschritt steht in seiner Breitenwirkung noch aus: die Wandlung der Praxis-Software in Patient Relationship Management- und Marketingsysteme. Geht es heute primär um eine Arbeitserleichterung durch die Automatisierung von Standardvorgängen des Tagesgeschäfts, verfolgen PRM-Systeme das Ziel, den gesamten Praxisbetrieb proaktiv zu steuern, zusätzlich die medizinische Patientenversorgung zu unterstützen und die Daten – soweit die Zustimmung der Patienten vorliegt – auch für Marketingzwecke einzusetzen.

Die zukünftigen Software-Systeme werden sich dabei durch drei Merkmale auszeichnen:

- Sie berücksichtigen die sich entwickelnde neue Praxis-Patienten-Beziehung, die aus der Popularisierung der Medizin, der Transparenz der Leistungsqualität von Arztpraxen und eben durch die digitale

Technik entsteht. Die Systeme werden so ausgelegt sein, dass sie Praxisteams dabei unterstützen, die technischen Möglichkeiten mit den sich wandelnden Anforderungen der Patienten in Einklang zu bringen.

- Sie bieten Funktionen zur Assistenz und Entscheidungsvorbereitung (Stichwort „Künstliche Intelligenz") im medizinischen wie im organisatorischen und Marketingbereich. So werden PRM-Systeme – neben diagnostischem und therapeutischem Support – auch in der Lage sein, aus den Patientenkontaktdaten und -informationen der Vergangenheit z. B. die Termine, die Untersuchungen und den Zeitbedarf für Folgekontakte zu bestimmen. Auf diese Weise soll eine optimierte Terminplanung erstellt werden, die gleichzeitig als Marketing- und Serviceinstrument dient. Wartezeiten auf Termine und in Praxen sollen so der Vergangenheit angehören.
- Sie eignen sich durch die Datenbreite und Informationsverdichtung dazu, umfassende Marketing-Konzepte – über mehrere Stufen im Zeitablauf – zu entwickeln und diese automatisiert zu realisieren, um auf allen geeigneten Kommunikationskanälen gezielt Patienten zu gewinnen und zu binden. So erheben bereits jetzt erste Haus- und Fachärzte neben der medizinischen Anamnese auch eine Serviceanamnese ihrer Patienten, um Digitalinteressen und Kommunikationsvorlieben zu erheben. Aus diesen Informationen können dann Interessencluster, Zielgruppen und Maßnahmen abgeleitet werden.

In dieser Beschreibung sind PRM-Systeme die technische Umsetzung eines digitalbasierten Praxismanagements zur systematischen Gestaltung aller Beziehungen und Interaktionen einer Arztpraxis mit Stamm- und Neupatienten. Sie ermöglichen ein multifunktionales Relationship- und Workflow-Management, das den Praxisalltag im Zusammenspiel mit den Tätigkeiten der Digitalmedizinischen Fachangestellten aktiv steuert. Eine umfassende, personalisierte und vor allem optimierte Patientenversorgung ist das Ziel.

Vor diesem Hintergrund ist es fast irrelevant, wie zufrieden Ärzte heute mit ihrer Praxis-Software sind. Mittel- bis langfristig kommt es für Sie als Praxisinhaber darauf an, nicht nur ein leistungsfähiges, sondern vor allem ein zukunftsfähiges System zu verwenden. Zukunftsfähigkeit drückt sich zum einen in der Individualisierbarkeit einer Software aus, zum anderen in der Perspektivausrichtung und Innovationsfähigkeit des Anbieters. Allerdings sollten Sie, wenn Sie eine neue Software implementieren möchten, immer genau nachfragen, wie weit die angebotenen Leistungsmerkmale auch schon Realität sind oder sich erst in der Planungsphase befinden und welche Kosten unter Umständen zusätzlich anfallen. Ein Vergleich der Alternativen (z. B. mithilfe einer Nutzwert-Analyse) ist deshalb grundsätzlich immer ratsam.

Ein bereits existierendes Digitalangebot mit starkem Marketingeffekt, das ohne eine solche Softwareanbindung nicht auskommt, ist die Online-Terminvereinbarung.

5.3.8 Online-Terminvereinbarung

Patientenbefragungen zeigen bereits seit längerer Zeit eine deutliche Zunahme des Wunsches von Praxisbesuchern, ihre Arzttermine auch online buchen zu können. Diese Terminvereinbarungsform gibt es inzwischen in allen Wirtschaftsbranchen und -bereichen. Es existiert folglich bereits ein hoher Bekanntheits- und Gewöhnungseffekt. Der Nutzen einer internetbasierten Terminierung für Patienten – und damit ihr Marketing- und Serviceeffekt – liegt vor allem darin, dass Ihre Patienten unabhängig von den Öffnungszeiten Ihrer Praxis und mobil von jedem Ort aus einen Termin vereinbaren können. Zudem entfallen Kritikpunkte wie lange Wartezeiten am Telefon oder gestresste und kurz angebundene Praxismitarbeiter. Gleichzeitig existieren weitere die Marketinganstrengungen unterstützende Effekte:

- Online-Buchungen setzen Arbeitskapazitäten frei, sodass sich die Medizinischen Fachangestellten mehr auf die persönliche Patientenversorgung konzentrieren können. Die Qualität der Versorgung steigt an und die Kontakte zu den einzelnen Patienten werden intensiviert.
- Erste Testuntersuchungen zeigen, dass Teams, die Online-Termine anbieten, im Image-Ranking der Patienten sowohl bei der Bewertung der Service-Orientierung als auch bei ihrer generellen Attraktivitätsbewertung deutlich vor Betrieben ohne diesem Angebot liegen. Das Bild dieser Praxen ist deutlich positiver, unabhängig davon, ob die Patienten dieses Angebot überhaupt nutzen oder nicht.

- Zusätzlich erfährt die eigene Praxis-Homepage eine größere Aufmerksamkeit, da die Online-Buchung mehr Patienten dorthin lenkt. So eröffnet sich Ihnen die Möglichkeit, die Homepage-Besucher über aktuelle Informationen (z. B. Gesundheitstipps und Downloads) intensiver zu betreuen und damit an Ihre Praxis zu binden. Ist das System in die Praxis-App integriert, führt das – je nach Besuchsrhythmus – zu einer regelmäßigen Nutzung.

Technisch sind Terminvereinbarungen über das Internet ausgereift und es steht eine Vielzahl von zugelassenen Systemen zu Verfügung, sodass es jeder Praxis – soweit gewünscht – möglich ist, ohne großen Aufwand eine Online-Variante zur Terminbuchung anzubieten. Und tatsächlich steigt die Zahl der Praxisteams, die diesen Service einsetzen, kontinuierlich an. Das Online-Buchungsverfahren ist ein hocheffizientes Instrument, nicht nur Marketing zu betreiben, sondern gleichzeitig Bestellorganisation, Praxisauslastung und Personalentlastung miteinander optimierend zu verbinden.

Um von diesen Effekten tatsächlich zu profitieren, müssen aber vier Voraussetzungen erfüllt sein:

(1) Einsatz professioneller Systeme

Obwohl die technische und organisatorische Implementierung der zur Verfügung stehenden Systeme äußerst einfach ist, suchen manche Ärzte nach Möglichkeiten, den Umstellungsaufwand zu minimieren. Die Online-Terminvereinbarung via E-Mail ist ein solcher Ansatz. Den Patienten wird hierbei auf der Praxis-Homepage angeboten, einen oder zwei Terminwünsche an die Praxis zu schicken, die dann bearbeitet werden. Auf diese Weise versuchen die Ärzte, den Nimbus der Modernität zu erlangen, ohne darin zu investieren oder größere Veränderungen der Abläufe einrichten zu müssen. Vollkommen unberücksichtigt bleibt hierbei jedoch das Ziel der Online-Variante, den Patienten eine einfache, schnelle und direkte Methode der Terminbuchung zu bieten, die in den Betrieben zu einer Arbeitsentlastung führen soll. Konkret ist über E-Mail genau das Gegenteil der Fall. Nur selten treffen die Wünsche in E-Mail-Terminanfragen auf Vakanzen im Bestellsystem. Die Regel ist, dass Praxen erst relativ spät antworten und eine negative Rückmeldung geben, sodass die Suche erneut beginnt. Das führt häufig zu einem deutlichen Mehraufwand, wenn beispielsweise versucht wird, die Patienten anzurufen, diese aber nicht erreichbar sind. Die einzige professionelle Alternative ist das Angebot eines Online-Terminkalenders, der alle Zeit-Spots aufzeigt und direkte Buchungen ermöglicht. Deshalb sollten Sie als Praxisinhaber weder Ihre Patienten noch die eigene Praxisorganisation mit einem impraktikablen Verfahren belasten. Die beste Wahl ist stets – soweit verfügbar – ein System, das der Anbieter Ihrer Praxis-Software entwickelt hat.

(2) Reibungsloser Übergang von der digitalen in die reale Ordnung

Wenn Online-Bucher zu der vereinbarten Zeit erscheinen, treffen sie gegenwärtig leider häufig auf ein für sie frustrierendes Follow-up: die Praxisorganisation mit überlangen Wartezeiten und unkoordinierten Abläufen. Der Grund: Die Internetoption wurde nicht integriert, sondern einfach vorgeschaltet. In diesen Fällen ist die Patientenunzufriedenheit über die unzureichenden Abläufe sogar noch ausgeprägter, denn das Internetangebot weckt falsche Erwartungen und suggeriert eine Präzision, die nicht eingelöst wird. Wenn Sie also Terminvereinbarungen über das Netz anbieten, sollten Sie diese Gelegenheit gleich nutzen, Ihre Arbeitsabläufe zu überprüfen und so zu optimieren, dass ein reibungslos funktionierendes, digital-analoges Gesamtsystem entsteht.

(3) Marketing für die Systeme

Um die Effekte auf breiter Ebene nutzen zu können, müssen Sie das Online-Prinzip prominent und kontinuierlich bewerben: auf Ihrer Homepage, in der Praxisbroschüre, im Wartezimmer und natürlich immer wieder als Hinweis in den Patientengesprächen.

(4) Beachtung der User Experience (UX)

Nicht nur bei Gesundheits-Apps und Homepages, sondern auch bei Systemen zur Online-Terminvereinbarung spielt die UX, d. h. die positiven oder negativen Erfahrungen, die die Patienten bei der Nutzung der Anwendungen machen, eine wichtige Rolle:

- Wie schnell gelangt der Anwender zur Terminauswahl (Anzahl der notwendigen Klicks)?
- Wie verständlich sind die Erklärungen?

- Wie gut lesbar sind die Informationstexte?
- Besteht die Möglichkeit, Zusatzinformationen einzugeben?

Dies sind nur einige der Fragen, die es zu klären gilt, wenn es um den Vergleich von Systemen geht. Da die Vorteile, die Online-Buchungen Praxisbetrieben bieten, sich nur dann entfalten können, wenn möglichst viele Patienten diese Alternative nutzen, kommt es darauf an, ein System zu wählen, das den Terminsuchenden hierbei möglichst wenig Barrieren in den Weg stellt.

Doch die Transformation ermöglicht nicht nur, administrative Prozesse zu vereinfachen und zu verbessern, sondern auch kommunikative. Ein Beispiel dafür ist die Online-Videosprechstunde.

5.3.9 Online-Videosprechstunde

Die Online-Videosprechstunde, für deren Einsatz inzwischen eindeutige Regelungen zur Anwendung, zum technischen Einsatzrahmen und zur Honorierung definiert wurden, bietet Ihnen als Arzt die Möglichkeit einer intensivierten Patienten-Kommunikation. Vorteile entstehen beispielsweise dadurch, dass eine Kontaktaufnahme zwischen den Intervallen der persönlichen Sprechstunden einfacher realisierbar ist oder die Betreuung immobiler Patienten erleichtert wird.

Auch wenn sie nicht für jedes Krankheitsbild und jeden Patienten geeignet ist, setzt diese Gesprächsform – zu einer eigenen Sprechstunde gebündelt – als Nebeneffekt auch Praxisressourcen frei, da sich das Personal in dieser Zeit um andere Aufgabenbereiche kümmern kann. Überdies gehen Patienten davon aus und akzeptieren, dass der Online-Kontakt durchaus kürzer sein wird als der persönliche. In der Summe resultiert hieraus – im Vergleich zu persönlichen Sprechstunden – ergänzend eine Zeitersparnis.

Ein weiterer marketingrelevanter Nutzen zeichnet sich in der Attraktivität der Online-Videosprechstunde für geeignete Teilgruppen der Patienten ab. Eine dieser Teilgruppen bilden beispielweise Berufstätige, die besonders durch folgende Vorteile angesprochen werden:

- Die oftmals lange Wartezeit auf die Vergabe eines persönlichen Termins entfällt.

- Es ist kein Praxisaufenthalt notwendig; somit fallen Anfahrts- und Wartezeiten weg. Patienten können sich bei medizinischen Problemen sogar aus dem Urlaub melden, um schnell und unkompliziert Rücksprache mit ihrem Arzt zu halten.
- Patienten müssen sich durch die Online-Sprechstunde keine Sorgen mehr über Ansteckungsrisiken oder mangelnde Diskretion machen. Die mögliche Verärgerung über das Verhalten anderer Patienten (Stichwort „Handytelefonate") fällt ebenfalls weg.
- Patienten mit Behinderungen können ohne größere Anstrengungen ihren Therapeuten kontaktieren.
- Je nach Online-Terminangebot ist der Arzt auch zu Tageszeiten erreichbar, die den zeitlichen Möglichkeiten des Patienten besser entsprechen, die aber im normalen Praxisalltag nicht realisierbar wären.
- Neupatienten können in einem Initialgespräch einen Arzt näher kennenlernen.

Wie bei dem Angebot der Online-Terminvereinbarungen ist auch bei Online-Videosprechstunden die richtige Vorinformation Ihrer Patienten eine wichtige Voraussetzung. Eine optimale Bekanntmachung bietet dem Patienten eine Anleitung, die detailliert beschreibt, was er tun muss, um online mit dem Arzt oder der Ärztin zu kommunizieren. Diese sollte auf Ihrer Homepage publiziert werden, aber unbedingt auch in Form eines Flyers oder DIN A5- bzw. DIN A4-Blattes vorliegen, um am Empfang und im Wartezimmer ausgelegt zu werden. Im visuellen Auftritt Ihrer Praxis gehalten sollte die Anleitung – in genügend großer Schrift und mit einfachen Worten – Schritt für Schritt erklären, wie Terminvereinbarung und Systemnutzung funktionieren. Obligatorisch ist vorher die Durchführung eines Tests mit „unerfahrenen Dritten", die die Beschreibungen ausprobieren.

Hierbei kommt es besonders auf das richtige „Wording" an: Ungeeignet ist z. B. die Formulierung: „Sie vermeiden lange Wartezeiten!". Da Patienten die Aussagen immer in Zusammenhang mit der jeweiligen Praxis wahrnehmen, bedeutet das Attribut gespiegelt, dass die Wartezeiten bei persönlichen Besuchen sehr lang sind. Gleiches gilt für die Beschreibung „bequem von zu Hause", die in der Spiegelung „unbequem in der Praxis" bedeutet. Besser

geeignet sind deshalb neutrale Formulierungen wie: „Sie führen Ihr Arztgespräch von zu Hause aus.“ Der positive Nutzen erschließt sich für den interessierten Patienten hierdurch automatisch.
Ebenso unpassend sind Aussagen wie: „Für den Fall, dass Sie uns nicht persönlich aufsuchen können, bieten wir Ihnen auch die Möglichkeit einer Online-Videosprechstunde.“ Mit dieser und ähnlichen Formulierungen wird der potenzielle Teilnehmerkreis deutlich eingegrenzt, denn es gibt durchaus Patienten, die in die Praxis kommen könnten, für bestimmte Anliegen aber lieber die Online-Sprechstunde nutzen möchten. Warum sollten diese Personen ausgeschlossen werden?

Gerade die Erstinformationen über ein neues Angebot prägen seinen Charakter und verankern seinen Bedingungsrahmen bei den Patienten. Spätere Korrekturen sind äußerst schwierig und auch unnötig, wenn die Offerte gleich von Beginn an richtig umrissen wird.

Sowohl in ihrer Funktion als Kommunikations- als auch als Marketinginstrument kommt es bei der Online-Videosprechstunde auf die korrekte Gestaltung von vier Aspekten an:

(1) Gesprächsrahmen

Der Gesprächsrahmen bezeichnet das Umfeld, in dem Arzt und Patient online aufeinandertreffen. Dieses Umfeld wird von organisatorischen Faktoren (z. B. Wartezeit, Gesprächsdauer, Ungestörtheit) sowie dem Ambiente und den technischen Gegebenheiten geprägt.

(2) Gesprächsinhalt

Der Gesprächsinhalt umfasst alles, worüber der Arzt und sein Patient sich austauschen, sowohl in informierender (z. B. Mitteilung und Erklärung von Befundergebnissen) als auch in beratender Form (z. B. Besprechen und Abwägen von Maßnahmen), ergänzt um den Aufbau des Gesprächs.

(3) Gesprächstechnik

Die Gesprächstechnik subsumiert alle Instrumente, die zu einer möglichst optimalen Kommunikation beitragen. Dazu zählen Rhetorik und Gesprächshilfen (Schaubilder, Informationsblätter etc.) ebenso wie non-verbale Kommunikationsmittel (Gestik, Mimik, Körperhaltung).

(4) Gesprächsverhalten

Das Gesprächsverhalten besteht aus den „weichen" Kommunikationsfaktoren, die helfen, eine angenehme und dialogfördernde Gesprächsatmosphäre zu erzeugen. Das sind unter anderem die emotionale Grundstimmung, Offenheit, Ruhe, Sympathie und Empathie.

Ein Blick auf den Gesprächsrahmen zeigt, dass die Online-Videosprechstunde von der persönlichen Arzt-Patienten-Interaktion beispielsweise bei der Gestaltung des Ambientes zum Teil abweichende Anforderungen stellt. Hierfür gelten folgende Empfehlungen:

- Besonders geeignet ist ein neutraler Hintergrund, z. B. eine weiße Wand. Je ruhiger der Hintergrund ist, desto weniger wird Ihr Gesprächspartner abgelenkt. Außerdem sollten Ablagen und Tische, soweit sie im Bild sichtbar sein werden, aufgeräumt sein (keine Unterlagenstapel oder Kaffeetassen).
- Natürlich muss auch die Beleuchtung stimmen: Bei zu wenig Licht erkennen die Patienten nur die Umrisse des Arztes, ist die Beleuchtung zu intensiv, wird er überstrahlt und es ist von ihm ebenfalls nur wenig zu sehen. Beide Varianten wirken zudem unprofessionell. Deshalb sollte der Hintergrund ohne Schatten gut ausgeleuchtet sein. Zu vermeiden ist eine direkte Lichteinstrahlung auf das Gesicht. Am besten eignet sich Licht – vorzugsweise Tageslicht –, das seitlich einfällt.
- Ihre Kleidung sollte einen genügend großen Kontrast zum Hintergrund aufweisen. Ein weißer Kittel oder ein weißes Hemd vor einem weißen Hintergrund ist ungeeignet. Leicht kontrastierende dezente Kleidung unterstützt die Bildqualität und lenkt die Patienten nicht vom Gesprächsinhalt ab.
- Die Augen sind bei der Online-Videosprechstunde ein zentrales Kommunikationsinstrument. Als Brillenträger sollten Sie unbedingt entspiegelte Gläser verwenden, da es sonst zu unangenehmen Reflexionen kommt und Ihre Augen nur schlecht erkennbar sind. Alternativ kann die Position der Lichtquelle angepasst werden.

Aber auch technische Gegebenheiten spielen für eine optimale Kommunikations- und Marketingwirkung eine Rolle:

- Zentrale Grundlage der Online-Videokommunikation ist eine hierfür geeignete Netzverbindung, die eine optimale Übertragungsqualität gewährleistet. Ebenso sollten Kamera und Mikrofon möglichst hochwertig sein, um die Kommunikation sowohl für den Arzt als auch für die Patienten möglichst störungsfrei und angenehm zu gestalten.
- Der Kameraposition kommt eine wesentliche Bedeutung zu. Ideal ist es, wenn der Arzt von der Brustmitte bis knapp oberhalb des Kopfes zu sehen ist. Besonders geeignet ist eine Anbringung der Kamera auf Augenhöhe, die es ermöglicht, direkt in die Kamera zu sprechen und den Gesprächspartnern auf der gleichen Sichthöhe zu begegnen. So entsteht ein natürlicher Präsenz- und Gesprächseindruck. Filmt die Kamera beispielsweise aus einer niedrigeren Position nach oben, müssen die Patienten zum Arzt aufschauen. Das kann die Gesprächsatmosphäre deutlich negativ beeinflussen.
- Der Blick sollte immer direkt in die Kamera gerichtet sein. Anderenfalls sieht man nur die Stirn und die Augenlider. Eine derartige Position erweckt beim Gegenüber den Eindruck, dass der Arzt nebenbei mit etwas anderem beschäftigt ist. Der „richtige" Blick lässt sich nach Einrichtung des Systems einfach selbst überprüfen.

Die Digitaltechnik ermöglicht es Ärzten aber auch, mit Gruppen von Patienten zu kommunizieren bzw. Patienten ohne permanenten persönlichen Zeiteinsatz zu informieren. Als Instrument eignen sich hier Webinare.

5.3.10 Webinare

Wie kommt hoher Blutdruck zustande? Warum ist Diabetes gefährlich? Welche Verhaltensmaßnahmen helfen bei pAVK? Besonders für chronische Krankheiten müssen Haus- und Fachärzte Neupatienten immer wieder die gleichen Grundlageninformationen übermitteln. Diese Aufgabe lässt sich an im Vorfeld geprüfte Informationsseiten im Internet delegieren, indem Sie Ihre Patienten an die entsprechenden Adressen verweisen. Aber auch Apps sind hierfür geeignet, ebenso wie Videos, deren Erstellung etwas arbeitsaufwendiger, aber persönlicher ist und auf die Patienten z. B. über die Praxis-Homepage Zugriff haben. Hinzu kommt die Ausgliederung von Basisinformationen über Webinare, die als Online-Veranstaltungen auch Interaktionen mit den Teilnehmern ermöglichen, um so beispielsweise Fragen zu beantworten. Sie sind aber nicht nur auf den Moment ihrer Durchführung beschränkt, sondern können als Aufzeichnungen später einem größeren Publikum angeboten werden.

Besonders hervorzuheben ist, dass mit dieser Veranstaltungsform die Bindung der Patienten an Praxis und Arzt erhalten bleibt. Gleichzeitig sind die persönlichen Gespräche inhaltlich intensiver auf die jeweils spezifische Patientenproblematik ausrichtbar.

5.3.11 Optimierung des Einsatzrahmens für digitale Marketing-Instrumente

Der Begriff „Praxismanagement" bezeichnet die Gesamtheit aller Regelungen, Instrumente, Maßnahmen und Verhaltensweisen,

- die in den Aktionsbereichen Planung, Organisation, Marktforschung, Führung und Zusammenarbeit, Zeit- und Selbstmanagement, Patientenmanagement und Finanzmanagement von Arztpraxen aller Fachrichtungen eingesetzt werden und
- deren Zusammenwirken den Praxisbetrieb gewährleistet.

Das Praxismanagement fungiert als Transmitter der medizinischen ärztlichen Kompetenz, der Tätigkeiten der Medizinischen Fachangestellten und aller anderen Praxisressourcen in die konkrete Versorgung der Patienten. Von der Qualität seiner Gestaltung hängt es ab, wie umfassend das Können der Ärzte, die Fähigkeiten des Personals und die vorhandene Medizintechnik den Patienten in Form umfassender Hilfestellungen zuteilwerden. Darüber hinaus bestimmt sie, wie schnell Praxisteams auf Veränderungen jeglicher Art reagieren, diese implementieren und von ihrem Nutzen profitieren können.

Ein reibungslos funktionierendes Praxismanagement basiert dabei auf dem systematischen Einsatz betriebswirtschaftlicher Methoden und Instrumente und erfordert für seine Umsetzung entsprechende Managementfähigkeiten. Wenn über den Einsatz von Digitallösungen in Arztpraxen und über ihre Nutzung für Marketingzwecke gesprochen wird, dominieren gegenwärtig – wie bereits beschrieben – technische Aspekte und die Beschreibungen der vielfältigen Vorteile. Noch weniger Beachtung als die Marketingoption finden hierbei jedoch die Anwendungsvoraussetzungen in den Praxisbetrieben, d. h. die Gegebenheiten des Praxismanagements. Funktionieren Arbeitsstrukturen und -prozesse nicht oder nur unzureichend, lassen sich digitale Lösungen und Instrumente auch nur schwer implementieren und Nutzen bringend anwenden. Aus diesem Grund besteht der initiale Schritt zur Digitalisierung und zu ihrem Einsatz im Rahmen der Marketingarbeit in der Analyse, Optimierung und fortlaufenden Kontrolle des Praxismanagements.

Nach einem kurzen Abschnitt zum Marketing-Mix in Kapitel 6 wendet das nachfolgende Kapitel 7 den Blick zurück auf das bestehende Marketinginstrumentarium und beschreibt die Kontrolle von Marketinginstrumenten anhand zweier Instrumente, die an der Schwelle des Digitalisierungsstarts stehen – die Praxis-Homepage und Arztbewertungsportale.

6 Marketing-Mix

Auf die Mischung kommt es an! Erfolgreiches Marketing zeichnet sich nicht dadurch aus, dass Sie möglichst viele Maßnahmen umsetzen, sondern – wie in Kapitel 5.1 bereits dargestellt –, dass Ihre Instrumente so kombiniert werden, dass die Gesamtwirkung größer ist als die Summe der Einzelwirkungen.

Marketinghilfe 6.1 unterstützt Sie bei dieser Kombination. Sie können die Tabelle für die Marketing-Mix-Planung der bekannten Patient-Praxis-Kontaktphasen verwenden: Praxisbekanntmachung, Terminvereinbarung, Außeneindruck der Praxis, Empfang, Inneneindruck der Praxis, Kontakt mit den Mitarbeitern, Medien der Praxispräsentation, Wartekomfort, Arztkontakt, Verabschiedung. (Auf der Website der APOLLON University Press unter http://www.aon.media/rh3ndz finden Sie die Blanko-Vorlagen für die einzelnen Instrumente.) Nach den einzelnen Patient-Praxis-Kontaktphasen geordnet bieten sie Ihnen die Möglichkeit, Ihre Maßnahmen in Zielsetzung, Details zur Umsetzung, Verantwortlichkeit, Kosten und Umsetzungstermin zu planen. Nach Fertigstellung Ihrer Übersicht können Sie dann überprüfen, welche Maßnahmen sich ergänzen und ob es Möglichkeiten gibt, einzelne Maßnahmen noch enger miteinander zu verzahnen und aufeinander abzustimmen.

Marketinghilfe 6.1: Marketing-Mix-Planung für die Patient-Praxis-Kontaktphasen

Marketing-Mix-Planung für ...							
Maßnahmen	**Zielsetzung**	**Details zur Umsetzung**	**Verantwortlichkeit**	**Kosten**	**fertig bis**	**Messgrößen**	**Kontrollzeitpunkte**

Dieser Überblick sollte jedoch auch dazu dienen, die Machbarkeit Ihres Marketingkonzeptes zu überprüfen: Ist Ihre Planung realistisch, d. h., werden Sie und Ihr Team in der Lage sein, alle aufgeführten Projekte auch adäquat umzusetzen? Wenn Sie Zweifel haben, sollten Sie Ihre Marketing-Mix-Übersicht noch einmal durchsehen und nur die Projekte in Angriff nehmen, die wirklich wichtig sind. Setzen Sie den Standard für sich und für Ihr Team zu hoch, besteht die Gefahr des Scheiterns, denn eine Überlastung vermindert Motivation und Elan.

Tipp: Fangen Sie lieber klein an – vor allem, wenn Sie sich mit dem Marketingthema das erste Mal intensiver beschäftigen. Realisieren Sie drei Projekte und beobachten Sie deren Auswirkungen. Dann kommt es nicht nur zu einem schnellen Erfolgserlebnis, nämlich der Motivation zum Weitermachen, sondern Sie erhalten auch schnell ein Gefühl dafür, welcher Arbeitseinsatz in Ihrer Praxis möglich ist.

7 Marketingerfolgskontrolle

Bezogen auf die Marketingerfolgskontrolle macht es Sinn, zunächst das grundsätzliche Vorgehen zu erläutern und danach konkret auf die praktische Erfolgskontrolle einzugehen. Hier sind besonders die Möglichkeiten der Praxispräsentation per Internet differenziert zu betrachten.

7.1 Grundsätzliches Vorgehen

Bei der Bestimmung Ihrer Marketingziele und im Zuge der Marketing-Mix-Entscheidungen haben Sie Soll-Größen in Form von Zielen, Umsetzungs- und Kontrollterminen sowie Verantwortlichkeiten benannt. Bei regelmäßigen Überprüfungen geht es nun darum,

- einen Soll-Ist-Vergleich durchzuführen und
- mögliche Abweichungsursachen zu identifizieren.

Hierbei können Sie zu verschiedenen Erkenntnissen kommen:

Die Ziele wurden erreicht. In dieser Situation stellt sich die Frage, wie die Marketingarbeit fortgesetzt wird:

- Sollen die festgelegten Ziele fortgeschrieben werden?
- Ist unter Umständen auch noch eine Steigerung möglich?
- Wie wirken sich Fortschreibung oder Erhöhung auf die generellen Praxisziele aus?
- Wie passen Fortschreibung oder Erhöhung in Ihre mittel- bis langfristige Praxisstrategie?

Die Ziele wurden nicht erreicht. Im Mittelpunkt der Kontrollbetrachtungen dieser Situation steht die Ursachenanalyse, u. a. repräsentiert durch die Fragen:

- Welche personenbezogenen Gründe gibt es?
- Welche organisationsbezogenen Gründe liegen vor?
- Welche umsetzungstechnischen Hinderungsgründe sind verantwortlich?
- War genügend Zeit für die Umsetzung?

Tipp: Praxismarketing ist von seinem Wesen her dynamisch, da es sich den Kundenbedürfnissen anpassen muss. Insofern gehören auch Ihre Ziele regelmäßig auf den Prüfstand.

7.2 Marketingerfolgskontrolle in der Praxis: Internetaktivitäten

Vor allem die Website, aber auch Bewertungsportale haben für Arztpraxen einen zunehmenden Stellenwert. Eine Erfolgskontrolle dieser Instrumente ist daher äußert empfehlenswert.

7.2.1 Praxis-Websites

Die praxiseigene Website entwickelt sich zu einem immer wichtiger werdenden Instrument der Praxisarbeit, denn ein kontinuierlich wachsender Anteil der Bevölkerung nutzt das Internet zur Information über Arztpraxen. Eine Praxis-Internetpräsenz fördert den wirtschaftlichen Erfolg eines Praxisbetriebs durch Unterstützung von Patientengewinnung und -bindung, untermauert Reputation und Image und dient zudem als organisatorische Hilfe. In Kapitel 5 wurden Ihnen bereits wichtige Details zur Generierung des primären und sekundären Nettonutzens Ihres Internetauftritts vermittelt. Bislang jedoch untersucht kaum ein niedergelassener Arzt, der über eine Website verfügt, wie gut seine Präsenz die genannten Funktionen erfüllt, sodass Potenzial ungenutzt bleibt.

Hinzu kommt: Anders als alle anderen eingesetzten Marketinginstrumente, z. B. die Praxisbroschüre, hat der Internetauftritt eine Breitenmarketingfunktion. Um die mit einem Auftritt verbundenen Ziele – vor allem die Ansprache potenzieller Neupatienten – zu erreichen, muss seine Kommunikationswirkung möglichst optimal gestaltet sein. Erschwerend kommt hierbei das Single-Shot-Phänomen zum Tragen, d. h. die Tatsache, dass der erste Eindruck einer Seite über Gefallen oder Nichtgefallen entscheidet. Gerade unter diesen Aspekten ist es verwunderlich, dass die kommunikative Leistungsfähigkeit von Praxis-Websites keinem Controlling unterliegt. Allein die Anzahl der Besucher oder die Seitenaufrufe können hierüber keine Auskunft geben, denn das entscheidende Qualitätskriterium einer Praxis-Website ist ihre Authentizität. Dieser Begriff beschreibt die Eignung eines Web-Auftritts, die tatsächlichen Gegebenheiten einer Arztpraxis so realistisch abzubilden, dass Patienten – und hier in erster Linie neue Praxisbesucher – im Moment of Truth, dem Kontakt vor Ort, keine Diskrepanzen zwischen Präsentation und Realität verspüren. Erscheint eine Arztpraxis dem Patienten authentisch, ist das für ihn ein Qualitätssignal, das die Basis für Vertrauen, Offenheit und Loyalität legt. Er erkennt, dass das Versprechen aus dem Internet in der Praxis tatsächlich eingehalten wird.

Um eine möglichst hohe Authentizität einer Praxis-Website zu erreichen, müssen vor allem die digitalen visuellen Eindrücke mit denen der realen Praxis kompatibel sein. Hier gilt: Je mehr und je aktuellere Bilder verwendet werden, desto größer ist die Authentizität. Ebenso müssen die Farben von Praxis- und Webdesign übereinstimmen. Wird z. B. der Arzt in einem Kontext abgebildet, der sich in der Praxis nicht findet (Aufnahme aus einem Fotostudio vor einem Hintergrund, dessen Farbe nicht zur Praxisgestaltung zählt), mindert dies die Authentizität deutlich. Gleiches gilt für die Kleidung: Trägt das Personal bei der Arbeit stets Praxiskleidung, dürfen die Bilder keine Mitarbeiter in Privatkleidung zeigen. Aber auch die Beschreibung der Praxisarbeit muss mit der Vor-Ort-Realität korrespondieren. Lobt die Internetbeschreibung beispielsweise kurze Wartezeiten aus, die dann im konkreten Fall nicht eingehalten werden, beeinflusst das die Authentizität negativ.

Nach dem Grad ihrer von Patienten zugemessenen Authentizität lassen sich Praxis-Websites in vier Kategorien einteilen (vgl. Abb. 7.1). Die folgenden Ergebniswerte basieren auf einer Patientenzufriedenheitsanalyse des IFABS-Instituts aus dem Jahr 2012, bei der 840 Praxisseiten untersucht wurden:

- **Promoting Websites:** Sie sind durch eine hohe Authentizität gekennzeichnet, die über 80 % liegt (Maximum: 100 %). Ihre Gestaltung ist so angelegt, dass sie die Internetarbeit einer Praxis aktiv fördern und einen reibungslosen, positiven Übergang von der virtuellen in die Vor-Ort-Realität einer Arztpraxis sicherstellen. Etwa 15 % der Internetpräsenzen von Praxen fallen in diese Klasse.
- **Supporting Websites:** Ihre Authentizität liegt bei 60 % bis 80 %. Sie unterstützen die Praxisarbeit, besitzen aber nicht die fördernde Kraft der Promoting Websites. Der Moment of Truth ist jedoch noch positiv. Ca. 20 % der Praxis-Websites zählen zu dieser Kategorie.

- **Ineffective Websites:** Mit einer Authentizität von 40 % bis 60 % fallen ihre Effekte neutral (über 50 %) bis leicht negativ (unter 50 %) beeinflussend aus. Investitionen in Internetseiten dieser Kategorie bringen nur Nutzen, sofern sie vorab überarbeitet werden. Etwa 35 % der Praxis-Internetpräsenzen gehören zu dieser Gruppe.
- **Damaging Websites:** Ihr Authentizitätswert ist niedriger als 40 % und eine Identität zwischen Web-Eindruck und Realität kaum noch vorhanden. Derartige Internetseiten behindern die Patienten-Neugewinnung und schaden der Praxisarbeit. Eine Überarbeitung solcher Seiten ist meist nicht möglich, sie müssten völlig neu gestaltet werden. Ca. 30 % der Praxis-Websites sind dieser Gruppe zuzuordnen.

Überprüft werden kann die Kommunikationsqualität einer Internetpräsenz mit einer Patientenzufriedenheitsanalyse. Basis des Systems ist ein Fragebogen (vgl. Marketinghilfe 7.1) mit offenen und geschlossenen Fragen zu den von Patienten beurteilbaren Merkmalen einer Praxis-Website. Die medizini-

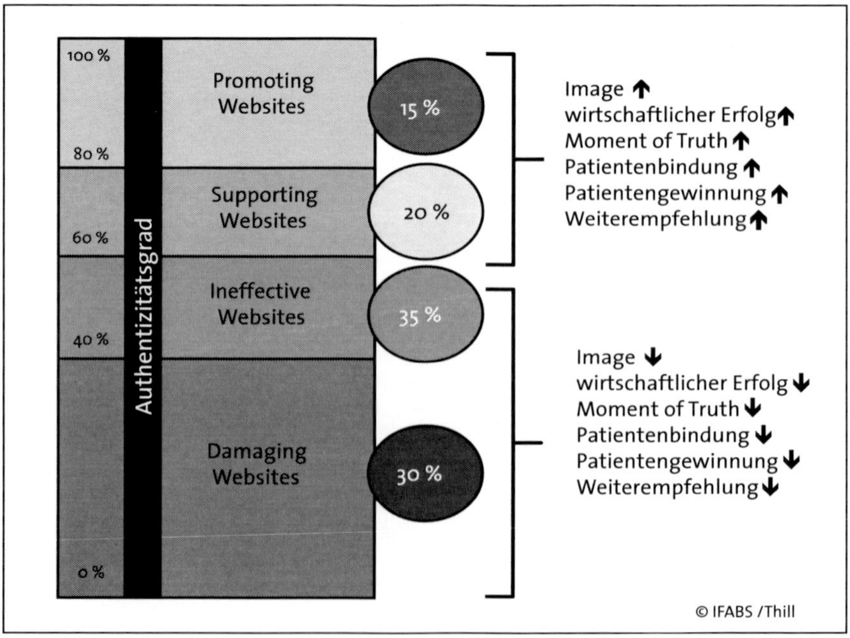

Abb. 7.1: Website-Typologie

Marketinghilfe 7.1: Musterfragebogen: Patientenzufriedenheitsanalyse zur Praxis-Website

Ihre Meinung zählt!

Wie zufrieden sind Sie mit unserer Praxis-Homepage?

Unsere Homepage-Adresse:

____

Sehr geehrte Patientin, sehr geehrter Patient,
unsere Homepage ist ein wichtiges Instrument im Rahmen unserer Bemühungen, Patienten und Interessierte über unsere Praxis zu informieren. Deswegen ist uns wichtig, Ihre Meinung zu unserem Internetauftritt zu erfahren, damit wir die Seite möglichst nutzergerecht gestalten können. Wie bitten Sie deshalb, unsere Homepage unter der o. a. Adresse aufzurufen, sie sich anzusehen und dabei die Fragen dieses Bogens zu beantworten. Bitte schicken Sie den ausgefüllten Bogen ohne Angabe Ihres Namens in dem beigefügten Bogen

bis spätestens [ ] an uns zurück.

Vielen Dank für Ihre Unterstützung.

Bewertet auf einer Skala von 0 (sehr schlecht) bis 10 (sehr gut): wenn Sie die Gesamtqualität unserer Internetseite mit den Netz-Auftritten anderer Arztpraxen vergleichen, wie bewerten Sie unsere Seite?
(Bitte kreuzen Sie den Ihrer Meinung am ehesten entsprechenden Wert an.)

Sehr schlecht										**Sehr gut**
0	1	2	3	4	5	6	7	8	9	10
❐	❐	❐	❐	❐	❐	❐	❐	❐	❐	❐

Was gefällt Ihnen an unserer Homepage besonders gut?

____

____

____

Was sollten wir Ihrer Meinung nach verbessern, verändern oder ergänzen?

____

____

____

Bewertet auf einer Skala von 0 (absolut ausgeschlossen) bis 10 (sehr sicher): wie wahrscheinlich ist es, dass Sie unsere Homepage Familienangehörigen, Verwandten, Freunden oder Kollegen weiterempfehlen?
(Bitte kreuzen Sie den Ihrer Meinung am ehesten entsprechenden Wert an.)

Absolut ausgeschlossen										**Sehr sicher**
0	1	2	3	4	5	6	7	8	9	10
❐	❐	❐	❐	❐	❐	❐	❐	❐	❐	❐

BITTE WENDEN

ifabs.de

Bitte geben Sie in der folgenden Auflistung durch Ankreuzen zunächst die Wichtigkeit an, die jedes Merkmal für Sie bei der Beurteilung einer Praxis-Homepage generell hat und bewerten Sie anschließend Ihre Zufriedenheit bezüglich unseres Internet-Auftritts.

WICHTIGKEIT					ZUFRIEDENHEIT			
Sehr wichtig	Wichtig	Un-wichtig	Vollkommen un-wichtig		Sehr zu-frieden	Zufrie-den	Unzu-frieden	Sehr un-zufrieden
				Inhalte				
❐	❐	❐	❐	Beschreibung des Leistungsangebots	❐	❐	❐	❐
❐	❐	❐	❐	Präsentation der Praxisräume	❐	❐	❐	❐
❐	❐	❐	❐	Darstellung der Praxisorganisation	❐	❐	❐	❐
❐	❐	❐	❐	Vorstellung des Praxisteams	❐	❐	❐	❐
❐	❐	❐	❐	Informationen zu Lage und Erreichbarkeit	❐	❐	❐	❐
❐	❐	❐	❐	Service (Links, Tipps, Hinweise)	❐	❐	❐	❐
				Form				
❐	❐	❐	❐	Attraktivität	❐	❐	❐	❐
❐	❐	❐	❐	Übersichtlichkeit	❐	❐	❐	❐
❐	❐	❐	❐	Eindeutigkeit der Menüführung	❐	❐	❐	❐
❐	❐	❐	❐	Lesbarkeit der Texte	❐	❐	❐	❐
				Informationen				
❐	❐	❐	❐	Vollständigkeit	❐	❐	❐	❐
❐	❐	❐	❐	Ausführlichkeit	❐	❐	❐	❐
❐	❐	❐	❐	Aktualität	❐	❐	❐	❐
❐	❐	❐	❐	Verständlichkeit	❐	❐	❐	❐

Bewertet auf einer Skala von 0 (absolut nicht) bis 10 (vollkommen): Wie sehr stimmt der Eindruck, den unser Internetauftritt über unsere Praxis vermittelt, mit der Realität überein?
(Bitte kreuzen Sie den Ihrer Meinung am ehesten entsprechenden Wert an.)

Absolut nicht										Vollkommen
0	1	2	3	4	5	6	7	8	9	10
❐	❐	❐	❐	❐	❐	❐	❐	❐	❐	❐

Alter: ______ Jahre   Geschlecht: ❐ Weiblich ❐ Männlich

Ich bin ❐ Stammpatient ❐ Neupatient

Wie oft nutzen Sie das Internet zur Suche	Häufig	Selten	Gar nicht
• nach medizinischen Informationen	❐	❐	❐
• nach Ärzten / Arztpraxen	❐	❐	❐
• nach Kliniken	❐	❐	❐

Welche der folgenden Dienste nutzen Sie?
❐ Twitter ❐ YouTube ❐ Facebook ❐ Google+ ❐ XING ❐ LinkedIn

ifabs.de

schen Fachangestellten geben diesen an kooperationsbereite Patienten ab, ergänzt um einen Rücksende-Umschlag. Die Befragungsteilnehmer beurteilen dann zu Hause anhand des Fragebogens den Web-Auftritt der Praxis sowie die Kongruenz zur Vor-Ort-Realität und schicken ihn anschließend zurück.

Die Ergebnisse fließen in ein praxisindividuelles Leistungsbilanz-Dashboard der Website (vgl. Abb. 7.2) ein, das die kommunikative Leistungsbilanz einer Praxis-Internetpräsenz aus Anwendersicht abbildet. Das Instrument ermöglicht dem Arzt, im Zusammenspiel mit den Einzeldaten der Zufriedenheitsbefragung seine Internetseite zielgerichtet zu optimieren und im Zeitablauf ein Erfolgsmonitoring von Gestaltungs- und Wirkungsqualität durchzuführen. Das Leistungsbilanz-Dashboard zeigt auf einen Blick, wie zufrieden die Patienten mit der Gestaltung einer Praxis-Website sind. Die Prozentwerte im Bilanzbereich „Gestaltungsqualität" geben dabei die Zufriedenheit mit den Leistungsmerkmalen in Relation zur Wichtigkeit an. Die Werte in den linken Kreisen weisen die Durchschnittsresultate für die drei Untersuchungsbereiche „Inhalte", „Form" und „Informationen" aus, der einzelne Wert im großen

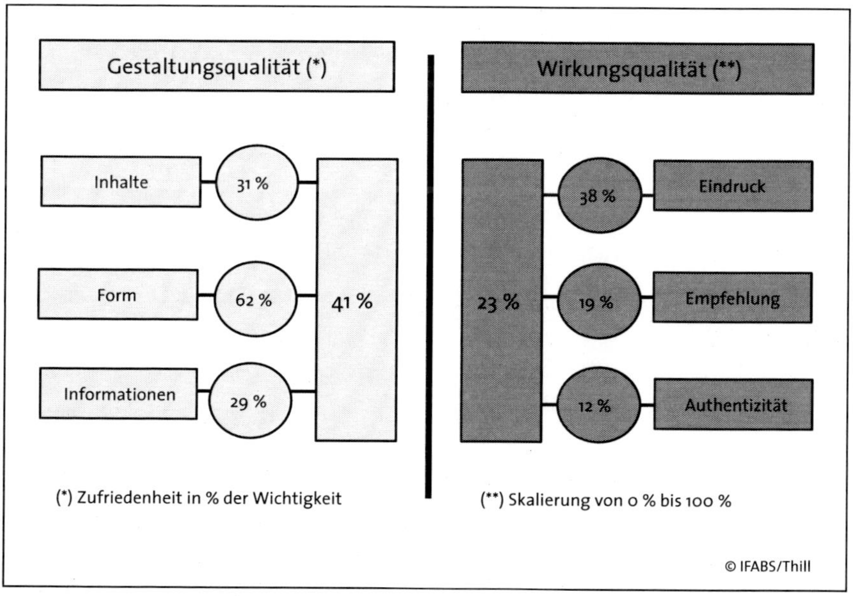

Abb. 7.2: Beispielhaftes Leistungsbilanz-Dashboard einer Website

Kasten ist der durchschnittliche Gesamtwert, der sich aus den drei Teilergebnissen ergibt. Für die Analyse der Wirkungsqualität sind auf der rechten Seite der Grafik die Befragungsergebniswerte in den Kreisen aufgeführt; der durchschnittliche Gesamtwert befindet sich hier ebenfalls im großen Kasten. Grundsätzlich gilt für alle Prozentwerte: Je näher sie der 100 %-Grenze kommen, desto besser ist das Resultat.

Die Beispielwerte in Abbildung 7.2 entstammen der Patientenzufriedenheitsanalyse der Website einer Frauenarztpraxis aus dem Jahr 2012 und zeigen, wie wichtig eine solche Analyse sein kann: Großer Wert wurde hier seitens der Praxis auf formale Aspekte der Gestaltung gelegt, was die Patientinnen in ihren Beurteilungen wertschätzten. Da das Design des Internetauftritts jedoch fast keine Ähnlichkeit mit dem Praxisdesign hatte, war die Wirkungsqualität, speziell im Bereich „Authentizität", nur gering. Zu kurz kamen aus Sicht der Patienten zudem Inhalte und Informationen. Das wiederum führte zu einer niedrigen Weiterempfehlungsbereitschaft. Aus den Ergebnissen lässt sich somit herauslesen, dass der Praxis-Internetauftritt insgesamt offensichtlich nicht geeignet ist, um zentrale Kernfunktionen einer Praxis-Website zu erfüllen. Hinzu kommt, dass die durchschnittliche Gestaltungsqualität von Internetseiten fachgruppengleicher Praxen bei 67 % und die Wirkungsqualität bei 51 % liegen, wie die Analyse des IFABS-Instituts (2012) ergab. Beide Eckdaten werden hier im Beispiel unterschritten, sodass die Website auch im Benchmarking deutlich negativ abschneidet und akuter Handlungsbedarf besteht.

Analysiert man die gesamten Resultate der Patientenzufriedenheitsbefragung des IFABS-Instituts aus dem Jahr 2012, lassen sich aus den Freitextangaben zudem fünf Trends bzgl. der Patientenwünsche zu Praxis-Websites extrahieren:

- Während die Praxisinhaber den Nutzen ihrer Web-Präsenzen eher in der Vermittlung von Basisinformationen zur Praxis (statische Betrachtung) wie Leistungsangebot oder Öffnungszeiten sehen, erwarten die Patienten auch im Zeitablauf wechselnde Inhalte (dynamische Betrachtung), z. B. in Form von Gesundheitstipps oder Stellungnahmen der Praxisinhaber zu aktuellen Themen. Mehr als die Hälfte der Befragten wünscht sich hierfür ein Newsletter-Angebot.

- Ein weiteres häufiges Patientenanliegen sind Empfehlungen zu weiterführenden medizinischen Informationsquellen (z. B. Linklisten), die der Arzt für geeignet und vertrauenswürdig hält.
- Viele der Befragten kritisieren, dass zwar die Ärzte mit Foto abgebildet seien, nicht aber die Angestellten.
- Bzgl. der Leistungsbeschreibung der Praxen im Internet wird kritisch angeführt, dass zu wenig auf vorhandene Serviceleistungen wie Getränke im Wartezimmer oder Behinderteneignung hingewiesen werde.
- Ein weiterer, häufig geäußerter Wunsch ist die Verlinkung mit den Websites der wichtigsten Kooperationspartner, z. B. niedergelassene Spezialisten oder Krankenhausabteilungen.

Aufgrund der zukünftig weiter steigenden Bedeutung des Internets für Patienten und Arztsuchende ist es unerlässlich, regelmäßig die Leistungsbilanz der eigenen Praxis-Website zu kontrollieren und die Seiteninhalte bei Bedarf anzupassen.

7.2.2 Bewertungsportale

Marketing- und Ratingfunktion

Patienten steht inzwischen eine Vielzahl von Internetportalen zur Verfügung, die Beurteilungen zu Arztpraxen abbilden. Die Anzahl der Einträge wächst rasant, nicht zuletzt durch das Engagement von Krankenkassen, die sogar ein eigenes Portal gegründet haben und durch entsprechend ausgerichtete Pressearbeit ihre Versicherten zu einer Nutzung animieren möchten. Das Konzept der Arztbewertungsportale ermöglicht Patienten, sich aus Beschreibungen anderer Patienten einen Eindruck über die Leistungsqualität von Arztpraxen zu verschaffen. So können sie schon vor einem Erstbesuch besser zwischen verschiedenen Praxen auswählen und die für sie geeignetste Alternative finden.

Unabhängig von der Frage, wie objektiv das Bild ist, das durch die Bewertungen gezeichnet wird, ist das aktive Controlling von Bewertungsportalen eine neue Herausforderung und Chance für die Praxisinhaber. Der Grund: Die Portale sind öffentlich zugängliche Foren, die Praxisbeurteilungen breit streuen; Zufriedenheits- und Unzufriedenheitsäußerungen sind für jeden Interessenten jederzeit und ohne großen Aufwand verfügbar. Damit verfügen Arztpraxen neben ihrer Website über ein zweites Breitenmarketinginstrument, das in dieser Form bis vor wenigen Jahren noch unbekannt war. Für Praxisinhaber bieten die Portale – systematisch genutzt – daher eine neue Möglichkeit zur Unterstützung ihrer Öffentlichkeits- und Marketingarbeit.

Auf der anderen Seite sind die Portale in ihrer Funktion nichts anderes als ein Praxisrating aus Patientensicht. Aus Sicht des Praxisbetreibers besteht die Herausforderung demzufolge darin, dass er nicht weiß, wann ein wie gearteter Eintrag in welchem Portal erscheint und welcher Gesamteindruck des Praxisbetriebs so entsteht. Jede positive Service- und Behandlungsmaßnahme, aber auch jeder Fehler kann kurze Zeit später, detailliert beschrieben und bewertet, einem breiten Publikum zur Verfügung stehen. Ein aktives, kontrollierendes Handeln im Sinne einer guten und patientenorientierten Praxisarbeit ist daher für Praxen die beste Lösung, um auf das Praxisimage kanalisierend und steuernd einzuwirken. Hinzu kommt: Auch Banken werden sich zukünftig verstärkt mithilfe der Portalangaben Einblicke in den Output der Managementqualitäten von niedergelassenen Ärzten verschaffen, z. B. wenn es um Kreditvergaben geht. Ebenso Vermieter, die sich ein Bild darüber verschaffen können, ob sie ihre Räume an Interessenten vergeben, mit denen aufgrund ihrer positiven Leistungsqualität ein langfristiges Verhältnis aufgebaut werden kann.

Bewertungsportale und Praxisteams: die gegenwärtige Situation

Bezüglich des Umgangs mit diesen Bewertungen dominiert bisher eine passiv-reaktive Verhaltensweise: Praxisteams kümmern sich meist nicht um die Portalbewertungen und reagieren situativ, wenn sie in Patientengesprächen generell oder konkret zur Sprache kommen. Was genau geschieht, wenn medizinische Fachangestellte mit negativen Ergebnissen aus Arztbewertungsportalen konfrontiert werden („Leider haben Sie ja viele negative Stimmen bei der Länge der Wartezeit ...")? Vielfach kennen die Angestellten die Bewertungen im Internet gar nicht und negieren die geschilderten Defizite. Oder es wird darauf verwiesen, dass die Absender solcher Netzbotschaften wenig glaubwürdig seien bzw. die Einträge wahrscheinlich von anderen Praxen der Umgebung stammen würden, die ihnen schaden wollten. Ebenso kann es vorkommen, dass die Patientenschilderungen gar nicht kommentiert werden und man direkt zur Terminvereinbarung übergeht. Derartige Reaktionen schädigen das Praxisimage bereits vor dem Erstkontakt und lassen Praxismitarbeiter in den Augen der Anrufer inkompetent erscheinen.

Sinnvoll ist stattdessen ein aktives Bewertungsportalmanagement. Der Begriff bezeichnet die Gesamtheit aller Aktivitäten, die darauf ausgerichtet sind, das Praxisimage aktiv in den einschlägigen Bewertungsportalen möglichst positiv und praxiskonform zu gestalten. Ein solches Management vermeidet Negativeffekte und unterstützt die Praxisprofilierung, z. B. durch folgende Antwort: „Tatsächlich finden sich einige derartige Meinungen im Internet. Bitte berücksichtigen Sie aber, dass es sich um eine sehr geringe Anzahl an Äußerungen handelt. Natürlich kann es in Einzelfällen zu derartigen Situationen kommen, aber der Großteil unserer Patienten ist seit Jahren mit unserer Betreuung sehr zufrieden. Das zeigen auch die Beurteilungen in Portal XY. Aber bitte machen Sie sich doch selbst ein Bild. Wäre Ihnen ein Termin am ... recht?" Ein professionelles Bewertungsportalmanagement gibt dem gesamten Praxisteam die Sicherheit, adäquat und souverän im Sinne einer positiven Praxisprofilierung auf Anfragen oder Aussagen reagieren zu können, und ist damit ein zentraler Baustein für die Zukunftssicherung einer Praxis.

In einer weiteren Untersuchung des IFABS-Instituts aus dem Jahr 2011 wurde überprüft, welche Bedeutung Bewertungsportale aus der Sicht niedergelassener Ärzte und medizinischer Fachangestellter (MFA) im Vergleich zur Bedeutung aus Patientensicht haben und voraussichtlich in zwei Jahren haben werden. Die Einschätzung erfolgte auf einer Skala von „0" = „gar keine Bedeutung" bis „10" = „sehr große Bedeutung". Je 200 jeweils zufällig ausgewählte allgemeinärztliche Praxisinhaber, medizinische Fachangestellte und Patienten wurden zu dieser Thematik befragt. Die Befragung ergab folgende Durchschnittswerte:

- Ärzte: Bedeutung gegenwärtig: 1,2, Bedeutung zukünftig: 3,4
- MFA: Bedeutung gegenwärtig: 3,6, Bedeutung zukünftig: 7,8
- Patienten: Bedeutung gegenwärtig: 4,3, Bedeutung zukünftig: 8,1

Bis zum Zeitpunkt der Untersuchung hatten erst zehn der befragten Ärzte (5 %) eines der einschlägigen Portale schon einmal nach Informationen zur eigenen Praxis durchsucht, von den medizinischen Fachangestellten waren es 63 %. Hingegen gaben fast alle Patienten (87 %) an, mindestens ein Portal schon einmal genutzt zu haben. Nach den Gründen für ihre Einschätzung der Bedeutung gefragt, gaben die Ärzte an, dass aus ihrer Sicht zu viele Portale existierten und die Fallzahlen dort zu gering seien. Dies führe dazu, dass keine Transparenz geschaffen werden könne und auch eine Objektivität der Auskünfte nicht gewährleistet sei. Zusätzlich verwiesen sie auf ein Glaubwürdigkeitsproblem, da die Einträge beliebig manipulierbar seien. Insgesamt bewerteten sie die Portale als Modetrend ohne große Bedeutung. Entgegengesetzter Meinung waren die medizinischen Fachangestellten: Die Meinungen anderer Patienten seien ihrer Ansicht nach bei der Arztauswahl sehr wichtig und würden künftig noch zunehmen, sodass die Portale eine große Bedeutung erlangen würden. Die Patienten selbst sahen in Bewertungsportalen einen komfortablen Weg, wichtige Hinweise auf die Leistungsqualität von Arztpraxen zu erhalten und eine erste Einschätzung einer Praxis vorzunehmen. Sie maßen den Portalen eine große Zukunftsbedeutung bei. Hinzu kommt: 83 % der Patienten gaben an, dass sie die Ergebnisse von Praxisbewertungen im Internet für glaubwürdig halten. Innerhalb der Ärzteschaft waren es nur 12 %.

Bewertungsportalmanagement

Damit das Bewertungsportalmanagement seine Zielsetzung, die aktive Steuerung der Praxisbewertung im Internet, erfüllen kann, ist ein Entwicklungsmonitoring, d. h. eine regelmäßige Kontrolle der Portalinhalte notwendig, die in drei Schritten erfolgt:

Schritt 1: In welchen Bewertungsportalen ist die eigene Praxis bereits beurteilt? Zur Beantwortung dieser Frage werden zunächst die einschlägigen Internetportale auf Bewertungen durchsucht. Hierdurch können das Praxisimage im Netz sowie Stärken und Schwächen der Praxisleistung aus Patientensicht bestimmt werden. Ausgangspunkt ist jedoch meist das Problem, dass die verschiedenen Portale unterschiedliche Beurteilungsmaßstäbe verwenden, sodass eine direkte Vergleichbarkeit nicht möglich ist. Bei der konkreten Umsetzung und Zusammenführung der Internetbewertungen hilft daher eine Bewertungsportal-Check-Technik unter Zuhilfenahme einer einfach aufgebauten Tabelle (vgl. Tab. 7.1).

Tabelle 7.1: Bewertungsportal-Check

Untersuchungsmerkmale	**Bewertung in den Portalen**			**Bewertungsdurchschnitt**	**Anzahl der Bewertungen**			**Kommentare**
	Jameda	**Sanego**	**etc.**		**Jameda**	**Sanego**	**etc.**	
Freundlichkeit	63 %	51 %		47 %	56	39		
Wartezeit	22 %	45 %		38 %				
etc.								

In Spalte 1 werden zunächst die Untersuchungsmerkmale aller Portale aufgelistet, z. B. Freundlichkeit, Wartezeit. Die Folgespalte 2 wird für die Praxisgesamtbewertung je Merkmal und Portal verwendet. Dabei werden die erreichten Werte jeweils auf den maximal erzielbaren Wert in Prozent umgerechnet. In Spalte 3 wird dann für jedes Merkmal der Gesamtdurchschnitt gebildet, der das Internetimage der Praxis im jeweiligen Merkmalsbereich wiedergibt. Spalte 4 führt die Anzahl der abgegebenen Bewertungen je Portal auf, damit nachvollziehbar ist, durch wie viele Beurteilungen die jeweilige Bewertung gestützt wird, und man gleichzeitig in Abhängigkeit vom Bewertungsdurchschnitt bestimmen kann, welche Portale für die Praxis die wichtigsten sind. In Spalte 5 können noch Kommentare oder Bemerkungen angefügt werden.

Eine Einordnung der erreichten Prozentwerte in der Spalten 2 und 3 erfolgt nach folgendem Raster (vgl. Tab. 7.2):

Tabelle 7.2: Bewertungsraster

>= 75 % bis 100 %	sehr gute Bewertung, positive Imageförderung, kein Handlungsbedarf
>= 45 % bis <75 %	durchwachsene Bewertung, noch positiv, aber: möglichst rasche Verbesserung
0 % bis <45 %	schlechte Bewertung, negative Imagebeeinflussung, akuter Handlungsbedarf

Schritt 2: Erweiterung der Patientenzufriedenheitsbefragung zur Website um die Analyse von Portalnutzungen. Um auszuloten, in welchem Umfang die Patienten einer Praxis mit Bewertungsportalen vertraut sind und diese auch nutzen, sollten die routinemäßig im Rahmen des Qualitätsmanagements durchgeführten Patientenbefragungen um folgende Fragen ergänzt werden:

- Nutzen Sie Bewertungsportale? Wenn ja, welche?
- Kennen Sie unsere Praxisbeurteilung in Bewertungsportalen?

Schritt 3: Neupatientenbefragung. Routinemäßig sollten zudem neu in die Praxis kommende Patienten befragt werden, ob sie für die Auswahl der Praxis ein Bewertungsportal zurate gezogen haben und – wenn ja – welches.

8 Marketing für zuweisende Ärzte

Funktionierende Kooperationen mit zuweisenden Ärzten bieten einer Fachpraxis eine ganze Reihe von Vorteilen wie:

- effiziente Praxisführung durch eine kalkulierbare Auslastung
- gesteigerte Therapiequalität durch eine optimierte Vorbereitung der zugewiesenen Patienten
- geringe administrative Belastung durch etablierte Informationsroutinen
- Erhöhung der Arbeitsproduktivität

8.1 Ziele und Voraussetzungen einer Zuweiserkooperation

Ein Beispiel aus der Praxis verdeutlicht den letztgenannten Effekt. Für eine spezialisierte Praxis wurde vor Einführung eines Zuweisungsmanagements im Rahmen einer Zeitstudie gemessen, dass pro Tag durchschnittlich 35 Minuten Telefonkommunikation notwendig waren, um organisatorische Details mit zuweisenden Ärzten zu klären. Auf den Monat hochgerechnet ergaben sich knapp 13 Stunden, für das Jahr 154 Stunden Telefonzeit. Teilweise musste der Arzt selbst die Telefonate führen. Nach Einführung und Etablierung des Zuweisungsmanagements reduzierte sich diese Zeit auf wenige Gespräche und Minuten pro Tag, sodass ein deutlicher zeitlicher Freiraum entstand. Gleichzeitig verbesserte sich die Zufriedenheit der Zuweiser, wie mittels schriftlicher Befragungen vor und nach Einführung des Zuweisungsmanagements ermittelt wurde. Lag der Wert vor der Einführung bei 3,9 (Basis: Schulnotenskalierung), verbesserte er sich anschließend auf 2,4. Auch der zuweisende Arzt profitiert von einer etablierten Zusammenarbeit:

- Sein Patientenservice wird besser, da er die Qualität des Kooperationspartners kennt.
- Er weiß, dass er seine Patienten wieder zurück erhält.
- Aufgrund kurzer Entscheidungswege und funktionierender Informationsroutinen wird er entlastet.
- Weiterführende therapeutische Entscheidungen können in gegenseitiger Abstimmung wesentlich sicherer gefällt werden.

Um diese Vorteile auch nutzen zu können, müssen die Zuweiserbeziehungen einige spezifische Merkmale aufweisen:

- Sie müssen auf lange Sicht angelegt sein, da es einiger Zeit bedarf, bis ein gegenseitiges Vertrauen aufgebaut ist und die Kooperationsroutinen eingerichtet sind. Als Faustregel gilt, dass die Kosten des Aufbaus eines neuen Zuweisers dem Aufwand der Pflege von zehn bestehenden Zuweisungspartnern entsprechen. Hinzu kommt, dass sich erst im Zeitablauf ein Zusammenspiel entwickelt, das es ermöglicht, die gemeinsamen Aktivitäten synergetisch, d. h. sich wirkungsvoll ergänzend zu gestalten.
- Produktive Zuweisungsbeziehungen werden durch den Willen und die Überzeugung getragen, eine für alle Beteiligten sinnvolle Zusammenarbeit zu realisieren. Besonders zu Beginn ist es deshalb unerlässlich, dass der Spezialist seinen potenziellen Partnern die Ernsthaftigkeit seines Vorhabens verdeutlicht.
- Eine gute Zusammenarbeit basiert auf gegenseitigem Vertrauen und vor allem auf der Akzeptanz der Handlungsweisen des Partners. Vorbehalte oder polarisierende Auffassungsunterschiede behindern eine erfolgreiche Zusammenarbeit.
- Erfolgreiche Zuweiserkooperationen beruhen auf kontinuierlicher gegenseitiger Kommunikation. Der Spezialist muss informieren, welche diagnostischen/therapeutischen Schritte er mit welchem Ziel und Ergebnis einleitet und umsetzt, der Zuweiser muss alle notwendigen Vorinformationen offenlegen.
- Darüber hinaus ist zwischen den Partnern abzustimmen, welche – im Sinne einer Aufgabenverteilung bzw. -abgrenzung – diagnostischen und therapeutischen Leistungen im Einzelfall von wem zu erbringen sind.
- Zuweiserkooperationen sind umso stabiler, je besser man sich persönlich kennt. Der persönliche Kontakt und gute telefonische Erreichbarkeit garantieren eine beiderseits motivierende Zusammenarbeit. Für den Spezialisten bietet dieser Weg darüber hinaus die Möglichkeit, die Wünsche seiner Zuweiser kennenzulernen und seine Bereitschaft zur Zusammenarbeit und Kollegialität zu verdeutlichen.

Vor diesem Hintergrund ist Zuweisermarketing eine Art der Praxisführung, die sich an den Anforderungen und Wünschen der zuweisenden Kooperationspartner orientiert, um so Stammzuweiser zu binden und Neuzuweiser zu gewinnen. Oder marketingtheoretisch formuliert: Zuweisermarketing ist eine Art der Praxisführung, die darauf basiert, das Praxisleistungsangebot bewusst, zielgerichtet und geplant mit den Zuweiseranforderungen in Übereinstimmung zu bringen, um auf diese Weise die Praxisziele schneller und einfacher zu erreichen.

8.2 Strategie und Konzept

Schritt 1 besteht in der Festlegung der Ziele, die Ihr Zuweisermarketing verfolgen soll:

- Wie sieht Ihre Praxisstrategie aus: Wollen Sie wachsen, halten oder reduzieren?
- Welchen Beitrag soll die Zuweiserkooperation bei der Realisierung Ihrer Praxisstrategie leisten: Dient sie der Ausweitung oder der Stabilisierung Ihres Patientenklientels?
- Wie soll die Zusammenarbeit mit Zuweisern konkret umgesetzt werden? Streben Sie eine Stabilisierung/Ausweitung an im Hinblick auf die:
  - Zuweisungen gesamt (nach Arzt-Fachgruppen, nach Indikationen, nach Patientengruppen)
  - Zuweisungen nach regionaler Verteilung (nach Arzt-Fachgruppen, nach Indikationen, nach Patientengruppen)
  - Zuweisungen je zuweisendem Arzt (nach Indikationen, nach Patientengruppen)

Schritt 2 besteht in der Analyse der bestehenden Zuweisungsstruktur. Zuweisungsgesamtanalyse:

- absolute/relative Häufigkeit der Zuweisungen gesamt für einen Betrachtungszeitraum
- absolute/relative Häufigkeit der Zuweisungen je Zeiteinheit, z. B. pro Quartal
- absolute/relative Häufigkeit der Zuweisungen je Indikation

Zuweisungseinzelanalyse:

- absolute/relative Häufigkeit der Zuweisungen gesamt je Zuweiser für einen Betrachtungszeitraum
- absolute/relative Häufigkeit der Zuweisungen je Zuweiser je Zeiteinheit, z. B. pro Quartal
- absolute/relative Häufigkeit der Zuweisungen je Zuweiser je Indikation

Regionalanalyse:

- regionale Verteilung der Zuweisungen
- absolute/relative Häufigkeit nach Regionalkriterien

Patientenanalyse: Art der zugewiesenen Patienten

- Indikation
- Alter, Geschlecht
- Kassenzugehörigkeit

Zuweiseranalyse: Praxisdaten

- Fachrichtung, Zusatzbezeichnungen
- Schwerpunkt, Praxisprofil
- Art der Praxis (Einzel-, Gemeinschaftspraxis, Praxisgemeinschaft)
- Größe der Praxis (Scheine, Mitarbeiter)
- Diagnostische und therapeutische Ausstattung
- fachliches Know-how

Die Analyse wird dazu führen, dass Sie verschiedene Zuweisertypen identifizieren: Es wird Ärzte geben, die Ihnen kontinuierlich viele Patienten schicken, während das Zuweisungsverhalten anderer eher sporadisch ist. Wenn Ihr Zuweisermarketing erfolgreich sein soll, müssen Sie die einzelnen Typen mit unterschiedlichen Instrumenten bearbeiten. Der Häufig-Zuweiser benötigt sicherlich keine Grundinformationen mehr über Ihr Leistungsangebot, hier zählt eher der persönliche Kontakt. Beim Selten-Verordner verhält es sich hinsichtlich der Information genau umgekehrt, zuzüglich eines persönlichen Kontakts. Unter diesem Gesichtspunkt müssen Sie nun Ihre Zuweiser klassifizieren. Hierbei sind drei Kriterien wichtig:

Marketinghilfe 8.1: Klassifikationsschema für zuweisende Ärzte

Merkmale der zuweisenden Praxen	Ausprägung der Merkmale	Beschreibung Praxis 1	Beschreibung Praxis 2	Beschreibung Praxis 3	Beschreibung Praxis 4
Stammdaten	☐ Name ☐ Art ☐ Fachrichtung ☐ Ort/Ortsteil ☐ Praxisart				
Praxisinhaber	☐ Name(n)				
Strukturdaten	☐ Anzahl Scheine (geschätzt) ☐ Anzahl Mitarbeiter				
Leistungsschwerpunkte	☐ medizinisch-technisch ☐ diagnostisch ☐ therapeutisch				
Zuweisungsfälle					
Zuweisungsintensität (Anzahl der Zuweisungen) ☐ hoch ☐ mittel ☐ niedrig					
Qualität der derzeitigen Zusammenarbeit	☐ gut ☐ durchschnittlich ☐ schlecht				
Entwicklungsmöglichkeiten	☐ gut ☐ durchschnittlich ☐ schlecht				
Klassifikation Kooperationspotenzial	A-, B- oder C-Zuweiser				

- Zuweisungsintensität
- Einschätzung der Qualität der Zusammenarbeit
- Entwicklungsmöglichkeit der Zusammenarbeit

Marketinghilfe 8.1 zeigt eine Möglichkeit für ein Klassifikationsschema für zuweisende Ärzte. Die Klassifikation erfolgt in der letzten Zeile mithilfe einer A-B-C-Einordnung, die Sie Ihren eigenen Bedürfnissen anpassen können, z. B.:

- A-Zuweiser: sehr hohes, stetiges Zuweisungsvolumen
- B-Zuweiser: mittleres, zum großen Teil stetiges Zuweisungsvolumen
- C-Zuweiser: sporadische Zuweisung

oder

- A-Zuweiser: Praxen, die hauptsächlich Wunschpatienten zuweisen
- B-Zuweiser: Praxen, die einen Mix aus normalen und Wunschpatienten zuweisen
- C-Zuweiser: Praxen, die keine besondere Zuweisungsstruktur hinsichtlich der Patienten aufweisen

Bislang wurde die direkte Beziehung zwischen den zuweisenden Ärzten und einer spezialisierten Praxis betrachtet (vgl. Abb. 8.1, Pfeil 1). Hierbei kommt es den Zuweisern darauf an, dass ihre Beauftragung durch den Spezialisten bestmöglich erfüllt wird. Neben dieser Beziehung existiert jedoch noch eine

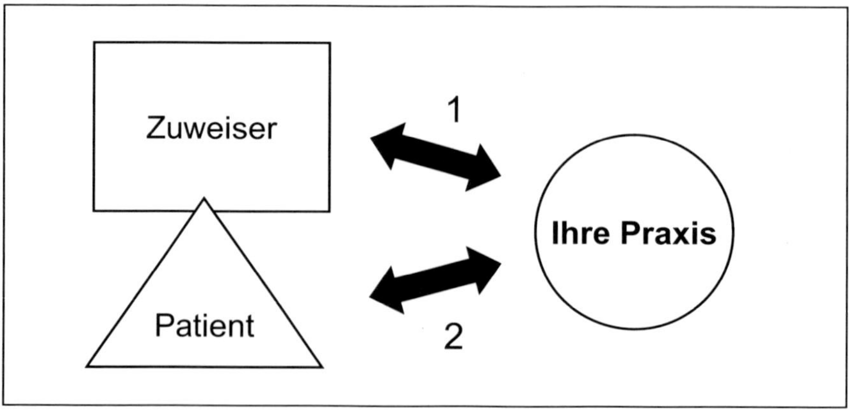

Abb. 8.1: Zuweisungsdoppelbeziehung

zweite Komponente: die Akzeptanz des Spezialisten durch den zugewiesenen Patienten.

Für die Marketingarbeit ist diese Zweigleisigkeit deshalb wichtig, weil die Qualität von Beziehung 2 unmittelbar Beziehung 1 beeinflusst. So hilft das beste Zuweisermarketing im Sinne von schneller, umfassender Information und bestem therapeutischen Ergebnis nichts, wenn der Patient sich in der Praxis des Spezialisten unwohl gefühlt hat oder gar unfreundlich behandelt wurde. Aus Patientensicht ist hierfür nicht der Spezialist allein verantwortlich, sondern zum Teil auch der zuweisende Arzt, der ihn „in so eine Praxis" geschickt hat. Zuweisermarketing beinhaltet also auch alle Elemente des Patientenmarketings, der Erfolg resultiert nur aus einer harmonischen Kombination beider Bereiche. Da die Instrumente des Patientenmarketings bereits dargestellt wurden, wird im Folgenden auf die Optimierung der Marketingarbeit für den Beziehungsast 1 eingegangen.

8.3 Zuweiserbefragung

Bislang haben Sie eine Schreibtischanalyse durchgeführt, die auf einer einseitigen Sicht der Zusammenarbeit beruht, denn Sie wissen nur sehr eingeschränkt, wie die Zuweiser Ihre Praxis und Ihre Arbeit beurteilen. Das Wissen hierüber ist jedoch unbedingt notwendig, um Ihre Marketinginstrumente adäquat auszurichten. Zuweisermarketing ist – wie bereits dargestellt – eine Art der Praxisführung, die sich an den Anforderungen und Wünschen Ihrer zuweisenden Kollegen orientiert. Aus diesem Grund müssen Sie wissen, was Ihre Kooperationspartner wünschen und wie sie Ihre Praxisarbeit beurteilen. Die Angaben der Befragung helfen Ihnen, Ihr Eigenbild über Ihre Leistungsqualität mit dem Fremdbild der zuweisenden Kollegen zu vergleichen. Diese Informationen bilden dann die Grundlage für Ihre Marketingarbeit. Es reicht jedoch nicht aus, eine Zuweiserbefragung nur einmalig, z. B. initial vor der Entwicklung Ihrer Marketingstrategie und Ihres Marketingkonzeptes, durchzuführen. Sie ist vielmehr ein Instrument, das Ihre Arbeit begleitet und Ihnen kontinuierlich Informationen über den Erfolg Ihrer Tätigkeit liefert. In dieser Funktion sollten Zuweiserbefragungen einmal jährlich durchgeführt werden.

Tipp: Die Zuweiserbefragung ist, in weit stärkerem Maß als die Patientenbefragung, auch ein Marketinginstrument, da bislang nur wenige Spezialisten solche Untersuchungen durchführen und da sie in fast vorbildlicher Weise dazu geeignet ist, die eigene Praxis in ihrer Rolle als systematisch arbeitender und kooperativer Partner zu präsentieren.

Die folgende Umsetzungsanleitung zeigt Ihnen, wie Sie eine Befragung bei den an Ihre Praxis zuweisenden Ärzten realisieren können.

Schritt 1: Stellen Sie zunächst die Adressen der zuweisenden Ärzte zusammen, die Sie befragen möchten.

Schritt 2: Formulieren Sie einen Begleitbrief, aus dem Anlass und Ziel Ihrer Befragung hervorgehen. Formulieren Sie den Text dabei so, dass für Ihre Partner der Nutzen deutlich wird, den sie aus einer Teilnahme an der Befragung ziehen. Marketinghilfe 8.2 beinhaltet einen Vorschlag. Kontrollieren Sie, dass alle Adressen und vor allem die Namen richtig geschrieben sind. Setzen Sie

Marketinghilfe 8.2: Muster für einen Zuweiserbefragungsbegleitbrief

Ihre Erwartungen an unsere Praxis

Sehr geehrter Herr Dr. Muster,

das Anliegen unserer Praxis und aller Mitarbeiter ist, die Zusammenarbeit mit Ihnen als überweisendem Arzt partnerschaftlich und effizient zu gestalten, um auf diese Weise Ihren Patienten eine bestmögliche Versorgung zu bieten. Unter dieser Zielsetzung interessiert uns natürlich, wie Sie unsere Arbeit beurteilen.

Deshalb möchten wir Sie bitten, sich einige Minuten Zeit zu nehmen, um den folgenden Fragebogen auszufüllen und ihn mithilfe des beigefügten frankierten Rückumschlags möglichst **bis spätestens zum 00.00.00** an uns zurückzuschicken. Bitte beantworten Sie alle Fragen, entweder durch Ankreuzen der aus Ihrer Sicht am ehesten zutreffenden Alternative oder durch eine kurze stichwortartige Schilderung.

Wir danken schon jetzt für Ihre Mühe. Selbstverständlich werden wir Sie über die Ergebnisse der Untersuchung und unsere hieraus resultierenden Aktivitäten zur weiteren Verbesserung unserer Zusammenarbeit informieren.

Mit freundlichen Grüßen

Anlagen: Fragebogen, Rückumschlag

unbedingt einen Abgabetermin in das Schreiben, sonst bleibt die Aktion unverbindlich.

Schritt 3: Lassen Sie in der Anzahl der anzuschreibenden Befragungsteilnehmer Rückumschläge mit Ihrer Praxisadresse sowie dem Vermerk „Porto zahlt Empfänger" produzieren. Die (geringe) Investition in diese Maßnahme lohnt sich, da die Rücklaufquote mit Rückumschlag um ca. 30 % höher ist als ohne.

Schritt 4: Entwickeln Sie Ihren Fragebogen. Die in Zuweiserbefragungen am häufigsten untersuchten Aspekte zeigt die folgende Übersicht:

- Leistungsangebot (Art, Umfang, Qualität, Kapazität)
- apparative Ausstattung (Art, Entwicklung, Ressourcenausstattung)
- Mitarbeiter (Qualifikation)
- Qualität (medizinische Qualität, Betreuungsqualität, Qualitätsmanagement)
- Patientenbetreuung (Information, Kommunikation, Zuwendung, Individualität, Komfort, Service)
- Information und Kommunikation (Verfügbarkeit von Ansprechpartnern, Wartezeit auf Arztbrief)
- Erreichbarkeit (persönliche und telefonische Erreichbarkeit der Ansprechpartner)
- Zusammenarbeit (Organisation der Zusammenarbeit, Absprachen, Routinen etc.)
- Wartezeit (Wartezeit auf einen Termin, ein Feedback oder den Arztbrief)
- Kommunikation (Freundlichkeit, Kommunikationszeiten, Organisiertheit, Flexibilität)
- Diagnose und Therapie (Anerkennung der Vorleistungen des Zuweisers, Absprachen)
- Information über Leistungen (Zusatzangebote, Abläufe, telefonische Erreichbarkeit)
- Arzt/Ärzte (fachliches Know-how, Behandlungstechniken, Fortbildungsstand)
- Mitarbeiter (fachliches Know-how)

- Veranstaltungen für zuweisende Ärzte (Themen, Zufriedenheit mit bisherigen Veranstaltungen)
- Attraktivität der Zuweiserpraxis (Dinge, die besonders gefallen haben; Dinge, die besonders missfallen haben)
- Patienten (Länge der Wartezeit, Information über Erkrankung und Behandlung)
- Entscheidungsgrund für die Inanspruchnahme der Praxisleistung (Empfehlung von Kollegen, Empfehlung von Patienten, eigene Kenntnis, sonstige Gründe)

Eine in vielen Befragungen bewährte Version finden Sie komplett vorbereitet in Marketinghilfe 8.3. Ein wesentlicher Aspekt einer Zuweiserbefragung ist die verwendetet Fragemethodik. Die meisten Zuweiserbefragungen bedienen sich der in Marketinghilfe 8.3 benutzten Skalierung in Form von Schulnoten. Ihr Vorteil liegt vor allem darin, dass sie einfach anwend- und auswertbar ist. Der Nachteil liegt in der fehlenden Option, die untersuchten Merkmale nach konkreten Handlungsprioritäten für Veränderungen zu klassifizieren. Stellen sich z. B. bei einer eindimensionalen Skalierung die Länge der Wartezeit auf den Arztbrief und die telefonische Erreichbarkeit der Praxis als gleich negativ heraus, kann nicht analysiert werden, welches Leistungsmerkmal dringlicher verbessert werden sollte.

Eine einfache und ebenfalls relativ unaufwendig umzusetzende Lösung ist eine zweidimensionale Skalierung (vgl. Marketinghilfe 8.4, S. 248), die neben der Zufriedenheit der zuweisenden Ärzte mit den im Fragebogen aufgeführten Praxismerkmalen zusätzlich erhebt, welche Bedeutung die einzelnen Merkmale für die Befragten haben. Die Zusammenführung beider Dimensionen ermöglicht, Stärken und Schwächen der Praxisleistung sowie eindeutige Prioritäten für Veränderungen abzuleiten. Merkmale, die einen hohen Wichtigkeitswert für die Zuweiser haben, aber nur eine geringe Zufriedenheitsbewertung erhalten, bilden die Kern-Schwächen einer Praxis und müssen umgehend beseitigt werden. Sind sowohl die Zufriedenheits- als auch die Wichtigkeitsbeurteilungen gering, hat man es mit Null-Schwächen zu tun, die das Leistungsbild einer Praxis kurzfristig kaum beeinflussen und deshalb erst mittelfristig verändert werden müssen. Analog ergeben sich aus dem Zusam-

Marketinghilfe 8.3: Muster für einen eindimensionalen Zuweiserfragebogen

Wie zufrieden sind Sie mit unserer Praxis? Fragebogen für zuweisende Ärzte
Sehr geehrte Frau Kollegin, sehr geehrter Herr Kollege, das Anliegen unserer Praxis und aller Mitarbeiter ist, die Zusammenarbeit mit Ihnen als überweisendem Arzt partnerschaftlich und effizient zu gestalten, um auf diese Weise Ihren Patienten eine bestmögliche Versorgung zu bieten. Unter dieser Zielsetzung interessiert es uns natürlich, wie Sie unsere Arbeit beurteilen. Deshalb möchten wir Sie bitten, sich zehn Minuten Zeit dafür zu nehmen, den folgenden Fragebogen auszufüllen und an uns zurückzuschicken. Bitte beantworten Sie alle Fragen, entweder durch Ankreuzen der aus Ihrer Sicht am ehesten zutreffenden Alternative oder durch eine kurze stichwortartige Schilderung. Wir danken schon jetzt für Ihre Mühe. Mit freundlichen Grüßen Praxis Dr. Muster Aus welchem Hauptgrund überweisen Sie Patienten in unsere Praxis? __________ __________ __________ Was gefällt Ihnen an der Zusammenarbeit mit uns am besten? __________ __________ __________ Was stört Sie oder worüber ärgern Sie sich? __________ __________ __________ Was sollte in unserer Praxis auf jeden Fall verbessert und/oder verändert werden? __________ __________ __________

Gibt es aus Ihrer Sicht Verbesserungsvorschläge für die Zusammenarbeit?

____

____

____

Wenn Sie unsere Praxis mit einer Schulnote beurteilen, welche Note würden Sie vergeben? Note : _____

(1 = sehr gut, 2 = gut, 3 = befriedigend, 4 = ausreichend, 5 = mangelhaft, 6 = ungenügend)

Bitte geben Sie für die folgenden Merkmale durch Ankreuzen an, wie zufrieden Sie mit der Leistung unserer Praxis waren
(1 = sehr zufrieden, 6 = sehr unzufrieden):

	1	2	3	4	5	6
Ruf der Praxis						
regionale Nähe						
Atmosphäre der Praxis						
Organisation der Abläufe						
Terminvergabe						
positive Rückmeldung durch die Patienten						
Art und Umfang des Leistungsangebotes						
apparative Ausstattung						
ärztliche Leistung (diagnostisch-therapeutisch)						
ärztliche Leistung (informativ-kommunikativ)						
Leistung der Helfer/-innen (arztunterstützend)						
Leistung der Helfer/-innen (informativ-kommunikativ)						
Zuwendung und Freundlichkeit						
Information über die Praxis allgemein						
Abstimmung von Diagnosen und Therapien						
Unterstützung der Patientenführung des zuweisenden Arztes						
Erreichbarkeit Ansprechpartner						
Rücküberweisungsbrief (Schnelligkeit der Verfügbarkeit)						
Rücküberweisungsbrief (Inhalte)						
Fortbildungsveranstaltungen						

Marketinghilfe 8.4: Muster für einen zweidimensionalen Zuweiserfragebogen

Wie zufrieden sind Sie mit unserer Praxis?
Fragebogen für zuweisende niedergelassene Ärzte

Sehr geehrter Frau Kollegin, sehr geehrter Herr Kollege,

das Anliegen unserer Praxis und aller Mitarbeiter ist, die Zusammenarbeit mit Ihnen als einweisendem Arzt partnerschaftlich und effizient zu gestalten, um Ihren Patienten eine bestmögliche Versorgung zu bieten. Unter dieser Zielsetzung interessiert es uns natürlich, wie Sie unsere Arbeit beurteilen. Deshalb möchten wir Sie bitten, sich zehn Minuten Zeit dafür zu nehmen, den folgenden Fragebogen auszufüllen und an uns zurückzuschicken. Bitte beantworten Sie alle Fragen, entweder durch Ankreuzen der aus Ihrer Sicht am ehesten zutreffenden Alternative oder durch eine kurze stichwortartige Schilderung.

Wir danken schon jetzt für Ihre Mühe.

Mit freundlichen Grüßen
Praxis Dr. Muster

Wie viele Ihrer Patienten überweisen Sie durchschnittlich pro Monat in unsere Praxis?

ca. _____ Patienten

Aus welchem Hauptgrund überweisen Sie Patienten in unsere Praxis?

___

___

___

Was gefällt Ihnen an der Zusammenarbeit mit uns am besten?

___

___

___

Was stört Sie oder worüber ärgern Sie sich?

___

___

___

Gibt es aus Ihrer Sicht Verbesserungsvorschläge für die Zusammenarbeit?

____

____

____

Wenn Sie unsere Praxis mit einer Schulnote beurteilen, welche Note würden Sie vergeben? Note: ____
(1 = sehr gut, 2 = gut, 3 = befriedigend, 4 = ausreichend, 5 = mangelhaft, 6 = ungenügend)

Bitte geben Sie für die folgenden Merkmale in der Rubrik „Wichtigkeit" an, wie groß deren jeweilige Bedeutung für Sie grundsätzlich im Hinblick auf eine Überweisungsentscheidung ist, und vermerken Sie jeweils zusätzlich in der zweiten Rubrik „Zufriedenheit", wie Sie das entsprechende Merkmal unserer Praxis bewerten, entweder aufgrund eigener Kenntnis oder durch Schilderungen Ihrer Patienten:

	Wichtigkeit für Ihre Überweisungsentscheidung generell				**Zufriedenheit mit der Leistung unserer Praxis**			
	sehr wichtig	wichtig	unwichtig	vollkommen unwichtig	sehr zufrieden	zufrieden	unzufrieden	sehr unzufrieden
Praxisprofil								
Ruf der Praxis								
regionale Nähe								
Atmosphäre der Praxis								
Organisation der Abläufe								
Terminvergabe								
positive Rückmeldung durch die Patienten								
Praxisleistung								
Art und Umfang des Leistungsangebotes								
apparative Ausstattung								

	Wichtigkeit für Ihre Überweisungsentscheidung generell				**Zufriedenheit mit der Leistung unserer Praxis**			
	sehr wichtig	wichtig	unwichtig	vollkommen unwichtig	sehr zufrieden	zufrieden	unzufrieden	sehr unzufrieden
ärztliche Leistung (diagnostisch-therapeutisch)								
ärztliche Leistung (informativ-kommunikativ)								
Leistung der Helfer/-innen (arztunterstützend)								
Leistung der Helfer/-innen (informativ-kommunikativ)								
Zuwendung und Freundlichkeit								
Kooperation								
Information über die Praxis allgemein								
Abstimmung von Diagnosen und Therapien								
Unterstützung der Patientenführung des zuweisenden Arztes								
Erreichbarkeit Ansprechpartner								
Rücküberweisungsbrief (Schnelligkeit der Verfügbarkeit)								
Rücküberweisungsbrief (Inhalt)								
Fortbildungsveranstaltungen								

menfall hoher Wichtigkeits- und Zufriedenheitswerte die Kern-Stärken und aus der Kombination hoher Zufriedenheit und geringer Wichtigkeit die Null-Stärken der Praxisarbeit.

Schritt 5: Verschicken Sie die Fragebögen nebst Anschreiben und Rückumschlägen an Ihre Zielgruppe.

Schritt 6: Erfassen Sie die eingehenden Fragebögen. Alle Angeschriebenen, die bis zum Stichtag keinen ausgefüllten Bogen zurückgeschickt haben, lassen Sie durch Ihre Mitarbeiter anrufen und an die Rücksendung erinnern.

Wenn Sie eine **eindimensionale Skalierung** verwenden, gehen Sie bei der Auswertung (vgl. Marketinghilfe 8.5) wie folgt vor:

- Tragen Sie in der Zeile „Praxis-Schulnote" in den einzelnen Spalten die Häufigkeit der jeweiligen Note ein, multiplizieren Sie diesen Häufigkeitswert mit der zugehörigen Note und teilen Sie die Summe durch die Anzahl der Fragebögen. Tragen Sie den Notendurchschnittswert in die entsprechende Spaltenzelle ein.
- Verfahren Sie nach dem gleichen Muster mit den einzelnen Leistungsmerkmalen.
- Bestimmte Leistungsmerkmale sind zu Merkmalsgruppen zusammengefasst (z. B. Praxisprofil). Berechnen Sie aus den Durchschnittsnoten der Merkmale einer Gruppe zusätzlich den Gruppendurchschnitt.
- Ermitteln Sie zum Abschluss aus den Gruppendurchschnittsnoten den Durchschnitt und tragen Sie diesen Wert in die entsprechende Zelle der Spalte „Gesamtzufriedenheitsnote" ein.
- Beachten Sie bei der Interpretation der Gesamtzufriedenheitsnote, dass der Wert als Ausdruck des qualitativen Praxiserfolgs Rückschlüsse auf das Zuweiserbindungspotenzial zulässt: Ab einem Wert von 3,1 (Basis: Schulnotenskalierung) steigt die Gefahr des Zuweiserverlustes aufgrund von Unzufriedenheit überproportional an!
- Erstellen Sie aus den vier qualitativen Analyserubriken des Zuweiserfragebogens („Aus welchem Hauptgrund überweisen Sie Patienten in unsere Praxis?", „Was gefällt Ihnen an der Zusammenarbeit mit uns am besten?", „Was stört Sie oder worüber ärgern Sie sich?" und „Gibt es aus Ihrer Sicht Verbesserungsvorschläge für die Zusammenarbeit?") Listen gemäß Marketinghilfen 8.6 bis 8.9. Gehen Sie zu diesem Zweck

Marketinghilfe 8.5: Auswertungsschema für eine eindimensionale Zuweiserbefragung

		Notenhäufigkeit						Durchschnitt	Arzt		Durchschnitt Team
		1	2	3	4	5	6		Strategie	Einschätzung	
Praxis-Schulnote											
Praxisprofil	Ruf der Praxis										
	regionale Nähe										
	Atmosphäre der Praxis										
	Organisation der Abläufe										
	Terminvergabe										
	positive Rückmeldung durch die Patienten										
	Praxisprofil gesamt										
Praxisleistung	Art und Umfang des Leistungsangebotes										
	apparative Ausstattung										
	ärztliche Leistung (diagnostisch-therapeutisch)										
	ärztliche Leistung (informativ-kommunikativ)										
	Leistung der Helfer/-innen (arztunterstützend)										
	Leistung der Helfer/-innen (informativ-kommunikativ)										
	Zuwendung und Freundlichkeit										
	Praxisleistung gesamt										

Kooperation	Information über die Praxis allgemein										
	Abstimmung von Diagnosen und Therapien										
	Unterstützung der Patientenführung des zuweisenden Arztes										
	Erreichbarkeit Ansprechpartner										
	Rücküberweisungsbrief (Schnelligkeit der Verfügbarkeit)										
	Rücküberweisungsbrief (Inhalt)										
	Fortbildungsveranstaltungen										
	Kooperation gesamt										
Gesamtzufriedenheitsnote											

Marketinghilfe 8.6: Auswertungsformular zu den Hauptgründen für die Zuweisungsentscheidung

Hauptgründe für die Zuweisungsentscheidung		
Grund	**Anzahl**	**Priorität**

Marketinghilfe 8.7: Auswertungsformular Praxis-Stärken aus Zuweisersicht

Was gefällt Ihnen an der Zusammenarbeit mit uns am besten?		
Argument	**Anzahl**	**Priorität**

Marketinghilfe 8.8: Auswertungsformular Praxis-Schwächen aus Zuweisersicht

Was stört Sie oder worüber ärgern Sie sich?		
Argument	**Anzahl**	**Priorität**

Marketinghilfe 8.9: Auswertungsformular zu den Verbesserungen aus Zuweisersicht

Gibt es aus Ihrer Sicht Verbesserungsvorschläge für die Zusammenarbeit?		
Argument	**Anzahl**	**Priorität**

die Fragebögen einzeln durch und tragen Sie in die Spalte „Argument" die zugehörigen Aussagen ein. Erfassen Sie mittels Strichliste die Häufigkeit der einzelnen Argumente und versehen Sie zum Abschluss die Punkte der Listen mit einer Priorität, die sich aus der Häufigkeit ableitet. Das am häufigsten genannte Argument erhält die Priorität „1", das zweithäufigste die „2" etc. Auf diese Weise erhalten Sie eine Sortierung nach der Wichtigkeit.

Wenn Sie eine **zweidimensionale Skalierung** verwenden, gestaltet sich Ihre Auswertung (vgl. Marketinghilfen 8.10 und 8.11) wie folgt:

- Berechnen Sie zunächst die durchschnittliche Zuweisungsquote. Summieren Sie zu diesem Zweck die Angaben der Fragebögen, wie viele Patienten durchschnittlich pro Monat zugewiesen werden, und dividieren Sie diese durch die Anzahl der Reagenten (d. h. der zurückgesendeten Bögen).
- Suchen Sie dann die Praxis mit der höchsten absoluten Anzahl an Zuweisungen und die mit der niedrigsten Anzahl heraus. Teilen Sie die sich ergebende Spannweite in drei gleiche Abschnitte, sodass Sie ein unteres, ein mittleres und ein hohes Intervall erhalten. Sortieren Sie die Fragebögen nach den Angaben der Zuweisungen und ordnen Sie diese den Intervallen zu. Tragen Sie anschließend stichwortartig die Antworten auf die Fragen „Aus welchem Hauptgrund überweisen Sie Patienten in unsere Praxis?" sowie die Angaben zu Stärken, Schwächen und Verbesserungswünschen in die zugehörigen Intervalle von Marketinghilfe 8.12 ein und führen Sie eine qualitative Auswertung durch, indem Sie Gemeinsamkeiten oder Unterschiede identifizieren. Sie liefern Ihnen wichtige Ansatzpunkte für Ihre Marketingarbeit.
- Zählen Sie dann die zweite Seite der Fragebögen aus, indem Sie in den Marketinghilfen 8.10 und 8.11 in den Spalten (1), (3), (5) und (7) per Strichliste das Auftreten der Bewertungen je Merkmal dokumentieren.
- Haben Sie alle Bögen erfasst, zählen Sie die Anzahl der Nennungen je Merkmal und Beurteilung durch und multiplizieren den Summenwert mit dem Gewichtungswert in den Nebenspalten (2), (4), (6) und (8).

Marketinghilfe 8.10: Auswertungsschema für die Dimension „Wichtigkeit" einer zweidimensionalen Zuweiserbefragung

Merkmal	sehr wichtig		wichtig		unwichtig		sehr unwichtig		Ergebnis
	(1) Anzahl	(2) Anzahl **x 2**	(3) Anzahl	(4) Anzahl **x 1**	(5) Anzahl	(6) Anzahl **x (-1)**	(7) Anzahl	(8) Anzahl **x (-2)**	(2)+(4)+(6)+(8) (1)+(3)+(5)+(7)

Marketinghilfe 8.11: Auswertungsschema für die Dimension „Zufriedenheit" einer zweidimensionalen Zuweiserbefragung

Merkmal	sehr zufrieden		zufrieden		unzufrieden		sehr unzufrieden		Ergebnis
	(1) Anzahl	(2) Anzahl **x 2**	(3) Anzahl	(4) Anzahl **x 1**	(5) Anzahl	(6) Anzahl **x (-1)**	(7) Anzahl	(8) Anzahl **x (-2)**	(2)+(4)+(6)+(8) (1)+(3)+(5)+(7)

Marketinghilfe 8.12: Qualitative Auswertung der Zuweiserbefragung

Zuweisungs-intensität	Zuweisungs-gründe	Stärken	Schwächen	Verbesserungs-wünsche
hoch				
mittel				
niedrig				

- Anschließend ermitteln Sie für jedes Leistungsmerkmal den Durchschnittswert gemäß der in der Spalte „Ergebnis" aufgeführten Formel. Übertragen Sie die Ergebniswerte dann in Marketinghilfe 8.13 und bestimmen Sie anschließend für jedes Leistungsmerkmal seine Klassifikation.

Schritt 7: Entwickeln Sie aus den Ergebnissen einen Marketingplan zur Optimierung Ihrer Zuweiserkooperation und überarbeiten Sie falls notwendig Ihre Zuweiserklassifikation.

Schritt 8: Erstellen Sie eine schriftliche Zusammenfassung der Befragungsergebnisse und der von Ihnen geplanten Veränderungen des Zuweisermanagements (vgl. Marketinghilfe 8.14), formulieren Sie einen Begleitbrief und schicken Sie das Ganze an die Teilnehmer der Befragung (auch an diejenigen, die trotz telefonischer Erinnerung keinen Fragebogen zurückgeschickt haben).

Eine Zuweiserbefragung an sich besitzt bereits einen starken Marketingeffekt, da sich Ihre Kooperationspartner eingehender mit Ihrer Praxis beschäftigen. Sie können diesen Effekt noch verstärken, indem Sie den Bekanntheitsgrad bestimmter, in Ihrer Praxis angebotener Leistungen erfragen (vgl. Marketinghilfe 8.15, S. 261). Hieraus können Sie zudem ableiten, inwieweit und bei wem sich Ihr Leistungsangebot bereits „herumgesprochen" hat und welcher Informationsbedarf ggf. noch besteht.

Sie können das Instrument „Zuweiserbefragung" aber auch für potenzielle Zuweiser einsetzen. Hier verfolgt es das Ziel, die Erwartungen der niedergelassenen Ärzte an Ihre Praxis vorab zu erfassen. Das Befragungspaket, das an die Praxen geschickt wird, umfasst dann:

Marketinghilfe 8.13: Stärken-Schwächen-Bestimmung

Merkmal	Wichtigkeit (W)		Zufriedenheit (Z)		Klassifikation
	niedrig	hoch	niedrig	hoch	W hoch + Z hoch = Kern-Stärke W hoch + Z niedrig = Kern-Schwäche W niedrig + Z niedrig = Null-Schwäche W niedrig + Z hoch = Null-Stärke
	–2 bis 0	0 bis +2	–2 bis 0	0 bis +2	
Ruf der Praxis					
regionale Nähe					
Atmosphäre der Praxis					
Organisation der Abläufe					
Terminvergabe					
positive Rückmeldung durch die Patienten					
Art und Umfang des Leistungsangebotes					
apparative Ausstattung					
ärztliche Leistung (diagnostisch-therapeutisch)					
ärztliche Leistung (informativ-kommunikativ)					
Leistung der Helfer/-innen (arztunterstützend)					
Leistung der Helfer/-innen (informativ-kommunikativ)					
Zuwendung und Freundlichkeit					
Information über die Praxis allgemein					
Abstimmung von Diagnosen und Therapien					
Unterstützung der Patientenführung des zuweisenden Arztes					
Erreichbarkeit der Ansprechpartner					
Rücküberweisungsbrief (Schnelligkeit der Verfügbarkeit)					
Rücküberweisungsbrief (Inhalt)					
Fortbildungsveranstaltungen					

Marketinghilfe 8.14: Vorlage für einen Ergebnisbericht

Auswertung der Befragung zuweisender niedergelassener Ärzte

1. Basisdaten

Durchführungszeitraum der Befragung:

____

Anzahl der auswertbaren Fragebögen:

____

Verteilung der Fachgruppen:

____

____

Zuweisungsquote:
- durchschnittliche Quote: ____________
- höchster Wert: ____________
- niedrigster Wert: ____________

Hauptgründe der Zuweisung:

____

____

Was an der Zusammenarbeit besonders gut gefällt:

____

____

Was stört oder worüber man sich ärgert:

____

____

Verbesserungsvorschläge:

____

____

Schulnotenbeurteilung der Praxisleistung:

Noten	absolute Häufigkeit	relative Häufigkeit
1		
2		
3		
4		
5		
6		
Durchschnittsnote:		

Die Bekanntheit der Praxisangebote:				
Praxisangebote	... ist bekannt		... ist nicht bekannt	
	absolute Häufigkeit	relative Häufigkeit	absolute Häufigkeit	relative Häufigkeit
Angebot 1				
Angebot 2				
Angebot 3				
Angebot 4				
Angebot 5				

2. Die Beurteilung der Praxisleistungsmerkmale

Für jedes Leistungsmerkmal wurden jeweils dessen Wichtigkeit für Ihre Zuweisungsentscheidung sowie Ihre Zufriedenheit mit dem jeweiligen Merkmal erfragt. Hieraus haben wir folgende Größen ermittelt:

- Kern-Stärken unserer Praxisleistung: Merkmale, denen eine hohe Wichtigkeit und gleichzeitig ein hoher Zufriedenheitswert zugemessen werden
- Kern-Schwächen: Merkmale, denen eine hohe Wichtigkeit, aber gleichzeitig ein niedriger Zufriedenheitswert beigemessen werden
- Null-Stärken: Merkmale mit niedriger Wichtigkeits- und hoher Zufriedenheitsbewertung
- Null-Schwächen: Merkmale mit niedriger Wichtigkeits- und ebenfalls niedriger Zufriedenheitsbewertung

Die Kern-Stärken der Praxisleistung:

____

____

Die Kern-Schwächen der Praxisleistung:

____

____

Die Null-Stärken der Praxisleistung:

____

____

Die Null-Schwächen der Praxisleistung:

____

____

Unser Fazit der Befragungsergebnisse:

____

____

Marketinghilfe 8.15: Zuweiserfragebogen mit Werbeeffekt

Wie zufrieden sind Sie mit unserer Praxis?
Fragebogen für zuweisende niedergelassene Ärzte

Sehr geehrter Frau Kollegin, sehr geehrter Herr Kollege,

das Anliegen unserer Praxis und aller Mitarbeiter ist, die Zusammenarbeit mit Ihnen als einweisendem Arzt partnerschaftlich und effizient zu gestalten, um auf diese Weise Ihren Patienten eine bestmögliche Versorgung zu bieten. Unter dieser Zielsetzung interessiert es uns natürlich, wie Sie unsere Arbeit beurteilen. Deshalb möchten wir Sie bitten, sich zehn Minuten Zeit dafür zu nehmen, den folgenden Fragebogen auszufüllen und an uns zurückzuschicken. Bitte beantworten Sie alle Fragen, entweder durch Ankreuzen der aus Ihrer Sicht am ehesten zutreffenden Alternative oder durch eine kurze stichwortartige Schilderung.

Wir danken schon jetzt für Ihre Mühe.

Mit freundlichen Grüßen
Praxis Dr. Muster

Wie viele Ihrer Patienten überweisen Sie durchschnittlich pro Monat in unsere Praxis?
ca. ____ Patienten

Aus welchem Hauptgrund überweisen Sie Patienten in unsere Praxis?

____

____

____

Was gefällt Ihnen an der Zusammenarbeit mit uns am besten?

____

____

____

Was stört Sie oder worüber ärgern Sie sich?

____

____

____

Gibt es aus Ihrer Sicht Verbesserungsvorschläge für die Zusammenarbeit?

___

___

___

Ist Ihnen bekannt, dass unsere Praxis folgende Leistungen anbietet (bitte Zutreffendes ankreuzen):

	ist mir bekannt	ist mir bislang unbekannt
Leistung 1		
Leistung 2		
Leistung 3		
Leistung 4		
Leistung 5		

Wenn Sie unsere Praxis mit einer Schulnote beurteilen, welche Note würden Sie vergeben? Note: ____

(1 = sehr gut, 2 = gut, 3 = befriedigend, 4 = ausreichend, 5 = mangelhaft, 6 = ungenügend)

Bitte geben Sie für die folgenden Merkmale in der Rubrik „Wichtigkeit" an, wie groß deren jeweilige Bedeutung für Sie grundsätzlich im Hinblick auf eine Überweisungsentscheidung ist, und vermerken Sie jeweils zusätzlich in der zweiten Rubrik „Zufriedenheit", wie Sie das entsprechende Merkmal unserer Praxis bewerten, entweder aufgrund eigener Kenntnis oder durch Schilderungen Ihrer Patienten:

	Wichtigkeit für Ihre Überweisungsentscheidung generell				**Zufriedenheit mit der Leistung unserer Praxis**			
	sehr wichtig	wichtig	unwichtig	vollkommen unwichtig	sehr zufrieden	zufrieden	unzufrieden	sehr unzufrieden
Praxisprofil								
Ruf der Praxis								
regionale Nähe								
Atmosphäre der Praxis								
Organisation der Abläufe								
Terminvergabe								
positive Rückmeldung durch die Patienten								

	Wichtigkeit für Ihre Überweisungsentscheidung generell				**Zufriedenheit mit der Leistung unserer Praxis**			
	sehr wichtig	wichtig	unwichtig	vollkommen unwichtig	sehr zufrieden	zufrieden	unzufrieden	sehr unzufrieden
ärztliche Leistung (diagnostisch-therapeutisch)								
ärztliche Leistung (informativ-kommunikativ)								
Leistung der Helfer/-innen (arztunterstützend)								
Leistung der Helfer/-innen (informativ-kommunikativ)								
Zuwendung und Freundlichkeit								
Kooperation								
Information über die Praxis allgemein								
Abstimmung von Diagnosen und Therapien								
Unterstützung der Patientenführung des zuweisenden Arztes								
Erreichbarkeit Ansprechpartner								
Rücküberweisungsbrief (Schnelligkeit der Verfügbarkeit)								
Rücküberweisungsbrief (Inhalt)								
Fortbildungsveranstaltungen								

- ein Anschreiben, mit dem Sie sich mit Ihrer Praxis vorstellen,
- eine Zuweiserbroschüre, inhaltlich analog gestaltet zu einer Praxisbroschüre,
- den Fragebogen (vgl. Marketinghilfe 8.16) sowie
- einen Rückumschlag.

8.4 Marketinginstrumente für zuweisende Ärzte

Das Wissen über die Einschätzungen und die Zufriedenheit zuweisender Ärzte muss im zweiten Schritt auch seinen Niederschlag in konkretem Handeln finden. Die im Folgenden dargestellten Instrumente sind sowohl geeignet, identifizierte Schwächen einer Zusammenarbeit zu beseitigen als auch Stärken weiter auszubauen.

8.4.1 Veranstaltungen

Effiziente Zuweiserkooperationen basieren vor allem auf persönlichen Kontakten. Kein Instrument des Zuweisermarketings fördert speziell für mittlere und große Praxen den persönlichen Austausch so intensiv und nachhaltig wie gut vorbereitete und umgesetzte Veranstaltungen.

Tipp: Am Anfang jeder Veranstaltungsplanung steht die Frage, welche Zielgruppe erreicht werden soll und welche Ziele bei dieser verfolgt werden. Bereits an dieser Stelle werden die Weichen für den späteren Erfolg gestellt. Je präziser es Ihnen gelingt, den zu erreichenden Personenkreis festzulegen und die eigenen Intentionen zu formulieren, desto passender können die Inhalte gestaltet werden und desto größer wird auch der Nutzen für die Teilnehmer sein.

8.4.1.1 Formen

Grundsätzlich lassen sich zwei Zielgruppen für Zuweiserveranstaltungen unterscheiden:

- tatsächliche Zuweiser, die bereits Patienten zu Ihnen schicken, und
- potenzielle Zuweiser, die zwar in das Einzugsgebiet Ihrer Praxis fallen, zu denen aber bislang noch keine persönliche Beziehung besteht.

Marketinghilfe 8.16: Muster eines eindimensionalen Fragebogens für potenzielle Zuweiser

Welche Erwartungen haben Sie an uns?

Sehr geehrte Frau Kollegin, sehr geehrter Herr Kollege,

das Anliegen unserer Praxis und aller Mitarbeiter ist, die Zusammenarbeit mit zuweisenden Ärzten partnerschaftlich und effizient zu gestalten, um auf diese Weise den überwiesenen Patienten eine bestmögliche Versorgung zu bieten. Unter dieser Zielsetzung interessiert es uns natürlich, welche Erwartungen Sie an unsere Arbeit haben. Deshalb möchten wir Sie bitten, sich zehn Minuten Zeit dafür zu nehmen, den folgenden Fragebogen auszufüllen und an uns zurückzuschicken. Bitte geben Sie für die folgenden Merkmale durch Ankreuzen an, wie wichtig die einzelnen Leistungsmerkmale für Sie sind.

Wir danken schon jetzt für Ihre Mühe.

Mit freundlichen Grüßen
Praxis Dr. Muster

	sehr wichtig					vollkommen unwichtig
	1	2	3	4	5	6
Organisation der Abläufe						
Terminvergabe						
positive Rückmeldung durch die Patienten						
Art und Umfang des Leistungsangebotes						
apparative Ausstattung						
ärztliche Leistung (diagnostisch-therapeutisch)						
ärztliche Leistung (informativ-kommunikativ)						
Leistung der Helfer/-innen (arztunterstützend)						
Leistung der Helfer/-innen (informativ-kommunikativ)						
Zuwendung und Freundlichkeit						
Information über die Praxis allgemein						
Abstimmung von Diagnosen und Therapien						
Unterstützung der Patientenführung des zuweisenden Arztes						
Erreichbarkeit Ansprechpartner						
Rücküberweisungsbrief (Schnelligkeit der Verfügbarkeit)						
Rücküberweisungsbrief (Inhalt)						
Fortbildungsveranstaltungen						

Für eine professionelle Veranstaltungskonzeption kann diese Zielgruppenbildung jedoch noch weiter differenziert werden, z. B. durch eine Beachtung regionaler Konkurrenzverhältnisse. So ist es für das Klima einer Zuweiserveranstaltung – so gut sie auch vorbereitet sein mag – wenig zuträglich, Ärzte einzuladen, die durch ein ähnliches Leistungsangebot und die regionale Nähe in Konkurrenz stehen. Untersucht man Zuweiserveranstaltungen, die mit nur geringem Erfolg abgewickelt wurden, zeigt sich immer wieder, dass

- derartige Zusammenhänge zu wenig berücksichtigt wurden und
- zu wenig auf die spezifischen Anforderungen der Teilnehmer eingegangen wurde, also dass der Teilnehmerkreis zu heterogen war.

Tipp: Sie kommen schneller und besser zum Ziel, wenn Sie mehrere Veranstaltungen mit kleineren, aber homogenen Gruppen und spezifisch hierauf ausgerichteten Inhalten durchführen, als wenn Sie eine größere Zusammenkunft mittels pauschaler Einladung und allgemein gehaltener Inhalte organisieren. Es ist also sinnvoll, weiter nach Fachgruppen, Praxisschwerpunkten und/oder regionalen Kriterien zu unterteilen.

Das Instrument „Zuweiserveranstaltung" umschließt eine große Formenvielfalt, die anhand einiger Beispiele im Folgenden dargestellt ist:

Informationsveranstaltung

Inhalt:	Basisinformation über die Praxis und ihre Leistungen, über Personen und organisatorische Abläufe
Ort:	Praxis
Form:	Vorträge und Diskussion
Ziele:	*Tatsächliche Zuweiser:* anwendbar, wenn eine solche Veranstaltung bislang nicht durchgeführt wurde (Kontaktverstärkung, Imagebildung, Information) *Potenzielle Zuweiser:* klassische Veranstaltungsform zur Kontaktanbahnung durch persönliches Kennenlernen sowie zum Imageaufbau

Kooperationsveranstaltung

Inhalt:	Absprache der Details zur konkreten Zusammenarbeit
Ort:	Praxis

Form: Diskussion mit Flipchart, Visualisierungswänden o. Ä.

Ziele: *Tatsächliche Zuweiser:* Verbesserung der Organisation, Koordination von Diagnose und Therapie

Potenzielle Zuweiser: der Veranstaltungstyp ist für diese Zielgruppe nicht geeignet

Arbeitskreis

Inhalt: Zyklus aus regelmäßig durchgeführten Treffen zur Diskussion von Patientenfällen, zur Klärung von Fragen und zur Abstimmung aktueller Vorgänge

Ort: Praxis oder externer Veranstaltungsraum

Form: Kurzvorträge, Diskussion mit Flipchart, Visualisierungswänden o. Ä.

Ziele: *Tatsächliche Zuweiser:* Bindung der Zuweiser, kontinuierliche Verbesserung der Zusammenarbeit

Potenzielle Zuweiser: der Veranstaltungstyp ist für diese Zielgruppe nicht geeignet

Tag der offenen Tür

Inhalt: Vor-Ort-Informationen über die Praxis, ihre Leistungen, Personen und Abläufe

Ort: Praxis

Form: Kurzvorträge, Führungen, Demonstrationen, Diskussionen

Ziele: *Tatsächliche Zuweiser:* Bindung der Zuweiser, kontinuierliche Verbesserung der Zusammenarbeit

Potenzielle Zuweiser: Möglichkeit, eine große Anzahl potenzieller Zuweiser für die Praxis zu interessieren, Kontaktanbahnung

Stammtisch

Inhalt: Informelles Treffen zum Meinungsaustausch und zur Besprechung aktueller Themen und Vorgänge

Ort: Externer Veranstaltungsraum

Form: Persönliches Gespräch

Ziele: *Tatsächliche Zuweiser*: besonders für A-Zuweiser geeignet, Verstärkung der persönlichen Bindung, Informationsgewinnung, Lösung von Problemen auf dem kleinen Dienstweg
Potenzielle Zuweiser: Veranstaltungstyp ist für diese Zielgruppe nicht geeignet

Fachtagung

Inhalt: Bearbeitung medizinisch-wissenschaftlicher Fachthemen, überregional ausgerichtet
Ort: Externer Veranstaltungsraum, Krankenhaus
Form: Vorträge, Diskussionen, Arbeitsgruppen
Ziele: *Tatsächliche Zuweiser:* Demonstration der Kompetenz, Image- und Vertrauensbildung
Potenzielle Zuweiser: Kontaktanbahnung, Demonstration der Kompetenz, Image- und Vertrauensbildung

Fortbildungsveranstaltung

Inhalt: Wissensvermittlung zu ausgewählten medizinisch-wissenschaftlichen Themen, regional ausgerichtet
Ort: Praxis oder externer Veranstaltungsraum
Form: Vorträge, Diskussion
Ziele: *Tatsächliche Zuweiser*: Serviceangebot, Image- und Vertrauensbildung
Potenzielle Zuweiser: Kontaktanbahnung, Demonstration der Kompetenz, Image- und Vertrauensbildung

8.4.1.2 Budget

Der budgetäre Rahmen beinhaltet nicht nur die zur Durchführung notwendigen Geldmittel, sondern auch die Arbeitszeit der Personen, die in die Vorbereitung und Nachbearbeitung involviert sind. Die benötigten Finanzmittel sind umso geringer, je mehr Sie auf die Bordmittel Ihrer Praxis, d. h. Räume, Präsentationsgeräte etc., zurückgreifen können.

Oft zu wenig beachtet werden die sogenannten Veranstaltungsnebenkosten. Hierzu zählen die Ausgaben für Porto und Druck. Hierzu ein Beispiel: Um eine Informationsveranstaltung mit 150 bis 180 Teilnehmern durchzuführen, ist es notwendig, ungefähr 300 Ärzte anzuschreiben. Für die schriftliche Einladung, die aus einem Anschreiben und einem Programm besteht, sind etwa 330 Euro Portokosten und ca. 150 Euro Druckkosten einzuplanen. Hier gibt es allerdings Direktwerbetechniken, auf die noch eingegangen wird (vgl. Kap. 8.4.1.4) und die helfen, diesen Kostenblock zu reduzieren. Werden externe Referenten eingeladen, sind Honorar- und Reisekosten zu berücksichtigen.

8.4.1.3 Terminauswahl

So wichtig wie die Inhalte der Veranstaltungen ist auch die Wahl des richtigen Termins. Achten Sie hierbei auf Ferienzeiten, Sportereignisse, spektakuläre Fernsehereignisse oder wichtige Daten, die für Ihre Zielpersonen von Bedeutung sind (z. B. Veranstaltungen der Ärztekammer). Unbedingt berücksichtigt werden muss auch, dass der Mittwochnachmittag für niedergelassene Ärzte nach wie vor ein umfangreiches Veranstaltungsangebot bietet.

8.4.1.4 Einladung

Die Einladung ist das entscheidende Element in der Kommunikationskette zwischen Ihrer Praxis und den einzuladenden niedergelassenen Ärzten. Ihr Inhalt und ihre Form müssen überzeugend wirken, Interesse wecken und aktivierend eine Teilnahmebereitschaft bewirken. Bereits bei der schriftlichen Einladung sollte das persönliche Kennenlernen in den Vordergrund gestellt werden, ergänzt um Aspekte wie

- die Verbesserung der Zusammenarbeit zum Wohl der gemeinsamen Patienten,
- die Qualitätssicherung der medizinischen Versorgung oder auch
- die Sicherstellung der Wirtschaftlichkeit bei allen Kooperationspartnern.

Vor allem kommt es auf einen rechtzeitigen Versand der Einladungen an: weder zu früh, da die Veranstaltung dann leicht in Vergessenheit geraten kann und zumindest ein zusätzlicher Erinnerungskontakt anfällt, noch zu spät, da niedergelassene Ärzte einen vollen Terminkalender haben und bei kurzfristigen Einladungen nur eingeschränkt flexibel sind. Ideal ist ein Versand ungefähr sechs bis acht Wochen vor der Veranstaltung.

Eine gute Einladung zeichnet sich durch verschiedene Bestandteile aus: Ihr wirkungsvoller Einladungsauftritt beginnt mit einem professionellen Adressmanagement. Hierzu gehört nicht nur, dass die Anschriften aller einzuladenden Teilnehmer aktuell, sondern auch dass sie korrekt geschrieben sind. Diese Anforderung klingt zunächst banal, der Verstoß gegen diese Regel gehört aber zu den häufigsten Fehlern, die bei Einladungen begangen werden. Die folgenden Negativ-Beispiele, nach deren Muster komplette Aussendungen zur Einladung niedergelassener Ärzte umgesetzt wurden, verdeutlichen dies:

Tabelle 8.1: Korrekte und falsche Adressierung

Originalanschrift		
Herrn Dr. med. Klaus Schneider Holunderweg 6 44879 Wickelberg		
Negativ-Beispiel 1	Negativ-Beispiel 2	Negativ-Beispiel 3
HERRN DR. Schneider Holunderweg 6 44879 Wickelberg	Herrn Dr. med. Schneider Holunderweg 6 44879 Wickelberg	Herrn Dr. med. Klaus Schneider Holunderweg 6 44879 Wickelberg

Ein Grund für die Fehlerhaftigkeit ist, dass die Praxis-EDV in vielen Fällen nicht direktwerbetauglich ist. Wenn Ihr System nur über rudimentäre Exportfunktionen verfügt und keine eigene Datenbank zur Verfügung steht, ist zunächst ein PC-basierter, adäquater Adressenpool einzurichten, der für die Erstellung von Serienbriefen verwendet werden kann. Steht in Ihrer Praxis hierfür keine Kapazität zur Verfügung, kann diese Arbeit auch durch Schreibbüros, Aushilfen oder Studenten kostengünstig ausgeführt werden.

Planen Sie, regelmäßig Veranstaltungen durchzuführen, sollten Sie sogar eine eigene Zuweiserdatei anlegen. Darin können Sie nicht nur die Anschriften erfassen, sondern auch die Teilnahme der Ärzte an den verschiedenen angebotenen Leistungen und andere relevante Informationen (z. B. in der Praxis vorhandene Geräte, Leistungsschwerpunkte) dokumentieren. Über regelmäßige Auswertungen können Sie dann beispielsweise Personen, die häufig reagieren, von solchen, die nicht reagieren, unterscheiden oder Ärzte mit gleichen Schwerpunkten identifizieren, um für diese passende Angebote zu entwickeln.

Eine weitere Grundvoraussetzung für eine ansprechende Einladung ist die Verwendung der Vornamen der einzuladenden Ärzte. Fehlen diese, wird die Einladung von den Empfängern wie ein normaler Werbebrief mit entsprechend geringerer Aufmerksamkeit behandelt. Weiter zu beachten ist bei Doppelpraxen oder Praxisgemeinschaften, dass jeder Arzt eine eigene Einladung erhält.

Über den Adresszusatz „Persönlich" gelingt es, zusätzliche Aufmerksamkeit zu wecken. Zudem ist garantiert, dass auch der Adressat selbst die Einladung erhält und sie nicht im „Filter Arzthelfer" hängen bleibt.

Der Erfolg der Einladung hängt, neben den formalen Bedingungen, auch davon ab, wie sehr ihr Inhalt auf den Empfänger und seine Bedürfnisse abgestimmt sind. 90 % aller Einladungsbriefe zu Praxisveranstaltungen werden aus der Sicht des Einladenden geschrieben, ohne dass die Interessen der Adressaten explizit Berücksichtigung finden. Die folgenden Beispiele in Tabelle 8.2 zeigen in der linken Spalte Redewendungen, die üblicherweise in Einladungsschreiben verwendet werden, neben optimierten Formulierungen mit direkter Ansprache in der Spalte rechts:

Tabelle 8.2: Formulierungen in Einladungsbriefen

Gängige Formulierung	Optimierte Formulierung
„... stellen wir Ihnen unsere Praxis vor ..."	„... haben Sie die Möglichkeit, sich detailliert über unsere Praxis zu informieren ..."
„... hören Sie einen Vortrag zum Thema ..."	„... möchten wir das Thema ... aus der Sicht von Theorie und Praxis beleuchten ..."
„... wollen wir die Zusammenarbeit verbessern ..."	„... möchten wir mit Ihnen nach Ansätzen suchen, die Versorgung unserer gemeinsamen Patienten zu verbessern ..."
„... werden auch unsere Mitarbeiter anwesend sein ..."	„... haben Sie Gelegenheit, unsere Mitarbeiter kennenzulernen und mit ihnen zu diskutieren ..."

Neben der Angabe von Datum, Ort, Anfangs- und geplanter Endzeit sowie einer Raumbeschreibung sollte auch nicht die Angabe eines Ansprechpartners für organisatorische und inhaltliche Rückfragen vergessen werden. Dieser muss dann aber auch erreichbar sein und kompetent Auskunft geben können. Häufig erreichen aber niedergelassene Ärzte, die zusätzliche Informationen benötigen, Ansprechpartner, die nur teilweise informiert sind, z. B. „Das kann ich Ihnen jetzt auch nicht so genau sagen, rufen Sie doch in einer Stunde noch einmal an, dann ist Frau Dr. X hier, die kann Ihnen Auskunft geben". In solchen Situationen sollte zumindest die Telefonnummer des Anrufers erbeten und ein späterer Rückruf angekündigt werden.

Werden ortsfremde Teilnehmer erwartet, ist es hilfreich, einen Lageplan der Praxis mit Aufführung der Hauptverkehrswege, Parkmöglichkeiten sowie die Nennung öffentlicher Verkehrsmittel dazuzulegen.

Die Einladung umfasst auch das vorgesehene Programm. Häufig wird es als gedruckte Programmvorschau dem Anschreiben beigefügt. Doch hierbei ist Vorsicht geboten: Je edler das Programm gestaltet wird, desto stärker ist in der Regel auch das verwendete Papier. Zusammen mit dem Begleitbrief, dem Umschlag und einem Rückantwortumschlag hat schon manche Aussendung wegen ihres vorher nicht berücksichtigten Versandgewichtes den Budgetrahmen gesprengt.

Es muss aber nicht immer ein gedruckter Prospekt sein, um zu beeindrucken. Oftmals genügt auch, in Abhängigkeit vom Anlass, ein Laserdrucker-Ausdruck mit einer ansprechenden typografischen Gestaltung. Generell gilt: Bei Veranstaltungen von überregionaler Bedeutung sollte ein Programmheft gedruckt werden, regional relevante Treffen kommen mit einfacheren Hilfsmitteln aus.

Auf jeden Fall ist für Sie eine Rückantwort bis zu einem fixierten Zeitpunkt unerlässlich („Hiermit bestätige ich verbindlich meine Teilnahme an der Veranstaltung am ..."), um überhaupt planen zu können. Aufgenommen werden sollte unbedingt die Formulierung „Ich kann leider nicht kommen. Bitte merken Sie mich aber für die nächste Veranstaltung vor".

Bei gedruckten Programmen wird die Rückantwort in der Regel in Form einer Postkarte angeboten. Wählt man diesen Weg, ist der Vermerk „Porto zahlt Empfänger" zwingend notwendig. Gleichzeitig müssen diese zusätzlichen Kosten im Budget berücksichtigt werden. Eine Rückantwort per Fax bietet gleich mehrere Vorteile: Sie ist bei niedergelassenen Ärzten akzeptiert, man erhält ein sehr schnelles Feedback und es entstehen keine Kosten. So kann man beispielsweise die Rückantwort auf die Rückseite des Programms drucken und dem Anschreiben beifügen.

Als ein besonders effektiver und kooperationsfördernder Ansatz hat sich bewährt, die Veranstaltungseinladung – ganz besonders, wenn es sich um eine Ersteinladung tatsächlicher Zuweiser handelt – mit einer Befragung zur Zuweiserzufriedenheit mit der Praxisleistung zu verbinden. Die Ergebnisse können dann in die Veranstaltung einfließen, was am besten auch den Teilnehmern gegenüber bereits im Anschreiben so dargestellt wird. Gleich mehrere Gründe sprechen für diese zusätzliche Aktion:

- Man erhält zunächst für sich selbst ein klares Bild der eigenen Stärken und Schwächen aus Sicht der zuweisenden niedergelassenen Ärzte und kann die Veranstaltungsinhalte darauf abstellen.
- Die Rücklaufquote der Befragung wird – gegenüber einer isoliert durchgeführten Aktion – deutlich gesteigert.
- Den eingeladenen Ärzten gegenüber wird die Ernsthaftigkeit des Kooperationsansatzes unterstrichen.
- Anlässlich der Veranstaltung können konkrete, über die Befragungsergebnisse ermittelte Optimierungsansätze mit den zuweisenden Ärzten besprochen und umgesetzt werden.

Veranstaltungen sind ein guter Anlass für gezielte Pressearbeit. Plant man ein größeres Ereignis (z. B. eine Fachtagung oder einen Tag der offenen Tür), werden die Journalisten, z. B. der regionalen Zeitungen, am besten gleich mit eingeladen. Findet die Veranstaltung in kleinerem Kreis statt, informiert man die zuständigen Medien mithilfe einer Pressenotiz.

8.4.1.5 Organisation

Das A und O einer gelungenen Veranstaltung ist die Wahl des geeigneten Raums. Folgende Hinweise helfen Ihnen, einen veranstaltungsgerechten Raum außerhalb Ihrer Praxis auszuwählen:

- Der Veranstaltungsraum sollte, der Teilnehmerzahl angemessen, groß sein, ohne Winkel und Säulen und möglichst hell. Fenster, die den

Raum mit ausreichend Tageslicht versorgen, bewirken zudem eine freundliche Atmosphäre.
- Die Stühle sollten schmal und leicht zu bewegen sein. Es ist von Vorteil, wenn sich ein beweglicher Garderobenständer im Raum befindet. Neben den Tischen für ein ggf. geplantes Erfrischungsbuffet ist an einen Papierkorb zu denken.
- Der Raum sollte möglichst entfernt von Lärmquellen sein (Küche, Eingänge, auch belebte Straßen etc.).
- Als Erfrischungen reichen Kaffee und Tee in Thermoskannen aus, ergänzt durch Kaltgetränke wie Mineralwasser und Orangensaft. Sie sollten grundsätzlich im Tagungsraum selbst stehen. So hat jeder die Möglichkeit, sich auch während der Veranstaltung zu bedienen.
- Oft kommen teilnehmende Ärzte direkt aus ihren Praxen zur Veranstaltung, ohne vorher gegessen zu haben. Deshalb empfiehlt es sich, kurz vor dem offiziellen Veranstaltungsbeginn eine Stärkung für den größten Hunger bereitzustellen, die möglichst im Stehen eingenommen werden kann.
- Hinzu kommen Tassen und Gläser in ausreichender Anzahl (mindestens jeweils doppelt so viele wie die erwartete Personenzahl).

Folgende Punkte müssen zusätzlich bedacht werden:
- Schildern Sie den Veranstaltungsraum deutlich aus und informieren Sie die Personen an zentralen Anlaufstellen (Empfang, Auskunft) über die Veranstaltung.
- Denken Sie an Nachzügler. Um diese möglichst störungsfrei in den Ablauf der Veranstaltung zu integrieren, sollte jemand vor dem Veranstaltungsraum bereitstehen, die Ärzte empfangen und ihnen bei der Suche nach einem Platz behilflich sein.
- Legen Sie für die Beamer Verlängerungskabel oder anderes ggf. benötigtes Zusatzmaterial bereit. Nichts stört eine Veranstaltung mehr als die plötzlich einsetzende Suche nach Ersatzteilen (die dann aufgrund der Hektik auch nicht gefunden werden).

- Legen Sie am Eingang eine Teilnehmerliste (bei Veranstaltungen mit Zuweisern, die man nicht oder nicht gut kennt) aus und bitten Sie die Ärzte, sich dort (leserlich!) einzutragen, damit ihnen später die Unterlagen zugeschickt werden können.

Was sagen wir unseren Zuweisern? Wie stellen wir uns am besten dar? Ein kurzes, praxisinternes Brainstorming zu diesem Thema liefert in der Regel eine Fülle von Vorschlägen, die bezüglich der angestrebten Ziele anschließend priorisiert werden müssen. Ist dies geschehen, müssen Sie sich Gedanken über die Aufbereitung der Inhalte und die hierfür benötigte Zeit machen. Berücksichtigen Sie hierbei folgende Grundsätze:

- Die Art der Veranstaltungsdurchführung bestimmt ganz wesentlich das Bild, das die Teilnehmer über Ihre Praxis erhalten. Werden sie mit einer Folge von Frontalvorträgen ohne Rückfrage- und Diskussionsmöglichkeit konfrontiert, wird dies negativ in Bezug auf die Ausgestaltung der Zusammenarbeit wahrgenommen. Haben die Teilnehmer die Möglichkeit der Kommunikation – und dies ist sicherlich eines der Hauptziele – wirkt sich dies positiv auf die Atmosphäre der Zusammenarbeit aus, da Dialogbereitschaft signalisiert wird. Planen Sie deshalb nach jedem (möglichst kurzen) Vortrag und jeder (möglichst interessanten) Präsentation eine Diskussion mit den Veranstaltungsteilnehmern ein und stimulieren Sie diese zu Beginn eines Vortrags. So kann man nicht nur systematisch die unmittelbar vortragsbezogenen Fragen klären, sondern gleichzeitig die Teilnehmer immer wieder aktivieren.
- Versuchen Sie, einen Veranstaltungsort und eine Präsentationstechnik zu finden, bei der der Raum möglichst nicht vollständig abgedunkelt werden muss, um die bekannten Einschlafeffekte zu vermeiden.
- Überfrachten Sie Ihre Präsentationsunterlagen nicht mit Informationen, sondern fixieren Sie stichwortartig nur die zentralen Aussagen, die in freien Erläuterungen näher erklärt werden.
- Verwenden Sie in allen Präsentationsunterlagen einen einheitlichen visuellen Auftritt (Corporate Identity), z. B. das Logo Ihrer Praxis sowie eine durchgängige Farb- und Typografiegestaltung.

Für den Ablauf der Veranstaltung gilt:

- Stoppen Sie Vielredner, indem Sie deren Wortbeitrag den übrigen Teilnehmern zur Diskussion stellen. Auf diese Weise ergibt sich automatisch eine Reglementierung durch die Gruppe.
- Halten Sie ein Flipchart oder Visualisierungswände bereit, um Diskussionsergebnisse zu protokollieren.
- Lassen Sie die Teilnehmer häufig zu Wort kommen, aber behalten Sie den „roten Faden in der Hand". Grundsätzlich gilt: Eine gute Diskussion ersetzt mehrere Vorträge.
- Regeln Sie gleich zu Beginn der Veranstaltung, ob im Veranstaltungsraum geraucht werden darf. Ist dies nicht der Fall, sollten Raucherpausen eingeplant werden.
- Achten Sie auf den Zeitrahmen. Sollte aufgrund intensiver Diskussionen für das eine oder andere Thema nicht mehr genügend Zeit zur Verfügung stehen, klären Sie über eine Rückfrage an die Teilnehmer, ob die Veranstaltung verlängert werden soll oder ob man die Diskussion auf ein zweites Treffen verschieben soll.

Zu einer professionellen Veranstaltung gehört natürlich auch eine Nachbearbeitung, meist in schriftlicher Form. Je nach Veranstaltungstyp kann sie aus der Übersendung von Kopien der vorgestellten Folien oder Dias (bei einer Informationsveranstaltung) oder eines Protokolls der Ergebnisse (bei einem Arbeitskreis), ergänzt durch ein persönliches Schreiben von Ihnen, bestehen.

Marketinghilfe 8.17 fasst in Form eines Ablaufplans zusammen, welche zeitlichen Parameter Sie bei der Planung von Veranstaltungen berücksichtigen müssen.

8.4.2 Zuweiserbroschüre

Die Zuweiserbroschüre gehört für Spezialpraxen zur Marketing-Grundausstattung einer Arztpraxis. Sie ist unter Kosten-Nutzen-Gesichtspunkten ein ideales Medium der Praxispräsentation. In anderen Branchen wird sie als Image- oder Firmenbroschüre bezeichnet. Mit ihrer Hilfe können zuweisende Ärzte – vor allem in der Aufbauphase von Kontakten – schnell und umfassend über alle für sie interessanten Aspekte einer Praxis informiert werden. Damit

Marketinghilfe 8.17: Ablaufplan Zuweiserveranstaltung

Zeitachse	Aktion	Details
16 Wochen vorher	Festlegung von Zielen	☐ Sicherung, Aufbau, Ausbau der Zuweisungsintensität ☐ Imageaufbau, -ausbau ☐ Kontaktanbahnung, -intensivierung ☐ Kooperationsförderung ☐ Information etc.
	Zielgruppen	☐ tatsächliche/potenzielle Zuweiser
	Inhalte	
	Veranstaltungstyp	☐ Informationsveranstaltung ☐ Kooperationsveranstaltung ☐ Arbeitskreis ☐ Tag der offenen Tür ☐ Stammtisch ☐ Fachtagung, Kongress, Symposium ☐ Fortbildungsveranstaltung
	Budget	☐ Kosten für Raum, Geräte etc. ☐ Nebenkosten (Porto, Druck etc.) ☐ Honorare, Reisekosten ☐ Arbeitszeit
	Termin	Ferienzeit, Sportereignisse, Fachtagungen etc. berücksichtigen
13 Wochen vorher	Entwurf, Einladungsschreiben, Programm Zusatzaktionen, Informationsmaterial (Anreiseskizze o. Ä.), Bereitstellung der Adressen	☐ Zusatzaktionen ☐ Zuweiserbefragung ☐ Pressearbeit
11 Wochen vorher	Druckauftrag des Programms, ggf. Fragebogen	
9 Wochen vorher	Schreiben der Einladungsbriefe, ggf. auch an die Presse und externe Referenten	
8 Wochen vorher	Versand der Einladungen, ggf. Versand einer Presseinformation	
1 Woche vorher	ggf. Erinnerungstelefonate mit der Presse, Referenten, wichtigen Teilnehmern	
Veranstaltung	Veranstaltungsdurchführung	☐ Raumkontrolle ☐ Ausschilderung ☐ Information Pforte
1 Tag später	ggf. Versand der Pressenachricht	
1 Woche später	Versand der Nachbearbeitungsunterlagen	☐ Folienkopien ☐ Protokoll

entspricht der Arzt nicht nur den Erwartungen zuweisender Ärzte, sondern erleichtert auch sich und seinen Mitarbeitern die Arbeit, da viele Details nicht mehr – immer wieder neu – im direkten Gespräch erklärt werden müssen.

Darüber hinaus ermöglicht eine solche Broschüre, in zulässigem Rahmen Marketing und Imagewerbung für das Dienstleistungsunternehmen Arztpraxis zu betreiben. So kann eine Praxis mithilfe von Bildern (Arzt, Mitarbeiter, Geräte, Räume etc.) und Beschreibungen („Unsere Praxisphilosophie", „Was Sie von uns erwarten können") vorgestellt und hierdurch eine positive Grundstimmung bei den Zuweisern erzeugt werden. Insgesamt gilt: Kein Marketinginstrument besitzt in Bezug auf die Zielgruppe „niedergelassene Ärzte" unter dem Kriterium einer positiven Kosten-Nutzen-Relation eine solche Vielzahl legaler (!) Möglichkeiten, zuweisende Ärzte über die eigene Praxis zu informieren und Imagebildung für die Dienstleistung „Arztpraxis" zu betreiben wie die Zuweiserbroschüre. Marketinghilfe 8.18 zeigt, aus welchen inhaltlichen Bausteinen eine Zuweiserbroschüre bestehen sollte. Eine Zuweiserbroschüre entwickeln Sie in drei Arbeitsschritten:

Schritt 1: Konzeption (Festlegung der Inhalte). Zunächst ist festzulegen, was zuweisende Ärzte über die Praxis und ihre Arbeit erfahren sollen (Inhalte). Hierzu zählen sicherlich organisatorische Dinge, aber darüber hinaus eben auch die Aspekte der Leistungsphilosophie. Unter Verwendung der folgenden Checkliste können die Inhalte eingegrenzt werden.

1. Art der Praxis
   - 1.1 Einzelpraxis
   - 1.2 Gemeinschaftspraxis
   - 1.3 Praxisgemeinschaft
   - 1.4 sonstige Form
2. Adresse der Praxis
   - 2.1 Straße
   - 2.2 PLZ
   - 2.3 Ort
   - 2.4 Gibt es Besonderheiten (Eingang in Toreinfahrt o. Ä.)?

Marketinghilfe 8.18: Inhalte einer Zuweiserbroschüre

Gliederungspunkt	Inhalt	Zielsetzung
Einleitung	Darstellung des Zwecks der Broschüre	Unterbreitung eines Kooperationsangebotes
Die Praxis	*Praxispositionierung:* Definition der Leistungsziele im Hinblick auf Kooperation mit niedergelassenen Ärzten; Definition der Leistungsschwerpunkte	Präsentation des Praxisprofils: Was ist unsere Aufgabe und wie sehen wir unseren Auftrag? → Schaffung von Transparenz
	Praxisgeschichte: Seit wann besteht die Praxis? → Entwicklung im Zeitablauf	
	Arzt/Ärzte: Qualifikationen, Spezialisierungen, besondere Fähigkeiten	
Das medizinische Leistungsspektrum	*Leistungsangebot:* Krankheitsbilder, Indikationen; Diagnose- und Therapieverfahren, Therapieprogramme	Konkretisierung des Praxisangebots als Dienstleistung für den niedergelassenen Arzt („Nutzen" der Praxis); Information der Zuweiser für die Gespräche mit dem zuzuweisenden Patienten
	Ressourcenausstattung: Mitarbeiter, Ausbildung, Qualifikation, Geräte (Ausstattung, technischer Stand), Aufbau- und Ablauforganisation, Ansprechpartner, Orga-Abläufe	
Das nicht medizinische Leistungsspektrum	Serviceleistungen	Beschreibung des Serviceumfangs und der Atmosphäre
Schlussbetrachtung	Adresse und Lage der Praxis Verkehrsanbindung	Erreichbarkeit und Kommunikationsmöglichkeiten darstellen
	Telefon und Telefax, Durchwahl der Ansprechpartner, E-Mail-Adresse, Internetadresse	

3. Erreichbarkeit der Praxis

   Innerhalb der Sprechzeiten

   3.1 Telefonnummer

   3.2 Telefaxnummer

   3.3 Handynummer

   3.4 E-Mail-Adresse

   3.5 Adresse der Internetseite

Außerhalb der Sprechzeiten

3.6 Gibt es eine telefonische Hotline oder ein Servicetelefon für Fragen?
3.7 Können Anfragen auch per Fax geschickt werden?
3.8 Sollen auch allgemeine Telefonnummern (Notfallzentrale o. Ä.) aufgeführt werden?
3.9 Gibt es einen Anrufbeantworter?

4. Verständigung
   4.1 Werden mehrere Sprachen gesprochen? Wenn ja, welche?
   4.2 Gibt es Informationsblätter in verschiedenen Sprachen? Wenn ja, in welchen?
5. Öffnungszeiten der Praxis (nach Wochentagen)
6. Lage der Praxis
   6.1 Mit welchen öffentlichen Verkehrsmitteln kann die Praxis erreicht werden?
   6.2 Gibt es Parkplätze in der Nähe?
   6.3 Ist der Zugang zur Praxis behindertengerecht? Gibt es Hilfen für Behinderte?
7. Umfeld der Praxis
   7.1 Wo findet sich die nächste Apotheke?
   7.2 Gibt es ein Café o. Ä., um ggf. längere Wartezeiten dort zu verbringen?
8. Mitarbeiter der Praxis (Einzel-Auflistung)
   8.1 Name
   8.2 Vorname
   8.3 Funktion, Aufgabenbereich
9. Kooperation
   9.1 Ist die Praxis in regionale Netze o. Ä. (Name, Beschreibung) eingebunden?
   9.2 Gibt es feste Vertretungen durch bestimmte Ärzte?
   9.3 Arbeitet die Praxis mit anderen Dienstleistern zusammen (z. B. Ergotherapeuten, Feldenkrais-Therapeuten)?
10. Urlaub
   10.1 Wie wird der Urlaub angekündigt (z. B. Aushang, Merkblatt)?
   10.2 Wie wird während des Urlaubs mit der Praxisarbeit verfahren?

- 10.3 Wie erfährt man Name und Adresse der Vertretung (z. B. Anrufbeantworter)?

11. Terminsystem
    - 11.1 Ist eine Terminvereinbarung notwendig?
    - 11.2 Warum arbeitet die Praxis mit einem Terminsystem?
    - 11.3 Was geschieht, wenn man unangemeldet kommt?
    - 11.4 Soll der Patient einen vereinbarten Termin absagen, wenn er verhindert ist?
    - 11.5 Gibt es bestimmte Leistungen (welche?), für die auf jeden Fall ein gesonderter Termin zu vereinbaren ist?
    - 11.6 Gibt es eine Telefonsprechstunde? Wenn ja, zu welchen Zeiten? Wie funktioniert sie (z. B. Rückruf)?
    - 11.7 Gibt es ein Recall-System? Wie funktioniert es?
    - 11.8 Gibt es zu bestimmten Zeiten eine offene Sprechstunde?
    - 11.9 Gibt es eine Abendsprechstunde?
    - 11.10 Gibt es bestimmte Sprechzeiten für ausgewählte Patientengruppen (z. B. Berufstätige)?
12. Leistungsprofil
    - 12.1 Richten sich die Leistungen an bestimmte Patientengruppen?
    - 12.2 Gibt es Schwerpunktindikationen, auf die die Praxis spezialisiert ist?
    - 12.3 Welche Leistungen werden konkret angeboten (systematische Kurzbeschreibung)?
    - 12.4 Was ist – in kurzen Stichworten – das Besondere der einzelnen Leistungen? (Was hat der Zuweiser davon?)
    - 12.5 Werden darüber hinaus Seminare, Gruppenberatungen, Gruppen-Patientengespräche o. Ä. angeboten? Wenn ja, zu welchen Themen und für welche Patienten? Wie kann man sich anmelden?
13. Corporate Identity
    - 13.1 Existiert ein Praxislogo?
    - 13.2 Ist die Praxis nach einem bestimmten Farbprinzip gestaltet? Wie sieht dies aus?
    - 13.3 Wird eine bestimmte Typologie verwendet?

14. Hintergrundinformationen zur Praxis
    14.1 Gibt es Bemerkenswertes/Interessantes zur Geschichte der Praxis?
    14.2 Wie sieht der berufliche Werdegang des Arztes/der Ärzte aus?
    14.3 Gibt es eine Leistungsphilosophie? (Was kann der Zuweiser von der Praxis erwarten? Was ist das Besondere der Praxis, das sie von anderen unterscheidet?)
    14.4 Gibt es Erwartungen seitens der Praxis an die Zuweiser?
    14.5 Werden in der Praxis Qualitätsmanagementmaßnahmen durchgeführt?
    14.6 Werden die Mitarbeiter regelmäßig fortgebildet? Wenn ja, auf welchen Gebieten?
    14.7 Hat die Praxis ein Motto oder einen Leitsatz?
15. Gestaltung
    15.1 Soll die Broschüre an jeden Zuweiser als persönliches Exemplar ausgegeben werden? (In diesem Fall wird auf der Vorderseite ein entsprechendes Feld eingefügt.)
    15.2 Soll die Broschüre Bilder beinhalten (Arzt, Praxisteam, Empfangsbereich etc.)? Wenn ja, wie viele?
    15.3 Existiert bereits eine Vorstellung bzgl. dem Titel der Broschüre (z. B. „Patienteninformation“, „Praxiswegweiser“)?
16. Weitere Punkte
    Gibt es Inhalte, die bislang über die aufgeführten Punkte nicht erfasst wurden, aber unbedingt in die Broschüre aufgenommen werden sollten?

Bestimmen Sie, welche Informationen an die Zuweiser weitergegeben werden sollen und halten Sie diese stichwortartig in den Zeilen der Marketinghilfe 8.19 fest. Grenzen Sie sich an dieser Stelle noch nicht im Hinblick auf die Anzahl der auszuwählenden Punkte ein.

Marketinghilfe 8.19: Strukturierungshilfe für die Inhalte einer Zuweiserbroschüre

Inhalte der Zuweiserbroschüre	Priorität

Schritt 2: Priorisierung der Inhalte. Bestimmen Sie dann, welche der von Ihnen ausgewählten Punkte die wichtigsten, die durchschnittlich wichtigen und ergänzend wichtigen sind und bewerten Sie diese Entscheidung mit der Vergabe der Prioritätskennziffern: „1" = „sehr wichtige Information", „2" = „wichtige Information" und „3" = „ergänzend wichtige Information". Gehen Sie alle Ihre Punkte durch und tragen Sie Ihre Beurteilung in der Spalte „Priorität" der Konzeptskizze ein. Informationen, die in Ihren Augen gleichwertig sind, erhalten auch die gleiche Prioritätskennziffer.

Schritt 3: Ausarbeitung. Nun beginnt die eigentliche Arbeit: Formulieren Sie, welche Details zu den von Ihnen mit der Priorität „1" bewerteten Punkten in Ihrer Broschüre mitzuteilen sind. Erfahrungsgemäß lassen sich bestimmte Informationen kurz und knapp (z. B. Sprechzeiten) darstellen, andere sind beschreibungsbedürftig und komplexer (z. B. das Spektrum der Praxisleistung). Beachten Sie bei der Ausarbeitung folgende Gestaltungsaspekte:

- Verwenden Sie knappe Formulierungen und beschränken Sie sich auf die wichtigsten Aspekte. Aufzählungen und Halbsätze sind besser als lange Ausformulierungen. So kann der Leser die Inhalte schnell erfassen.
- Konzipieren Sie Ihre Broschüre am besten im DIN-A5-Format und integrieren Sie auf jeden Fall mehrere Fotos, damit Ihre Praxis anschaulich wird, denn „Bilder sagen mehr als Worte". Setzen Sie aussagekräftige Abbildungen in Beziehung zu kommentierendem Text oder fassen Sie die Kernaussage des Textes in einem Bild zusammen.
- Gliedern Sie die Inhalte Ihrer Broschüre. Je einfacher das hierfür verwendete Schema, desto effektiver. Gruppieren Sie die Informationen in Blöcke mit Sach- und Sinnzusammenhang. Achten Sie darauf, dass durch die Abfolge der Blöcke eine logische Führung durch Ihre Praxis entsteht.
- Achten Sie auf eine großzügige Gestaltung. Freiräume zwischen Text und Bildern unterstützen die Übersichtlichkeit und unterstreichen die Ordnung.
- Denken Sie bei der Gestaltung der Zuweiserbroschüre immer an den Leser und seine Bedürfnisse. Prüfen Sie Inhalte und Bilder nicht unter dem Aspekt, ob es Ihnen gefällt, sondern welchen Nutzen der Empfänger hat.

8.4.3 Weitere Marketinginstrumente

Neben den genannten Instrumenten ist der Arztbrief ein drittes wichtiges Marketinginstrument. Sein Marketingeffekt entsteht aus der Schnelligkeit, mit der er dem niedergelassenen Arzt zur Verfügung steht und der Gestaltung des Inhalts. Der beste Weg, den letztgenannten Punkt zu optimieren, besteht in einer Absprache mit den Zuweisern – z. B. während einer Veranstaltung –, welche Informationen benötigt werden und in welchem Detaillierungsgrad diese dargestellt sein sollen.

Darüber hinaus können für Marketingzwecke folgende Hilfsmittel verwendet werden:

- Anamnesebogen für die Zuweiser, der dem Spezialisten die für ihn wichtigen Informationen vermittelt
- Vorstellungsbrief für neue Zuweiser
- Laufzettel für die zugewiesenen Patienten
- gemeinsame Patienteninformation zur betroffenen Indikation, damit Zuweiser und Spezialist „die gleiche Sprache sprechen"

Ein weiteres Instrument zur Kontaktintensivierung und Praxisdarstellung ist der Praxis-Newsletter. Unaufwendig gestaltet (schwarz-weiß, zweiseitig im DIN-A4-Format) und monatlich an die Zuweiserzielgruppe verschickt, ist er ein kostengünstiges und kommunikationsstarkes Marketinginstrument. Großes Interesse herrscht bei niedergelassenen Ärzten immer, wenn es um Kasuistiken, der Beschreibung von Krankheitsfällen, geht. Inhaltlich kann ein Newsletterkonzept deshalb z. B. aus der Beschreibung diagnostischer und therapeutischer Maßnahmen bei ungewöhnlichen Patientenfällen bestehen; soweit vorhanden ergänzt um Vorher-Nachher-Bilder.

Kasuistiken eignen sich auch hervorragend zur Integration in einen eigenen, nur mit Passwort zugänglichen Bereich des Praxis-Internetauftritts. Neben den Kasuistiken kann dieser zu einer Kommunikationsplattform mit zuweisenden Ärzten ausgebaut werden.

Natürlich gelten auch bei der Brief- und Telefaxkommunikation mit zuweisenden Ärzten die bereits behandelten Regeln der Korrespondenz (Logo, Gestaltung etc.).

9 Marketing nach innen

Ihre Mitarbeiter setzen das Praxismarketing um. Die meisten der Instrumente, die Sie bislang kennengelernt haben, können ohne Zutun Ihres Praxisteams gar keine Wirkung entfalten. Zugleich geht von Ihren Mitarbeitern selbst eine Marketingwirkung aus:

- Ihr Verhalten hat direkten Einfluss auf die Patienten- und Zuweiserzufriedenheit.
- Aus dem täglichen Umgang mit den Patienten ergeben sich (vertrauensvolle) Beziehungen und ein Informationsaustausch, die/der für die Patientenbindung und -gewinnung überaus wichtig sind.
- Ihre Äußerungen über die Arbeitsstelle im Familien- und Freundeskreis bestimmen das Image Ihres Praxisbetriebes.

Marketing nach innen umfasst in diesem Zusammenhang alle Maßnahmen, die dazu beitragen, die Identifizierung Ihrer Mitarbeiter mit „ihrer" Praxis zu maximieren.

Ein gezieltes Marketing nach innen ist somit der Garant des Marketingerfolgs nach außen.

9.1 Führung

Zunächst bestimmen Sie selbst das Ausmaß, in dem sich Ihre Mitarbeiter mit Ihrem Führungsstil identifizieren. Tabelle 9.1 zeigt Ihnen die vier Grundformen, die Sie bereits zuvor in Tabelle 5.3 (S. 192) kennengelernt haben, und welche Auswikungen sie auf Ihre Mitarbeiter haben.

Darüber hinaus müssen folgende Voraussetzungen erfüllt sein, damit ein beratender Führungsstil im Arbeitsalltag greifen kann:

Information und Kommunikation

Führung kann nur reibungslos funktionieren, wenn Sie regelmäßig Informationen mit Ihren Mitarbeitern austauschen. Auf diese Weise wird es erst möglich, dass sie Ihre Ziele und die von Ihnen bevorzugten Wege zur Zielerreichung auch kennen. Und hier stößt man auf ein Problem, das vor allem die Mitarbeiter immer wieder beklagen: „Der Chef redet nicht mit uns." Natürlich

Tabelle 9.1: Auswirkungen des Führungsstils auf die Mitarbeiter-Praxis-Identifikation

Bezeichnung	Charakteristika	Auswirkung auf die Identifizierung der Mitarbeiter mit Ihrer Praxis
autokratischer Führungsstil	Der Praxisinhaber trifft die Entscheidungen und teilt sie seinen Mitarbeitern mit.	gering
paternalistischer Führungsstil	Der Praxisinhaber trifft die Entscheidungen und „verkauft" sie seinen Mitarbeitern so gut wie möglich.	gering, da das Prinzip sehr schnell durchschaubar ist
beratender Führungsstil	Der Praxisinhaber bespricht anstehende Entscheidungen mit seinen Mitarbeitern und entscheidet auf dieser Grundlage.	groß, da die Balance zwischen Autorität und Partizipation gewahrt bleibt
partizipativer Führungsstil	Der Praxisinhaber bespricht anstehende Entscheidungen mit seinen Mitarbeitern und fasst anschließend gemeinsam mit ihnen die Entschlüsse.	mittel, da meist nie eine von allen getragene Lösung existiert

überspitzt die Formulierung die Realität, denn gesprochen wird schon eine Menge, aber über viele Dinge fühlen sich die Mitarbeiter einfach gar nicht oder nur unzureichend informiert.

Und die Chefs? Die sind vielfach der Meinung, ihre Ziele verdeutlicht zu haben oder erwarten von ihren Mitarbeitern, dass sie die Ziele und Anforderungen kennen („Das liegt doch auf der Hand, was sollte denn wohl sonst in diesem Fall geschehen?"). Dies ist aber häufig nicht der Fall und/oder die Mitarbeiter mögen auch nicht nachfragen, wie Dinge gemeint sind („Der hält mich doch für blöd, wenn ich das jetzt frage"). Aus diesem Nicht-Miteinander-Reden entsteht die Ärger-und-Frust-Spirale. Anforderung und Wirklichkeit stimmen in der späteren Umsetzung nicht überein, sowohl Arzt als auch Team glauben sich im Recht. Sanktionen werden angedroht, unvermeidliche Pannen in anderen Bereichen kommen hinzu, jeder ärgert sich und das Betriebsklima leidet. Den Patienten entgeht die aufkommende Gereiztheit nicht und sie fühlen sich unangenehm berührt, vor allem, wenn der ein oder andere von situativen Auswirkungen, z. B. einem unfreundlichen Umgangston, betroffen ist.

Delegation

Jedes Mal, wenn Sie Ihren Mitarbeitern Aufgaben übertragen, die diese eigenständig ausführen sollen, delegieren Sie. Ein solches Vorgehen ist aus zwei Gründen sinnvoll: Zum einen können Sie ja gar nicht alles allein machen, dafür reicht Ihre Arbeitskapazität nicht aus. Mittels der Delegation können Sie sich entlasten und sich auf andere Dinge Ihrer Arbeit konzentrieren. Zweitens können Sie über das Delegationsprinzip motivieren, denn Delegation wertet die Position Ihrer Mitarbeiter auf. Deren Arbeit wird durch fünf Grundmotive bestimmt, die personenindividuell unterschiedlich stark ausgeprägt sind: Sicherheit, Anerkennung, soziale Repräsentanz, Selbstbestätigung und Selbstverwirklichung. Über die Delegation von Aufgaben können Sie das Streben Ihrer Mitarbeiter nach Erfüllung dieser Motive unterstützen. Der Inhaber einer großen dermatologischen Fachpraxis, der über eine permanente Arbeitsüberlastung klagte, entgegnete auf die Frage nach seinem Delegationsverhalten: „Aber ich delegiere doch und meine Mitarbeiter sind dennoch unzufrieden." Eine genauere Betrachtung der übertragenen Aufgaben machte deutlich, warum in seinem Fall die Delegation kontraproduktiv war. Bei den überantworteten Aufgaben gab er weder einen Teil seines Kompetenzbereiches ab, noch hatten die Mitarbeiter einen eigenen Entscheidungsspielraum oder konnten Eigeninitiative entfalten. Alles wurde bei der Übergabe der Aufgaben strikt vorgeschrieben und von den Mitarbeitern eine Aufgabenerfüllung gemäß Anweisung verlangt. Die Konsequenzen waren: Die Aufgaben wurden zwar erfüllt, bei jeder Abweichung vom Normalfall wandten sich die Mitarbeiter aber wieder an den Chef, um sich eine neue Anweisung „abzuholen". Neben dieser Dauerbelastung schuf sich der Mediziner einen Mitarbeiter-Typus, der wenig Eigeninitiative besaß und sein Tagespensum einfach abarbeitete. Nur wenn die o. a. Punkte mit den übertragenen Aufgaben verbunden werden, entsteht ein motivierender Effekt, in allen anderen Fällen handelt es sich lediglich um eine Schein-Delegation.

Selbstverständlich bedeutet das nicht, dass Sie nun Aufgaben vollständig aus der Hand geben müssen. Sie definieren nach wie vor die Ziele von Aufgaben oder sprechen diese mit Ihren Mitarbeitern ab; ein Vorgehen, das auch dem Sicherheitsstreben Ihres Teams entgegenkommt. Darüber hinaus müssen Sie prüfen, inwieweit die Anforderung der zu delegierenden Aufgabe mit den

Fähigkeiten des ausgesuchten Mitarbeiters übereinstimmt. Nur wenn es zu keiner Über- oder Unterforderung kommt, entwickelt sich aus der Umsetzung der übertragenen Aufgabe ein Gefühl der Selbstverwirklichung.

Kooperation

Ihre Mitarbeiter werden über sehr verschiedene Fähigkeiten und Erfahrungen verfügen. Die eine ist vielleicht sehr kommunikativ, kann gut mit Patienten und Problempatienten umgehen, der andere ist eher still und zurückhaltend, aber ein Organisationsgenie, die dritte seit Jahrzehnten im Job und „mit allen Wassern gewaschen". Diese unterschiedlichen Bedingungen führen auch zu sehr verschiedenen Einzelinteressen. Um Ihre Praxis optimal zu führen, müssen Sie die Zusammenarbeit Ihrer Mitarbeiter im Sinne einer Kooperation fördern. Hierfür benötigen Sie vier Dinge:

- verbindliche Ziele und Grundsätze für Ihre Praxis, die von allen Mitarbeitern getragen werden,
- eine klare Absprache, mit welchen Mitteln und auf welchen Wegen diese Ziele zu erreichen sind,
- eine eindeutige Festlegung der jeweiligen Kompetenzbereiche und Entscheidungsspielräume,
- eine Regelung zum kontinuierlichen Informationsaustausch.

Mittels Arbeitsgruppen oder Ideenkonferenzen können Sie Ihre Mitarbeiter im Umgang miteinander trainieren und sie zusammenführen. Manchmal kann es sogar am effektivsten sein, wenn die Sitzungen ganz ohne Ihre Teilnahme stattfinden und Sie erst zur Ergebnispräsentation hinzukommen.

Motivation

Funktionieren Kommunikation, Delegation und Kooperation, so ist die vierte Voraussetzung erfolgreicher Mitarbeiterführung zum großen Teil schon gesichert: die Motivation als positives Einwirken auf die Arbeitsbereitschaft. Sie entsteht durch die Kombination von drei Bausteinen: der Selbstmotivation, die Ihre Mitarbeiter sozusagen von Haus aus mitbringen, der Arbeitsmotivation, die sich aus ihrer Tätigkeit ableitet, sowie der Teammotivation, die sich aus der Zusammenarbeit mit Ihnen und ihren Kollegen ergibt. Ziel der Mitarbeiterführung in der Arztpraxis ist die Mitarbeiterzufriedenheit. Ist diese sehr ausgeprägt, macht nicht nur allen die Arbeit mehr Spaß und alles geht einfach leichter, sondern auch die Patientenzufriedenheit wird nachhaltig positiv beeinflusst.

Da der größte Anteil der Praxisleistung durch Sie und Ihre Mitarbeiter erbracht wird, prägt Ihr Verhalten untereinander und den Patienten gegenüber ganz entscheidend das Betriebsklima und damit die Praxisatmosphäre. Zufriedene Mitarbeiter besitzen eine Ausstrahlung, die von den Patienten als angenehm empfunden wird, die Zusammenarbeit zufriedener Mitarbeiter schafft eine Umgebung, in der sich alle wohlfühlen. Dieser Aspekt ist für die meisten Mitarbeiter wichtiger als kontinuierliche Gehaltserhöhungen. Die immer wieder anzutreffende Annahme, nur mit Geld sei das Praxisteam zu Höchstleistungen zu bringen, stimmt einfach nicht. Gehaltserhöhungen und Prämien sind – wohl dosiert – sinnvoll, wirken aber immer nur kurzfristig. Und was bringt die höchste Prämie, wenn der Weg dorthin, die tägliche Arbeit, eine Qual ist? Spitzenleistung (um in der Begriffswelt der Führungsliteratur zu bleiben) entsteht vor allem durch eine motivationsfördernde Arbeitskultur. Ein Instrument zur Förderung dieser Kultur ist das Vorschlagswesen, bei dem Mitarbeiter für Verbesserungsvorschläge, die die Praxisarbeit optimieren, belohnt werden. Die konsequente Nutzung des Vorschlagswesens motiviert nicht nur, sondern führt auch dazu, dass die Mitarbeiter sich mit dem Praxisgeschehen aktiv auseinandersetzen. Die „Belohnung" muss dabei nicht monetär sein, es kann sich auch um Bücher- oder Essensgutscheine, Kino- und Opernkarten o. Ä. handeln.

Der wohl wichtigste Aspekt im Rahmen der Führung ist, dass jeder Mitarbeiter exakt weiß, welche Aufgaben er hat und was im Detail von ihm erwartet wird. Diese Punkte fixieren Sie am besten mithilfe einer Zielvereinbarung (vgl. Marketinghilfe 9.1). Die Schriftform dient dazu, die Verbindlichkeit und Ernsthaftigkeit Ihrer Absichten zu unterstreichen. Außerdem haben alle zu jedem Zeitpunkt exakt die beschlossenen Vereinbarungen vor Augen und es gibt keine Interpretationsspielräume („Das habe ich aber anders in Erinnerung"). Die Zielvereinbarung dient u. a. auch dazu, gemeinsam mit jedem Mitarbeiter die Erwartungen an die Marketingarbeit zu dokumentieren.

Ein weiteres Führungsinstrument, das die Identifikation der Mitarbeiter mit der Praxis erhöht und so die Motivation steigert, ist die Praxisbespre-

Marketinghilfe 9.1: Zielvereinbarung für Mitarbeiter

Zielvereinbarung
Mitarbeiter: ______________________
Wir vereinbaren folgendes Ziel/folgende Ziele: ______________________ ______________________ ______________________
Das Ziel ist/die Ziele sind erreicht, wenn ______________________ ______________________ ______________________
Datum der vorgesehenen Zielerreichung: ______________________
Vorgesehene Kontrolltermine: ______________________
Folgende Arbeiten/Maßnahmen werden zur Zielerreichung vereinbart: ______________________ ______________________ ______________________ ______________________
Datum:__________
______________________ ______________________ Unterschrift Praxisinhaber Unterschrift Mitarbeiter

chung. Mit ihr können Sie das Praxisteam als Ganzes lenken, Informationen austauschen, Probleme, die alle angehen, lösen und vor allem eine Basismotivation im Sinne eines Wir-Gefühls vermitteln. Praxisbesprechungen erfüllen diese Funktionen jedoch nur, wenn vier Voraussetzungen erfüllt sind:

- **Kontinuität:** Sie müssen regelmäßig durchgeführt werden. Nur eine Institutionalisierung stellt sicher, dass diese Einrichtung von allen Mitarbeitern überhaupt ernst genommen wird und ihre Ziele erreichen kann.

- **Tagesordnung:** Sie benötigen eine Agenda. Nichts ist schlimmer als die Anfangsfrage: „Worüber sollten wir heute sprechen?" Ein unvorbereitetes Treffen kostet nicht nur wertvolle Arbeitszeit, sondern führt auch dazu, dass wichtige Punkte ggf. gar nicht besprochen werden, da man sich im Moment an die wichtigen Fragen gar nicht mehr erinnert. Empfehlenswert ist, dass jeder Mitarbeiter zwischen den Besprechungen Punkte schriftlich sammelt und diese kurz vor der Besprechung zu einer Tagesordnung zusammengefasst werden. Ebenso ist parallel ein Zeitrahmen festzulegen, innerhalb dessen die Tagesordnungspunkte abzuhandeln sind.
- **Meinungsaustausch:** Sie müssen allen Beteiligten die Möglichkeit bieten, sich äußern zu können. Die Gesprächsführung, die am besten nicht von Ihnen als Praxisinhaber übernommen wird, sondern alternierend von Ihren Mitarbeitern, muss dialogorientiert sein. Vielredner müssen in ihre Schranken verwiesen, Nicht-Redner zu Meinungsäußerungen ermuntert werden. Grundsätzlich gilt die Regel „Dialog statt Monolog".
- **Verbindlichkeit:** Der intensivste Dialog ist der Praxisarbeit nicht zuträglich, wenn er nicht zu Beschlüssen führt. Die Gesprächsführung muss hierauf ausgerichtet sein. Anschließend sind alle Entscheidungen in einem Protokoll zusammenzufassen, das dann eine für alle Mitarbeiter verbindliche Arbeitsgrundlage bildet.

9.2 Betriebsklima und Stressvermeidung

Wenn Praxisinhaber und Mitarbeiter ihr Betriebsklima beschreiben, wird immer häufiger der Begriff „Stress" zur Charakterisierung der Situation verwendet. Gemeint ist dabei der Stress in Form von Belastungen und Ansprüchen, denen man sich nur schwer gewachsen fühlt und die zu einer Vielzahl von psychischen und physischen Negativeffekten führen. Stressvermeidung oder -verringerung setzt an einer Analyse der auslösenden Faktoren, den sogenannten Stressoren, an.

Eine repräsentative Untersuchung im Vorfeld der Bucherstellung (2005) ging der Frage nach, welche Faktoren für die Stressverursachung in Arztpraxen verantwortlich sind. Hierfür wurden 390 Praxen verschiedener Fachrichtungen und -größen mithilfe eines Ferndiagnoseverfahrens befragt, in denen Praxisinhaber und/oder Mitarbeiter über ein erhöhtes Stressgefühl klagten. Das Ergebnis: In 93 % der Fälle war eine fehlerhafte Arbeitsorganisation der Stressverursacher.

Folgende Hauptgruppen können aufgrund der Untersuchungsergebnisse als Stressoren unterschieden werden (Mehrfachnennungen):

Unzureichende/falsche Aufgabenaufteilung

In 68 % der Praxen existieren erhebliche Defizite in der Aufgabenzuordnung. Das führt einerseits nicht nur zu einer Vielzahl von Doppelarbeiten, sondern andererseits auch dazu, dass manche Arbeiten gar nicht oder nur sehr verzögert erledigt werden. Bei solchen Arbeitsbedingungen kommt es zu keinem durchgängigen Arbeitsfluss, sondern die Arbeit stockt immer wieder und es muss improvisiert werden. Kommen dann noch unvorhergesehene Ereignisse hinzu, ist das Stressgefühl vorprogrammiert.

Falsches Bestellsystem

61 % der untersuchten Praxisunternehmen arbeiten mit einem falschen Bestellsystem. Drei Grundfehler sind hierfür verantwortlich:

- Die für die Patientenkontakte kalkulierten Zeiten stimmen nicht mit den tatsächlich benötigten überein (48 % der Praxen mit einem falschen Bestellsystem). Hierbei handelt es sich zum einen um Fehlplanungen, d. h., die Kalkulationsgrundlage stimmt nicht und wurde nie überprüft, zum anderen halten sich die Praxisinhaber nicht an die Planzeiten oder es findet sich eine Kombination aus beiden Stressoren.
- Es werden keine Pufferzeiten für unvorhergesehene Ereignisse eingeplant, d. h., bereits ein einzelner Notfall oder eine länger dauernde Untersuchung bringen das Praxisgleichgewicht ins Wanken (39 %).
- Man arbeitet mit einer offenen bzw. halboffenen Sprechstunde (31 %) oder schiebt unangemeldete Patienten, die kein Notfall sind, in den Praxisbetrieb ein (52 %).

Über die geschilderten Mechanismen wird die Praxisorganisation für das gesamte Praxisteam unkalkulierbar. Vor allem bei der offenen und halboffenen Sprechstunde kann nicht kalkuliert werden, zu welchem Zeitpunkt wie viele Patienten in die Praxis kommen. Das Ergebnis ist ein zu großer Patientenandrang, dem man sich nicht gewachsen fühlt; gleichzeitig nimmt die Anzahl der Flüchtigkeitsfehler zu. Ergänzend verlängern sich die Wartezeiten für Terminpatienten, das Stressgefühl aller Beteiligten wächst.

Unzureichendes ärztliches Zeitmanagement

In 74 % der Fälle konnte ein inadäquates ärztliches Zeitmanagement festgestellt werden, das sich in folgenden Stressoren niederschlägt:

- Mitarbeiter stören regelmäßig die Arzt-Patienten-Gespräche (59 %).
- Es werden Telefonate während der Patientenkontakte durchgestellt (49 %).
- Praxisinhaber gehen 50-mal und öfter zur Erledigung administrativer Arbeiten (Abholung Karteikarten, Terminabstimmung etc.) an die Rezeption (52 %).
- Nicht ärztliche Arbeiten werden zu wenig an die Mitarbeiter delegiert (45 %). Der Hauptgrund: Die Ärzte haben kein Vertrauen in die Arbeitsqualität ihrer Mitarbeiter.
- Ärzte nehmen erst eine halbe Stunde oder später nach dem offiziellen Sprechstundenbeginn ihre Arbeit auf, die Patienten werden aber auf den Sprechstundenbeginn bestellt (27 %).

Ungelöste Konflikte im Team

In 47 % der Praxen führen unterdrückte oder auch offen untereinander ausgetragene Konflikte zu dauerhaften Beeinträchtigungen des Praxisbetriebs. Sowohl sachliche Dispute als auch persönliche Animositäten werden nicht geklärt und beeinflussen das Kooperationsverhalten des Teams negativ. Ein zusätzlicher, stressfördernder Effekt entsteht durch die Notwendigkeit, die Konflikte den Patienten gegenüber nicht offensichtlich werden zu lassen.

Unzureichende fachliche Qualifikation der Mitarbeiter

24 % der Praxen arbeiten mit Mitarbeitern, die von ihren Fähigkeiten oder ihrer Ausbildung her den an sie gestellten Anforderungen nicht gewachsen

sind. Das führt bei den betroffenen Mitarbeitern zu Stress, aber auch bei deren Kollegen, die immer wieder aushelfen müssen und so mit der eigenen Arbeit unter Druck geraten.

Unzureichende praxisinterne Kommunikation

Sowohl der Informationsfluss unter den Mitarbeitern als auch der zwischen Arzt/Ärzten und dem Team sind in 63 % der Praxen gestört. Hierdurch entsteht eine Vielzahl von Missverständnissen, die den Arbeitsablauf empfindlich beeinträchtigen und jegliche Routinen verhindern.

Mangelhafte betriebswirtschaftliche Transparenz bei den Praxisinhabern

43 % der Praxisinhaber gaben an, keinen bzw. nur einen sehr ungenauen Überblick über ihre betriebswirtschaftliche Praxissituation zu haben. Dieses Unwissen verhindert nicht nur eine adäquate Steuerung der Praxisarbeit, sondern macht auch eine vorausschauende Planung unmöglich. Die Folge: Ein latent vorhandenes, möglicherweise sogar unbewusstes Angstgefühl nährt das Stressempfinden.

Die Untersuchungsergebnisse machen deutlich, dass das Stressempfinden von Praxisteams durch eine effizient gestaltete Arbeitsorganisation deutlich gesenkt werden kann. Hierdurch entsteht ein Betriebsklima, das eine optimierte Grundlage für die Marketingarbeit bildet.

9.3 Prämien

Überdurchschnittliche Leistungen sollten honoriert werden. In der Regel erfolgt diese Honorierung in Form von Sach- oder Geldprämien. Um die für Ihre Praxis am besten geeignete Form zu finden, müssen Sie nicht nur steuerrechtliche Aspekte beachten, sondern auch, dass die Prämienvergabe nach einem für alle verständlichen und gerechten Prinzip erfolgt, sie also praktisch für jeden Mitarbeiter erreichbar wäre. Hinzu kommt, dass die Mitarbeiter die Erfolgskriterien, nach deren Erreichen bzw. Überschreiten eine Prämie gezahlt wird, auch selbst beeinflussen können. Ein solches Kriterium ist z. B. die Patientenzufriedenheit mit der Betreuung durch das Praxisteam. Hier kann ein zu erreichender Schulnotenwert als Vorgabe verwendet werden. Ein anderes Kriterium ist der Praxisgewinn, auf den eine Gewinnbeteiligung gezahlt wird. Der Vorteil liegt hier darin, dass eine Prämie nur gezahlt wird, wenn auch

Gewinn erwirtschaftet wurde, d. h., die Prämie erwirtschaftet sich sozusagen selbst. Die Prämie kann dann zu gleichen Teilen auf alle Mitarbeiter verteilt werden oder anhand eines – vorher vereinbarten – Schlüssels, der z. B. die Aufgabenverteilung der Mitarbeiter und den Anteil am Erfolg näher spezifiziert. Die motivierende Wirkung einer Gewinnbeteiligung resultiert aus dem Bewusstsein, am Erfolg der Praxis unmittelbar beteiligt zu sein. Die Folge: Das Interesse am Praxisgeschehen steigt. Vergleicht man Praxen mit und ohne Gewinnbeteiligung, so ergibt sich, dass Gewinnbeteiligungspraxen deutlich erfolgreicher sind und eine wesentlich höhere Praxisidentifikation und -loyalität der Mitarbeiter aufweisen.

10 Beschaffungsmarketing

Marketing richtet sich nicht nur an Kunden, sondern auch an Personen und Firmen, mit denen Sie zusammenarbeiten oder zusammenarbeiten möchten. Beschaffungsmarketing ist ein Weg, Ihre Praxis gegenüber den genannten Gruppen attraktiv darzustellen und für sich zu gewinnen.

10.1 Material- und Leistungsbeschaffung

Ihr Beschaffungsmarketing ist zum einen ausgerichtet auf Ihre Lieferanten für Verbrauchs-, Hilfs- und Büromaterial, auf die Unternehmen, die für die Wartung Ihrer Geräte Sorge tragen und natürlich auch auf die Vertreter von pharmazeutischen und medizin-technischen Anbietern. Die marketingorientierte Pflege dieser Beziehungen verhilft Ihnen zu günstigen Einkaufskonditionen, prompter Hilfe bei Notfällen und bedarfsorientierten Serviceleistungen. Die Zielsetzung Ihrer Aktivitäten besteht darin, dass die in Ihrer Praxis benötigten Betriebs-, Hilfs- und Büromaterialien sowie Serviceleistungen

- in der erforderlichen Menge,
- in der geeigneten Qualität,
- zur richtigen Zeit und
- zu optimalen Beschaffungskosten zur Verfügung stehen.

Die Instrumente Ihres Beschaffungsmarketings im Bereich der Waren- und Servicezulieferung bestehen vor allem in guten persönlichen Kontakten zu Ihren Lieferanten, um deren Zuverlässigkeit zu sichern. Dieses Kriterium kann unter Umständen sogar mögliche Preisnachteile eines Zulieferers aufwiegen. Die Belieferungssicherheit wird umso wichtiger, je größer die Bedeutung der Materialien oder Leistungen für Ihre Praxis sind.

10.2 Mitarbeitergewinnung

Zum Zweiten – und dies ist noch wichtiger – fallen hier die Entscheidungen über Ihr Personalmanagement. Wie finden Sie die richtigen Mitarbeiter für Ihr Team? Im Rahmen Ihres Personalmanagements definieren Sie,

- wie Sie mit Ihren Mitarbeitern und diese miteinander umgehen sollen (Grundsätze der Führung und Zusammenarbeit),

- wie viele Mitarbeiter Sie benötigen (quantitativer Personalbedarf),
- wie die Mitarbeiter, mit denen Sie arbeiten möchten, „aussehen" sollen (qualitativer Personalbedarf) und
- wie Sie die Fähigkeiten Ihrer Mitarbeiter im Hinblick auf eine Steigerung des Praxiserfolgs und der Mitarbeitermotivation weiterentwickeln (Mitarbeiterbeurteilung und Personalentwicklung).

Für Ihre Marketingarbeit benötigen Sie Mitarbeiter, die möglichst über viele der folgenden Merkmale verfügen:
Grundmerkmale:

- Freude am Beruf
- Interesse an der Medizin
- gute Fach-/Sachkenntnisse
- Identifikation mit der Arbeit und der Praxis
- Organisationstalent
- Planungsvermögen

Persönlichkeitsmerkmale:

- Vertrauenswürdigkeit
- Offenheit
- Ehrlichkeit
- Pünktlichkeit
- Zuverlässigkeit
- Kreativität
- Umgangsformen

Arbeitsmerkmale:

- selbstständiges Arbeiten
- Verantwortungsbewusstsein/-bereitschaft
- Engagement
- Fleiß
- Einsatzfreude
- Flexibilität

Umgang mit Patienten:

- Freundlichkeit
- Offenheit

- Geduld
- Zuwendung

Umgang mit Kollegen:

- Kollegialität
- Hilfsbereitschaft
- Kritikfähigkeit
- Kooperation

Die Mitarbeitergewinnung beschränkt sich nicht nur auf den eigentlichen Personalbeschaffungs- und Einstellungsprozess, sondern ist längerfristiger angelegt, da sich erst mit der Zeit zeigt, ob neue Mitarbeiter auch wirklich den Anforderungen genügen. Das Instrument, diese Beobachtung und Prüfung systematisch durchzuführen, ist das Mitarbeiterbeurteilungssystem. Mit seiner Hilfe bewerten Sie die Arbeitsleistung und die Qualifikationen Ihrer Mitarbeiter. Es basiert auf den Stellen- bzw. Aufgabenbeschreibungen Ihrer Praxis und verfolgt sowohl Innen- als auch Außenziele.

Zu den Innenzielen zählen Beratung und Förderung Ihrer Mitarbeiter. Bezogen auf Ihre Praxisziele, die zur Erreichung notwendigen Arbeiten und die angestrebte Arbeitsqualität leiten Sie Ihre Mitarbeiter auf diesem Weg zu einer adäquaten Aufgabenerfüllung an. Das Erreichen dieser Innenziele führt neben der Erhöhung bzw. Sicherung der Mitarbeiterzufriedenheit auch zur Realisierung marktorientierter Außenziele. Hierzu zählen beispielsweise die Steigerung der Arbeitsproduktivität und der Patientenzufriedenheit, aber auch der Marketingorientierung. Nicht zuletzt profitieren auch Sie selbst im Praxisalltag von den positiven Effekten des Einsatzes eines Mitarbeiterbeurteilungssystems. Hierzu zählt vor allem eine wesentliche und direkt spürbare Arbeitserleichterung, weil Sie eine objektivierte Führungsgrundlage schaffen und den Zeitaufwand für das Personalmanagement wesentlich reduzieren können.

Die Mitarbeiterbeurteilung beruht auf einem systematischen, weitgehend standardisierten – d. h. für alle Mitarbeiter in gleichem Maß gültigen – und kontinuierlich durchgeführten Vergleich zwischen Leistungs-Soll und Leistungs-Ist. Die Mitarbeiterbeurteilung ist kein isoliertes Instrument der Personalführung, sondern muss in den Kontext der übrigen Personalmaßnahmen eingebunden werden. So ist beispielsweise darauf zu achten, dass die Zielvereinbarungen, die mit den Mitarbeitern geschlossen werden, mit dem Beurteilungssystem korrespondieren. Der Aufbau eines Mitarbeiterbeurteilungssystems erfolgt in sieben Schritten:

Schritt 1: Definition bzw. Zusammenstellung des Aufgabenprofils je Mitarbeiter. Soweit in Ihrer Praxis bereits Stellen- oder Aufgabenbeschreibungen existieren, ergeben sich die zu bewertenden Aktivitäten Ihrer Mitarbeiter aus diesen Unterlagen. Ansonsten besteht der erste Arbeitsschritt darin, die Aufgabenprofile aller Mitarbeiter zu erheben.

Schritt 2: Erstellung eines Katalogs der Kriterien, nach denen Mitarbeiter beurteilt werden sollen. Abgleitet aus Ihren Praxiszielen und persönlichen Vorstellungen zu Art und Qualität der Arbeit in Ihrer Praxis erstellen Sie im zweiten Schritt einen Katalog mit den Kriterien, nach denen Ihre Mitarbeiter beurteilt werden sollen. Er gliedert sich in zwei Abschnitte:

1. Generelle Anforderungen: fachliche Fähigkeiten, Verhalten, Zusammenarbeit
2. Aufgabenindividuelle Anforderungen: Arbeitsqualität, Arbeitsquantität, Arbeitsabwicklung

Achten Sie darauf, dass die Anforderungen möglichst konkret formuliert und auf den Aufgabenbereich des einzelnen Mitarbeiters bezogen sind. Nur so sind sie für Ihre Mitarbeiter auch transparent und verständlich. Beide Aspekte sind notwendige Voraussetzungen für eine breite Akzeptanz des Systems.

Schritt 3: Auswahl eines Beurteilungsmaßstabs. Nun müssen Sie einen Maßstab finden, mit dem Sie den Grad der Erfüllung der Kriterien je Mitarbeiter angeben können. Dieser sollte einerseits möglichst einfach sein, um schnell verstanden und leicht eingesetzt werden zu können, andererseits muss er aber differenziert genug sein, um die Nuancen der individuellen Leistungsdaten zu erfassen. Bewährt hat sich eine 5er-Skala, da sie einerseits tief genug gefächert, gleichzeitig aber für die Mitarbeiter sofort verständlich ist. Beispiel: Die Leistung des Mitarbeiters „1“ = liegt sehr weit über den Anforderungen“, „2“ = „liegt deutlich über den Anforderungen“, „3“ = „entspricht den Anforderungen“, „4“ = „liegt manchmal unter den Anforderungen“, „5“ = „liegt deutlich unter den Anforderungen“.

Schritt 4: Definition der Mitarbeiter-Soll-Profile. Durch Zusammenführung von Anforderungen, Kriterien und Beurteilungsmaßstab legen Sie im vierten Schritt das Soll-Profil für jeden Mitarbeiter fest, an dem die Ist-Situation gemessen wird. Die Soll-Profile repräsentieren dabei Ihre Vorstellungen von einer idealen Aufgabenerfüllung. Achten Sie jedoch darauf, dass diese Soll-Vorstellungen realistisch und umsetzbar bleiben. Der besondere Wert eines Beurteilungssystems liegt vor allem darin, dass es dazu beiträgt, Sie und Ihre Mitarbeiter in einen engen und detaillierten Dialog über Ihre Praxisziele und Anforderungen zu bringen.

Schritt 5: Erstellung der Dokumentationsformulare. Um die Beurteilungen unter dem Aspekt des Verwaltungsaufwands möglichst unaufwendig und für alle Mitarbeiter gleich durchzuführen, benötigen Sie entsprechende Formulare. Darin werden die Beurteilungsergebnisse und alle aus ihnen resultierenden, vereinbarten Folgeaktivitäten schriftlich fixiert. Die Dokumentation hat so zum einen eine Protokollfunktion und bietet gleichzeitig die Möglichkeit, die Entwicklung der Mitarbeiter im Zeitablauf nachzuvollziehen. Ein solches Dokumentationsformular sollte grundsätzlich aus folgenden Komponenten bestehen:

- Angaben zum Mitarbeiter: Personalien, Eintrittsdatum, Funktion, Eingliederung in die Organisation etc.
- Mitarbeiterbeurteilung: Aufgaben, Aufgabenziele, Leistungsbeurteilung, Begründung
- Gesamturteil
- Vereinbarungen

Schritt 6: Entwicklung einer Gesprächsstrategie. Vor allem, wenn Sie Ihr Beurteilungssystem neu einführen, sollten Sie die ersten Gespräche sorgfältig planen und folgende Voraussetzungen schaffen:

- Vereinbarung von Gesprächszeiten, die genügend Raum lassen, um in Ruhe alle Punkte zu besprechen und Sichtweisen abschließend auszutauschen
- Sicherstellung einer störungsfreien Gesprächssituation (keine Telefonate etc.)

- Einhaltung einer Gesprächsdramaturgie: 1. Einleitung, Warming-up; 2. Erläuterung des Beurteilungssystems mit Ziel und Anwendung; 3. Durchführung der Beurteilung; 4. Festlegung der Folgemaßnahmen; 5. Resümee und Gesprächsabschluss
- Berücksichtigung gesprächstaktischer Aspekte:
  - Die Begründung der Beurteilungsergebnisse für Ihre Mitarbeiter sollte nachvollziehbar sein und nach Möglichkeit anhand konkreter Verhaltensbeispiele erfolgen.
  - Ihre eigenen Erwartungen sollten Sie klar und unmissverständlich äußern, damit es nicht zu Missverständnissen kommt.
  - Vorstellungen/Ideen Ihrer Mitarbeiter sollten – soweit möglich – ebenfalls berücksichtigt werden, um das Beurteilungssystem auch motivierend zu gestalten. Zweck der Beurteilung ist, die persönliche Leistungsfähigkeit Ihrer Mitarbeiter zu steigern.
  - Lassen Sie im Rahmen der Beurteilung keine Gespräche über Gehälter zu und verweisen Sie hierzu auf Extra-Termine.

Schritt 7: Festlegung eines Zeitplans. Damit Sie mit Ihrem System Ihre Ziele erreichen, müssen die Beurteilungen als Mindeststandard einmal jährlich durchgeführt werden.. Noch besser ist jedoch ein halbjährlicher Turnus – so die Erfahrungen aus der Praxis. Der tatsächliche Rhythmus hängt von Ihren individuellen Praxisbedingungen ab: wie viele Mitarbeiter in der Praxis arbeiten, wie lange sie dort schon arbeiten, wie der Stand des Qualifikationsniveaus ist, wie die Qualität des Betriebsklimas ist etc.

10.3 Informationsbeschaffung

Um marketingorientiert zu arbeiten, benötigen Sie Informationen über Ihre Marketingumwelt und Ihre Kunden. Diese beschaffen Sie sich im Rahmen der Marktforschung. Darüber hinaus sind aber auch Informationen für Sie wichtig, um Ihre Angebots- und Marketingfähigkeiten weiter ausbauen zu können. Eine wichtige Entscheidung im Rahmen des Beschaffungsmarketings ist deshalb die Auswahl von Fortbildungsveranstaltungen. Fortbildung als gezielte Vertiefung existierender bzw. den Erwerb neuer Kenntnisse und Fähigkeiten ist eine strategische Praxisentscheidung. Mit ihr bestimmen Sie nicht nur die Leistungsqualität, sondern auch die unternehmerische Grundsatzperspektive Ihrer Praxis. Fortbildung ist praktizierte Gegenwarts- und Zukunftssicherung. Sie bezieht sich auf Ihr gesamtes unternehmerisches Handeln, angefangen bei medizinischen Themen über das Praxismanagement bis hin zu Kommunikationstechniken.

Je besser Ihre Fähigkeiten in den Bereichen der Praxisführung sind, in denen Sie nicht delegieren oder ausgliedern können, desto

- höher die Dienstleistungsqualität,
- größer die Patientenbindung und -gewinnung,
- ausgeprägter das Praxisimage und desto
- besser der wirtschaftliche Erfolg.

Eine Verbesserung Ihrer Kenntnisse und Fähigkeiten hat in der Konsequenz immer einen monetären Nutzen, da Fortbildung immer eine Aktions-Reaktions-Beziehung anstößt:

- Beispiel 1: Der Ausbau therapeutischer Fähigkeiten erweitert das Leistungsangebot, steigert den Patientenzulauf und damit den Gewinn.
- Beispiel 2: Eine Professionalisierung der Führungsfähigkeiten optimiert die Mitarbeiterzufriedenheit und erhöht dadurch die Arbeitsproduktivität mit der Folge einer Gewinnsteigerung.
- Beispiel 3: Ein Ausbau der Kommunikationsfähigkeiten verbessert die Patientenansprache, sodass Zeit gespart und Nachfrage nach höherwertigen Angeboten sowie Gewinn gesteigert werden.

In Anbetracht der geschilderten Vorteile mag man versucht sein, Fortbildungsentscheidungen nach dem Motto „viel hilft viel" zu treffen. Doch der strategischen Bedeutung der Fortbildung können Sie nur durch ein strategisches Planungsverfahren in zwei Schritten gerecht werden.

Schritt 1: Erstellung des persönlichen Fortbildungsportfolios. Am Anfang des Planungsverfahrens steht eine Fortbildungs-SWOT-Analyse. SWOT ist die Abkürzung für „**S**trengths" (Stärken), „**W**eaknesses" (Schwächen), „**O**pportunities" (Chancen) und „**T**hreats" (Bedrohungen/Risiken). Zunächst geht es darum, den gegenwärtigen Status Ihrer ärztlichen und unternehmerischen Fähigkeiten zu bestimmen (vgl. Marketinghilfe 10.1). Hierzu listen Sie Stärken und Schwächen auf (Spalte 1). Anschließend kategorisieren Sie jede

Marketinghilfe 10.1: Bestimmung des gegenwärtigen Fähigkeitenstatus

Gegenwärtiger Fähigkeitenstatus		
(1)	**(2)**	**(3)**
Stärken	hohe Bedeutung für den Praxiserfolg: **Kernstärken**	geringe Bedeutung für den Praxiserfolg: **Randstärken**
Schwächen	große Auswirkung auf den Praxiserfolg: **Kernschwächen**	geringe Auswirkung auf den Praxiserfolg: **Randschwächen**

Stärke und Schwäche durch Ankreuzen (Spalten 2 und 3) unter dem Aspekt einer hohen/geringen Bedeutung für den Praxiserfolg. Mithilfe dieses Verfahrens erhalten Sie eine klare Prioritätenordnung:

- Kernstärken müssen bewahrt, Fortbildungsinvestition kann gering gehalten werden, weil es darum geht, up to date zu bleiben.
- Kernschwächen müssen schnellstmöglich beseitigt werden; in diesen Bereich sollte massiv investiert werden.
- Randstärken und -schwächen sind von geringer Priorität und damit für Fortbildungsentscheidungen nicht ausschlaggebend.

Anschließend führen Sie das gleiche Verfahren für die Zukunft durch (vgl. Marketinghilfe 10.2). Hierbei geht es um eine Einschätzung der Fähigkeiten, die Ihnen Zukunftschancen eröffnen und die sich zu Risiken oder Nachteilen für die Praxis entwickeln können. Die Prioritätenordnung ist wie folgt:

- Strategische Chancen sollten – soweit möglich – schon heute vorbereitet werden, der Umfang der Fortbildungsinvestition hängt dabei von der zeitlichen Perspektive ab.
- Existenziellen Risiken muss vorgebeugt werden, der Fortbildungsaufwand ist dementsprechend hoch anzusetzen (auch hier gilt natürlich die Beachtung des Zeitfaktors).
- Marginale Chancen und Risiken können außer Acht gelassen werden.

Marketinghilfe 10.2: Bestimmung des zukünftigen Fähigkeitenstatus

Zukünftiger Fähigkeitenstatus		
(1)	**(2)**	**(3)**
Chancen	Hohe Bedeutung für den Praxiserfolg **Strategische Chancen**	Geringe Bedeutung für den Praxiserfolg **Marginale Chancen**
Risiken	Große Auswirkung auf den Praxiserfolg **Existenzielle Risiken**	Geringe Auswirkung auf den Praxiserfolg **Marginale Risiken**

Aus allen vier Bewertungsbereichen resultiert das Fortbildungsportfolio, das Art und Intensität der von Ihnen anzustrebenden Fortbildungsrichtungen bestimmt. Die SWOT-Analyse sollte regelmäßig durchgeführt werden, am besten jährlich, um sie auf ihre Aktualität hin zu überprüfen. So ergibt sich eine Professionalisierungsstrategie (vgl. Abb. 10.1), dem ein Fortbildungszyklus (Fortbildung, Umsetzung, Routine) zugrunde liegt.

Schritt 2: Auswahl der Fortbildungsangebote. Für jede Fortbildungsrichtung werden Sie eine Vielzahl von konkreten Fortbildungsangeboten finden. Diese lassen sich mittels eines einfachen, im Folgenden beispielhaft aufgeführten Bewertungsschemas vergleichen (vgl. Marketinghilfe 10.3).

Listen Sie zuerst alle für Sie relevanten Bewertungsmerkmale (Beurteilungsdimsionen) auf und legen Sie in der Rubrik „Gewichtung" die Bedeutung jedes Kriteriums für sich fest (Skalierung von „0" = „vollkommen unwichtig" bis „1" = „absolut wichtig").

Dann bewerten Sie jedes einzelne Angebot anhand Ihrer Kriterien, indem Sie Punktwerte von „0" = „entspricht überhaupt nicht meinen Vorstellungen" bis „10" = „entspricht vollkommen meinen Vorstellungen" vergeben. Danach multiplizieren Sie den Punktwert für jedes Kriterium mit dem zugehörigen Gewichtungsfaktor und summieren alle Einzelwerte. Je größer die Summe, desto geeigneter ist das jeweilige Angebot. Das geschilderte Verfahren hilft Ihnen, Ihre Fortbildungsentscheidungen in ihrem strategischen Charakter zielgerichtet und objektiv zu treffen.

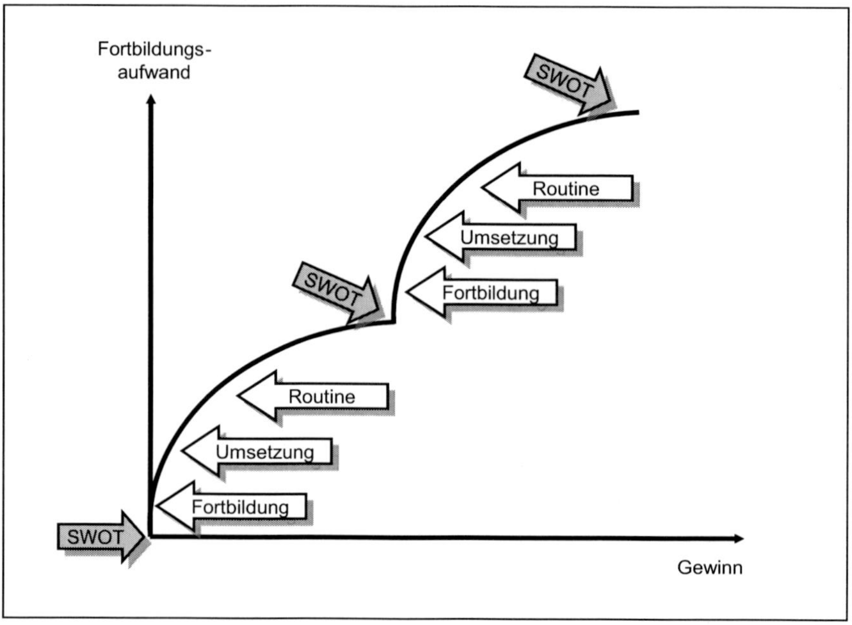

Abb. 10.1: Zusammenhang zwischen Fortbildungsaufwand und Gewinn

Marketinghilfe 10.3: Auswahlschema für Fortbildungsveranstaltungen

Beurteilungsdimension		Gewichtung	Angebot 1 (Beispiel)		Angebot 2	
			Punktwert	Bewertung	Punktwert	Bewertung
Inhalt	Anteil Theorie	0,2	2	0,4		
	Anteil Praxis	0,8	10	8		
	Deckung des Fortbildungsbedarfs	1,0	10	10		
Zeitaufwand	Brutto	0,4	9	3,6		
	Netto	0,7	6	4,2		
	An-/Abreise	0,8	2	1,6		
Kostenaufwand	Fortbildung	0,7	8	5,6		
	An-/Abreise	0,3	3	0,9		
Zusatzleistungen (Unterlagen, Bücher, Videos etc.)		0,2	4	0,8		
Summe				35,1		

Anhang

Abbildungsverzeichnis

Tabellenverzeichnis

Marketinghilfenverzeichnis

Register

Über den Autor

Klaus-Dieter Thill (geb. 1957) arbeitete nach seinem Studium der Betriebswirtschaftslehre an der Universität Köln zunächst im pharmazeutischen Marketing und Vertrieb. 1991 gründete er das Institut für betriebswirtschaftliche Analysen, Beratung und Strategie-Entwicklung (IFABS), das sich mit der Entwicklung und Umsetzung benchmarkinggestützter Optimierungslösungen für Kundengewinnung und -bindung in der Gesundheitswirtschaft beschäftigt. Neben seiner Tätigkeit als Institutsleiter verfasst er Fachpublikationen zu betriebswirtschaftlichen Themen für niedergelassene Ärzte und Klinik-Ärzte.